トランスレーショナルリサーチを支援する

遺伝子医学MOOK・31号（ムック）

がん免疫療法
-What's now and what's next?-

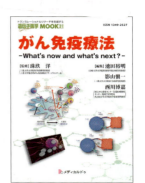

監修：珠玖　洋（三重大学大学院医学系研究科教授／三重大学複合的がん免疫療法リサーチセンター長）

編集：池田裕明（長崎大学大学院医歯薬学総合研究科教授）
　　　影山愼一（三重大学大学院医学系研究科教授）
　　　西川博嘉（国立がん研究センター先端医療開発センター免疫TR分野長／名古屋大学大学院医学系研究科教授）

定価：5,778円（本体5,350円＋税）、B5判、292頁

●第1章　総論
1. がん免疫療法－夢、研究、そして実現への長い道程－
2. ヒトがん免疫病態の理解と展望
3. 免疫チェックポイント阻害剤のもたらしたインパクト
4. がん免疫反応の攻める側と抑える側
5. 抗がん剤による細胞死と宿主免疫応答
6. 腸内細菌とがん治療応答性

●第2章　最近のがん免疫療法開発の臨床的成果と位置づけ
1. 免疫チェックポイント阻害剤
　1）悪性黒色腫
　2）婦人科腫瘍に対するがん免疫療法臨床開発
　3）非小細胞肺がんにおける免疫チェックポイント阻害剤の臨床開発
2. 受容体改変T細胞輸注療法
　1）造血器腫瘍に対するCAR-T細胞療法
　2）血液がんに対するがん抗原特異的TCR遺伝子導入T細胞療法
　3）固形がんに対するTCR改変T細胞療法
3. がんワクチン
　1）がんペプチドワクチン療法開発の成果と位置づけ
　2）本邦でのがんワクチン開発と今後の動向
　3）CTLとTh細胞を共に活性化できるがんペプチドワクチン療法の開発
　4）タンパクおよび長鎖ペプチドによるワクチン
4. 腫瘍溶解性ウイルス
　1）ウイルス療法と抗腫瘍免疫
　2）遺伝子組換え単純ヘルペスウイルスI型（G47Δ）を用いた悪性グリオーマのウイルス療法
　3）腫瘍溶解性ウイルスHF10による再発乳がん多発結節症例、切除不能進行膵がん症例に対する臨床研究

●第3章　がん免疫療法臨床試験からのレッスン
1. 免疫抑制分子とリンパ球の腫瘍浸潤
2. 宿主免疫でのネオアンチゲンの役割
3. 腫瘍免疫における遺伝子変異集積の意義
4. バイオマーカーとしてのPD-L1
5. バイオマーカーとしての免疫抑制細胞

●第4章　次世代がん免疫療法へのチャレンジ
1. 多機能性がん免疫賦活作用を有する人工アジュバントベクター細胞
2. アジュバントがつなぐ自然免疫と獲得免疫
3. 新規TLR3アジュバントの開発
4. CCR4抗体によるがん免疫療法
5. ヒト型抗CD4抗体IT1208のがん治療薬としての臨床開発
6. iPS細胞技術を用いたがん抗原特異的T細胞療法の開発
7. iPS細胞由来ミエロイド細胞の大量生産とがん治療への応用
8. 細胞内がん抗原を標的としたCAR-T細胞
9. 代謝制御によるT細胞機能調節
10. T細胞放出エクソソームによるがんの浸潤・転移抑制機構
11. 複合的がん免疫療法への期待
12. 免疫チェックポイント阻害剤療法抵抗性腫瘍への免疫療法
13. Personalized Medicineとしてのがん免疫療法

●第5章　わが国での開発促進に何が必要か
1. イノベーション創出拠点形成国家プロジェクトの歴史と成果そして展望－治癒的治療法の開発に向けて－
2. わが国でのレギュレーション整備への期待
3. がん治療における産官学連携の推進

●おわりに：未来のがん免疫療法への期待

お求めは医学書販売店、大学生協もしくは弊社購読係まで

発行／直接のご注文は

 株式会社 メディカルドゥ

〒550-0004
大阪市西区靱本町1-6-6　大阪華東ビル5F
TEL.06-6441-2231　FAX.06-6441-3227
E-mail　home@medicaldo.co.jp
URL　http://www.medicaldo.co.jp

遺伝子医学 MOOK 32
難病研究 up-to-date
臨床病態解析と新たな診断・治療法開発をめざして

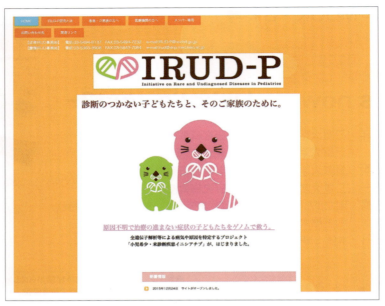

● IRUD-P 研究班ホームページ　　　　　　　　　　　　（本文 37 頁参照）

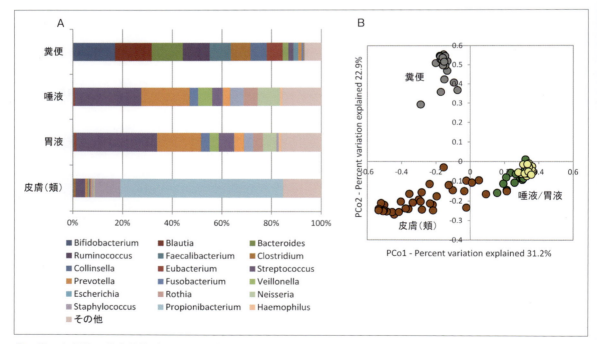

● 様々な部位の常在菌叢（成人日本人）の菌種組成と類似性　　　　　　　　　　　　（本文 51 頁参照）
　A．糞便，唾液，胃液，皮膚（頬）の平均菌種組成（属レベル）
　B．同サンプルの UniFrac-主座標解析

巻頭 Color Gravure

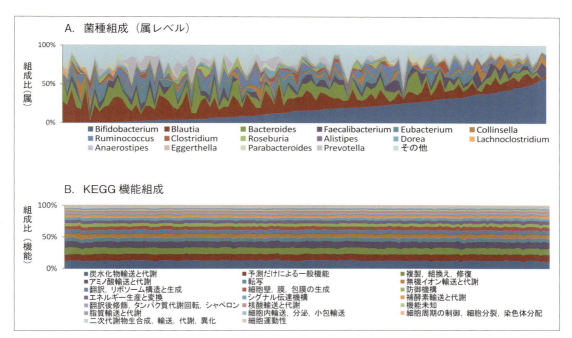

● ヒト腸内細菌叢の菌種組成と遺伝子組成 （本文52頁参照）
A. 日本人成人（106名）のメタゲノムデータから求めた各個人の菌種組成（属レベル）
B. 同メタゲノムデータから求めたKEGG機能組成

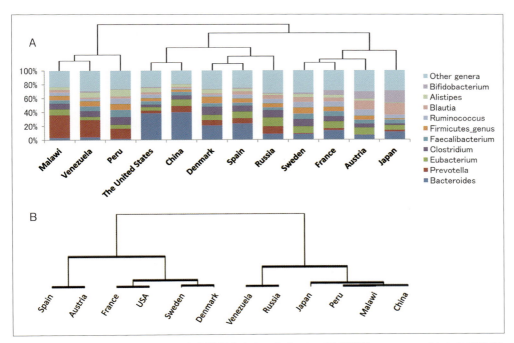

● 腸内細菌叢の平均菌種組成と食事情報をもとにした12ヵ国の関係 （本文53頁参照）
A. 腸内細菌叢の平均菌種組成（属レベル）による12ヵ国の階層式クラスタリング
B. 食事データ（10年間の平均）による12ヵ国の階層式クラスタリング

巻頭 Color Gravure

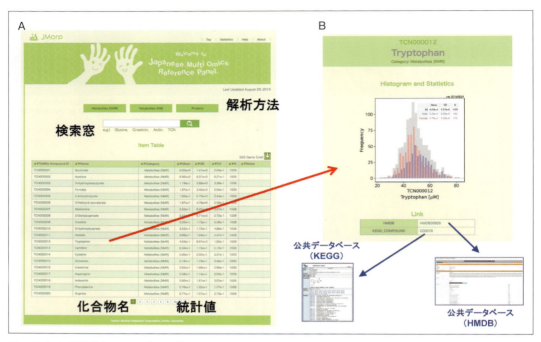

● 日本人多層オミックス参照パネル　　　　　　　　　　　　　（本文 58 頁参照）
A．ホームページの画面。上部の検索窓で分子の検索が可能。
B．代謝物の濃度分布の例。各代謝物の濃度（頻度）分布は全体（灰色）および男女別（男性：青，女性：赤）に表示。

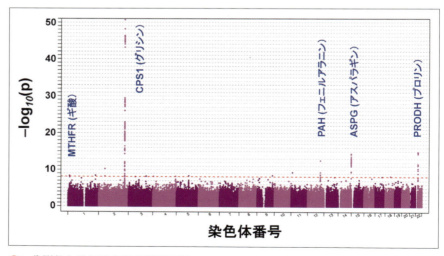

● 代謝物と遺伝子多型の関連解析　　　　　　　　　　　　　（本文 60 頁参照）
統計的に有意な遺伝子座をマンハッタンプロット上に表示。赤い破線は P 値の有意水準の閾値（7.08×10^{-9}）。

巻頭 Color Gravure

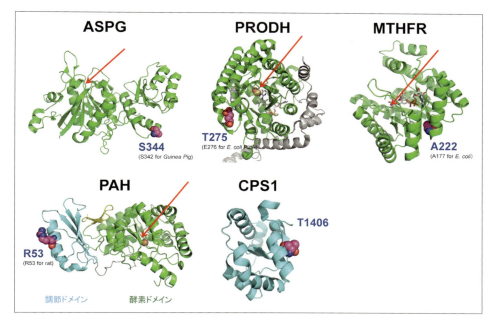

● 立体構造上におけるアミノ酸変異の位置　　　　　　　　　　　　（本文62頁参照）

各酵素の立体構造をリボン表示で，変異箇所のアミノ酸をスペースフィルモデルで表示。酵素ドメインを緑で，調節ドメインをシアンで表示。赤で示した矢印は各酵素ドメインの活性中心の位置を示している。

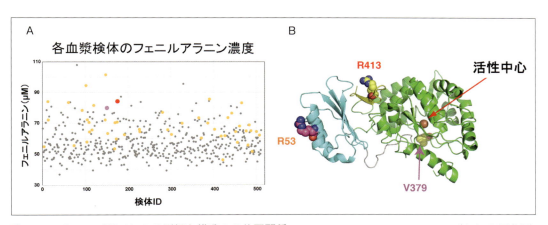

● PAHのレアバリアントの影響と構造上の位置関係　　　　　　　　（本文62頁参照）

A. 各検体における血漿の濃度。黄色がGWAS解析で同定された多型（R53）の検体のフェニルアラニン濃度。ピンクと赤はそれぞれ希少多型（ピンク：V379，赤：R413）の検体の濃度。
B. PAHの立体構造上の各アミノ酸変異の箇所。

巻頭 COLOR GRAVURE　7

巻頭 Color Gravure

● **MO による遺伝子機能阻害** （本文 68 頁参照）

A. morpholino oligo（MO）は，DNA，RNA と異なり，モルフォリン環（青）をもち，細胞毒性，安定性などが向上した．

B. MO は，mRNA の翻訳開始部位（AUG）付近に結合させて翻訳を阻害する．また，スプライシング部位に結合させてこれを阻害することもできる．

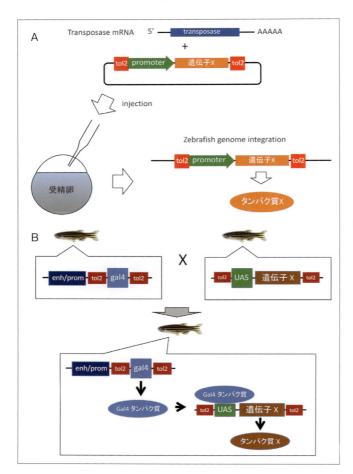

● **トランスポゾン Tol2 システム（A）と GAL4-UAS システム（B）**（本文 69 頁参照）

A. transposase をコードする合成 mRNA と短い Tol2 配列で挟まれた遺伝子発現ユニットをもつプラスミドを一緒に受精卵に注入することで，翻訳された transposase タンパク質によって発現プラスミドがゼブラフィッシュゲノムに挿入され，高効率でトランスジェニックフィッシュを作製することが可能となっている．

B. Tol2 システムを使ってエンハンサートラップを行い，活性化型転写因子 Gal4 を様々な組織・器官で発現する系統を作ることができる．これに UAS（upstream activating sequence；Gal4 結合部位）＋目的遺伝子をもつ系統を掛け合わせると，任意の遺伝子を様々な組織・器官に強制発現させられる．

巻頭 Color Gravure

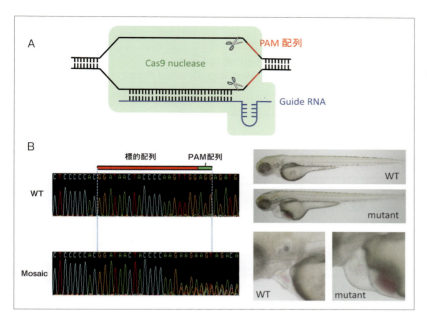

● CRISPR-Cas9 システム
（本文70頁参照）

A. PAM 配列（NGG の3塩基）の近傍の配列を元に Guide RNA を設計し，これと Cas9 を共発現することで，DNA 二本鎖切断と修復を誘導する。そして，修復エラーによって変異を導入する。
B. 特定の遺伝子を編集した例。正常型（WT）が遺伝子編集によってモザイクになっている。ホモ個体を解析すると，変異体（mutant）では，心臓形態の異常，浮腫，血流停滞が起こっていることがわかる。

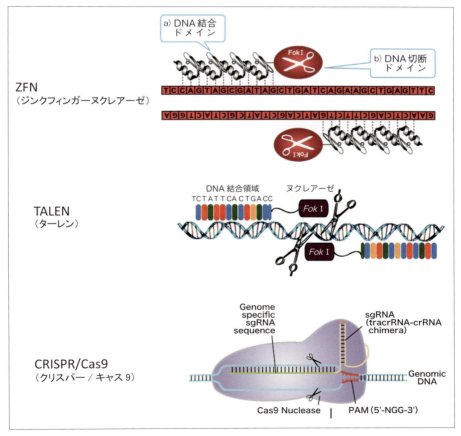

● ゲノム編集に用いられる3つの人工ヌクレアーゼ　　　　（本文136頁参照）

Color Gravure

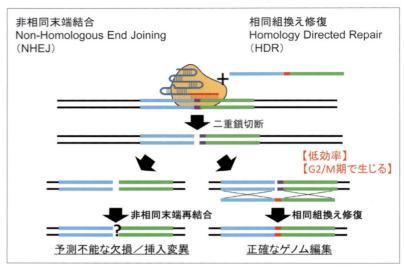

● ゲノムDNA二重鎖切断後の2つの修復経路　　（本文137頁参照）

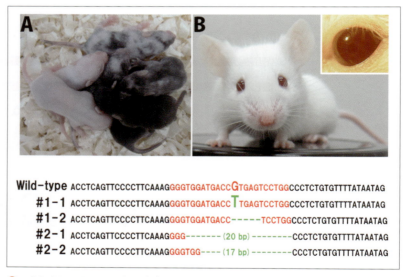

● CRISPR/Cas9による白色C57BL/6Jマウスの作製（文献6より）
　　　　　　　　　　　　　　　　　　　　　　　　（本文138頁参照）

ゲノム編集で作製したアルビノ（白色毛）マウス
　A. ゲノム編集によりチロシナーゼ遺伝子に一塩基置換および欠失を導入して，黒色毛マウスからアルビノマウスを作製した．7匹の新生児の中で2匹がチロシナーゼホモ変異となりアルビノとなった．3匹が白黒のモザイクとなっている．
　B. 成長したアルビノマウスは赤目を示し，色素を欠失している．チロシナーゼ遺伝子に一塩基置換および欠失が確認された．

巻頭 Color Gravure

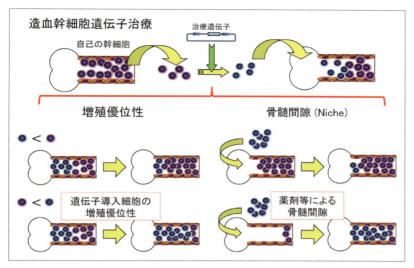

● 造血幹細胞遺伝子治療成功の要因　　　　　　　　　（本文144頁参照）

造血幹細胞遺伝子治療では患者造血幹細胞を骨髄などから採取し，ウイルスベクターにて治療遺伝子を導入し，再び患者に投与するが（上段），遺伝子導入細胞が非遺伝子導入細胞より増殖能が強ければ，時間の経過とともにその割合を増大させ，最終的にはその細胞系譜のほぼすべてを遺伝子導入細胞が占めることになる（下段左図）。一方，骨髄腔に遺伝子導入細胞が生着する場所を骨髄間隙（niche）と呼び，遺伝子導入細胞投与時に抗がん剤などによる前処置にて骨髄間隙を創出する（下段右図）。

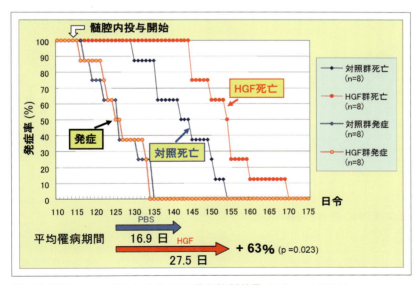

● 発症期のHGF投与によるALS進行抑制効果（文献11より改変）
　　　　　　　　　　　　　　　　　　　　　　　　（本文163頁参照）

*SOD1*遺伝子G93A変異をもつALSラットの発症期からヒト型リコンビナントHGFタンパクの持続投与を4週間行った。赤線はヒト型リコンビナントHGFタンパク投与群，青線は生理食塩水（PBS）投与（対照）群を示す。発症から死亡までの平均罹病期間が，HGF投与群では対照群の62.7％の増大を示し，発症期の投与によってもHGFがALSラットの罹病期間を大幅に延長させることが示された。

巻頭 Color Gravure

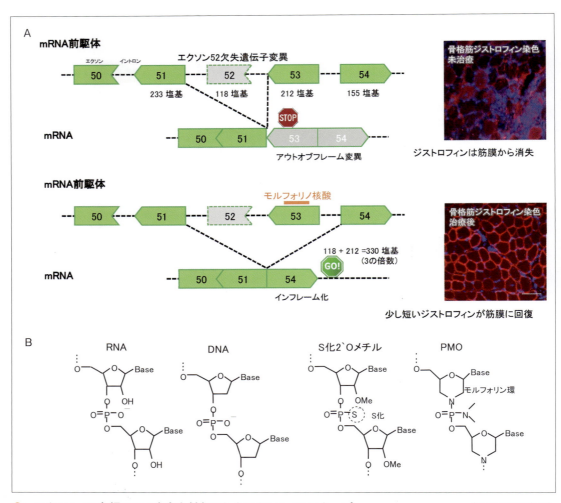

● エクソン52欠損DMD患者を対象にしたエクソン53スキップ　　　　　　　　　　　　　（本文170頁参照）

A. エクソン52欠失変異（118塩基の欠失）はアウトオブフレーム変異であるため，ジストロフィンは筋細胞膜から消失する．一方，エクソン53スキップを行うと，エクソン52＋53を欠くことになり（118＋212＝330塩基），エクソン54からアミノ酸の読み枠が回復し，やや短いが機能をもつジストロフィンが筋細胞膜に回復する．
B. 代表的なアンチセンス核酸の化学式．

巻頭 Color Gravure

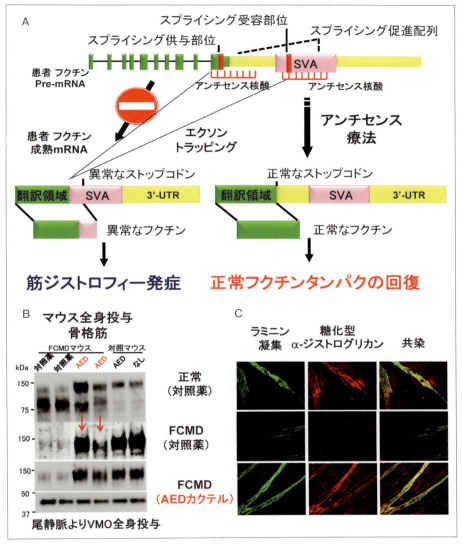

● 福山型のアンチセンス治療 (本文 177 頁参照)

A. FCMD の SVA 型レトロトランスポゾン挿入によるスプライシング異常とアンチセンス治療の構想．大部分の FCMD 染色体には，フクチン遺伝子の 3' 非翻訳領域内に SVA レトロトランスポゾン挿入変異がある．FCMD では SVA 内の強力な 3' 側スプライシング受容部位により最終エクソン内の潜在的ドナー部位が強力に活性化されエクソントラップが起きスプライシング異常を引き起こす．異常スプライシングを促進する配列に相補的なアンチセンス核酸を設計し，スプライシング配列をマスクすることにより異常スプライシングを阻止する．

B. マウス骨格筋のウエスタンブロッティング．尾静脈より AED カクテルを全身投与．糖化型 α ジストログリカン（矢印）およびラミニン結合能が回復した．

C. ラミニンクラスタリングアッセイの蛍光免疫染色像．正常筋管（上段），FCMD 筋管に対し対照薬を添加（中段），FCMD 筋管に対し AED カクテル添加（下段）．ラミニン凝集（左），糖化型 αDG（中），共染（右）．

巻頭 Color Gravure

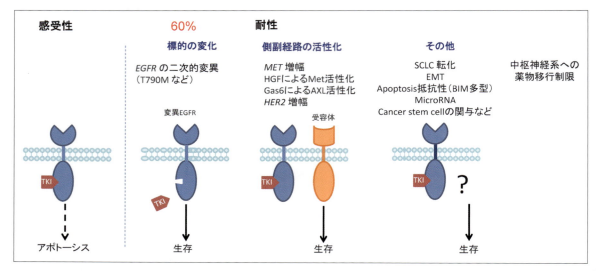

● *EGFR* 変異肺がんの EGFR-TKI に対する獲得耐性の主なメカニズム　　　　　　　（本文 183 頁参照）

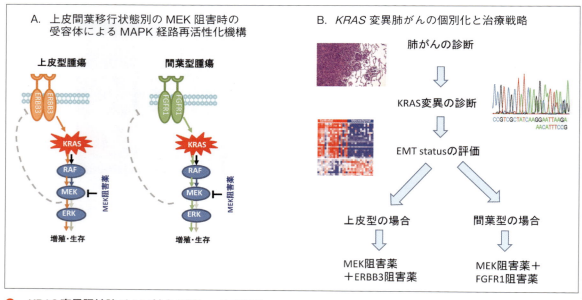

● *KRAS* 変異陽性肺がんに対する新しい治療戦略　　　　　　　　　　　　　　　　（本文 187 頁参照）

A. *KRAS* 肺がんは上皮型と間葉型に分類でき，MEK 阻害時にそれぞれ ERBB3 と FGFR1 が活性化し，MAPK 経路を再活性化する．
B. *KRAS* 変異肺がんの個別化と治療戦略

巻頭 Color Gravure

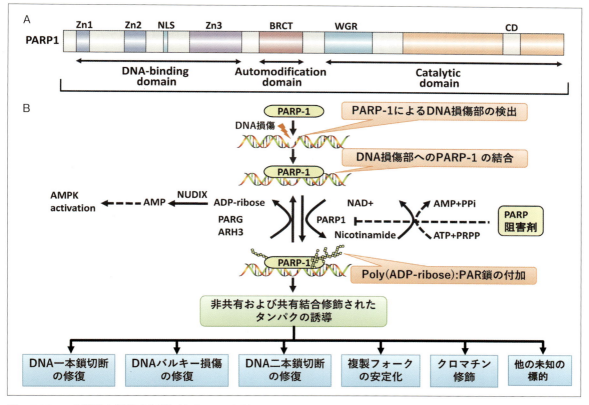

● **PARP1の構造と機能の特徴**（文献4より改変） （本文204頁参照）

A. PARP1 は DNA 結合領域（DNA binding domain：DBD），自己修飾領域（automodification domain：AD）および触媒領域（catalytic domain）からなる。PARP の catalytic domain 内にある CD（conserved domain）ボックスは PARP ファミリー内で最も高度に保存されている特徴的な配列である。

B. DNA 損傷による PARP1 の活性化を示す。PARP1 の DBD は DNA 損傷を検出し，これによって，ヒストンや PARP1 自身を含む標的タンパク上における poly（ADP）ribose（黄色のビーズ）の合成が活性化される。poly（ADP）ribose の高度の陰性荷電により，PARP1 は DNA への親和性を失い，その結果，DNA の損傷部へ修復タンパク群（黄色とピンクのサークル）が誘導される。PARG と ARH3 が poly（ADP）ribose を ADP-ribose に加水分解する。poly（ADP）ribose は pyrophosphohydrolase NUDIX によって AMP に代謝され，その結果，AMP：ATP 比が上昇し，エネルギー代謝センサーである AMP-activated protein kinase（AMPK）が活性化する。poly（ADP）ribose 合成時に基質として NAD^+ が消費され，その結果，生ずるニコチンアミドは phosphoribosylpyrophosphate（PRPP）と ATP によって再び NAD^+ に転換される。PARP 阻害薬は poly（ADP）ribose 合成を阻害し，続いて起こる修復プロセスが妨げられる。その結果，DNA の損傷の修復が遅延する。

巻頭 Color Gravure

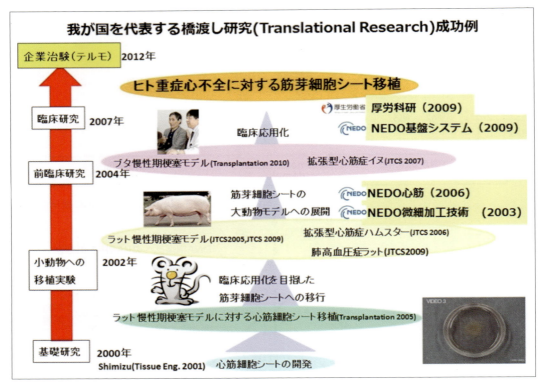

● これまでの本研究の成果 (本文229頁参照)

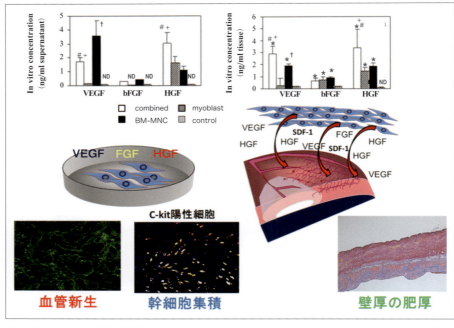

● 予測される心筋組織修復のメカニズム (本文231頁参照)

巻頭 Color Gravure

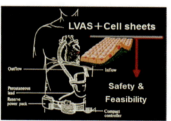

● 左室補助人工心臓装着患者に対する筋芽細胞シートによる心筋再生治療

（本文 232 頁参照）

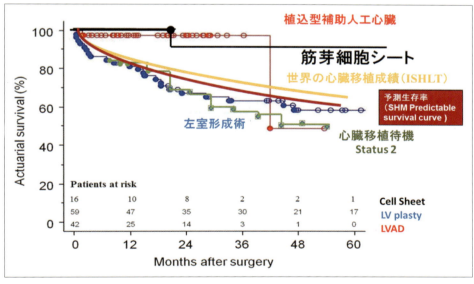

● 重症心不全に対する各種治療成績

（本文 232 頁参照）

巻頭 Color Gravure

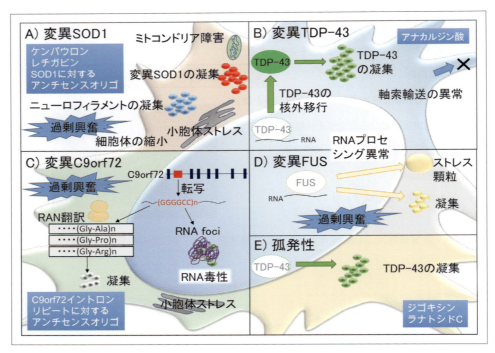

● 幹細胞を用いた研究から得られたALSの発症機構と治療薬シーズ　（本文236頁参照）

A. 変異SOD1による病態としてSOD1やニューロフィラメントの凝集，ミトコンドリア障害やERストレス，運動神経の過剰興奮が誘導にされている。レチガビン，ケンパウロン，SOD1に対するアンチセンスオリゴによる生存率の増加も報告されている。

B. 変異TDP-43はTDP-43の細胞質に蓄積，凝集が観察でき，RNAの代謝異常なども引き起こされている。これらはアナカルジン酸により改善される。

C. 変異C9orf72はイントロン1内で6塩基の繰り返し配列の延長であり，ここから転写されるRNAはRNA fociと呼ばれるRNAの凝集による毒性や，開始コドン非依存的な翻訳（RAN翻訳）により，グリシンを含むジペプチド繰り返しポリペプチドが産生される。また神経の過剰な興奮も報告されている。6塩基繰り返し配列に対するアンチセンスオリゴが治療薬の候補として示唆されている。

D. RNA結合タンパク質FUSの変異により，ストレス顆粒の形成などが引き起こされる。

E. 孤発性ALSに共通の病態としてTDP-43の凝集があり，ジゴキシンやラナトシドCにより抑制される。

巻頭 Color Gravure

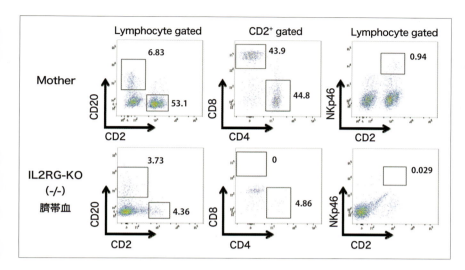

● 臍帯血の FACS 解析
（本文 254 頁参照）

得られた産仔の臍帯血のFACS解析。上段は仮親の末梢血，下段はIL2RG-KO個体の臍帯血の解析結果。IL2RG-KOでは，B細胞は正常な割合で存在するが，T細胞とNK細胞は著減していることが示された。CD20陽性：B細胞，CD2, 4, 8陽性：T細胞，NKp46陽性：NK細胞

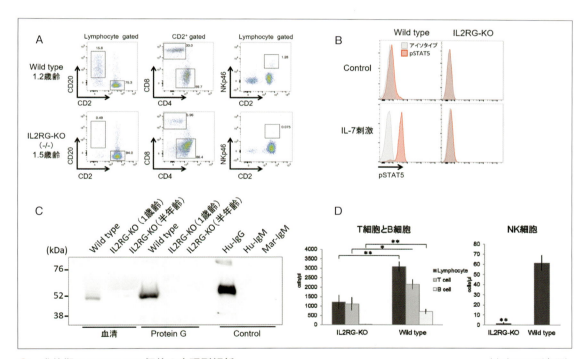

● 成体期の IL2RG-KO 個体の表現型解析　　　　　　　　　　　　　　　　　　　　（本文 255 頁参照）

A. マーモセット成体の末梢血のFACS解析。3ヵ月齢以降のIL2RG-KO個体では，B細胞の著減とT細胞の増加が認められた。
B. 細胞内シグナル解析。IL2RG-KO由来のリンパ球ではIL-7の刺激によるSTAT5のリン酸化が認められず，正常な機能をもたないことが示された。
C. ウエスタンブロッティングによる血清IgGの解析。IL2RG-KO由来の血清では，Protein GによるIgGの濃縮処理を行っても検出感度以下となることが示された。Hu-IgG：精製ヒトIgG 0.05 μg, Hu-IgM：精製ヒトIgM 0.05 μg, Mar-IgM：マーモセット血清からアルブミンとIgGを除去したサンプル。
D. 細胞絶対数の測定結果。IL2RG-KO個体では野生型に比べてリンパ球総数が半数以下となることが示された。
　　*$p < 0.05$, **$p < 0.01$.

巻頭 Color Gravure

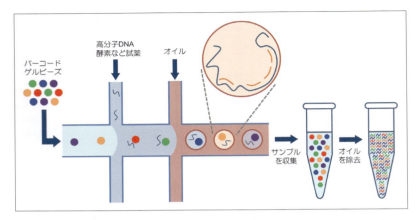

● 結合リードシークエンス（10x Genomics 社 GemCode Technology）
　　（文献9より改変）　　　　　　　　　　　　　　　　　（本文268頁参照）

液滴分画の作成プロセスで用いられる微細な流体回路には，2段階の交差接合部（double-cross junction）がある。1つ目の接合部では，バーコード配列（14bp，75万種類）を含むゲルビーズ1つと，高分子量のDNA 1分子が，酵素を含むマスターミックスと混合される。2つ目の接合部では，これらの混合液がオイルに封入されて10万個以上の液滴分画が作成される。それぞれの液滴内でDNAの断片化とバーコード付加が行われる。オイルを除去してテンプレートを合わせてから，Illuminaの標準的なプロトコールでシークエンスを行う。

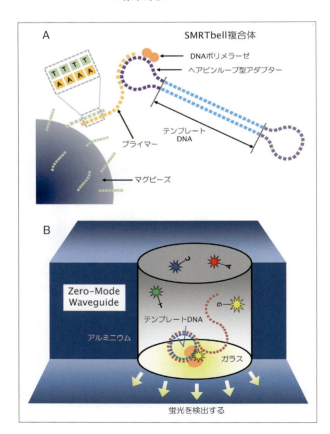

● PacBio プラットフォームでのシークエンス法
　　（文献12より改変）　　　　　　（本文269頁参照）

テンプレートDNAの両側にはヘアピン型アダプターとポリメラーゼが付加されており，アダプターにシークエンスプライマーがハイブリダイズして，SMRTbell複合体を構成している。さらにプライマーのポリA配列が，マグビーズのポリT配列にハイブリダイズしている（A）。マグビーズは，SMRTセル上を転がりながら，SMRTbell複合体をzero-mode waveguide（ZMW）に落とすが，ポリメラーゼはZMWの内側壁のアルミニウム層には固着せず，底面のガラス層に固着するため，底に届くような長めのテンプレートのみZMW内に留まる。シークエンスは，環状のテンプレートDNAを鋳型として，蛍光標識dNTPを用いたDNA合成を行い，ウェルの底からレーザー光を照射した際に，放出される蛍光イメージを検出する（B）。環状DNA合成の2周目以降は，前の周で合成された鎖をポリメラーゼが剥がしながら進行し，同じテンプレート配列を複数回読むため，シークエンス精度が向上する。

巻頭 Color Gravure

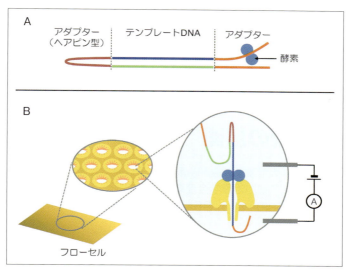

● MinIONでのシークエンス法（2Dプロトコール）
（文献15, 16より改変）　　　　　　　　　　（本文270頁参照）

A. 2Dプロトコールでは，テンプレートの片側にヘアピン型アダプター，反対側には通常のアダプターが付加されており，片側のテンプレート配列が読まれた後，ヘアピン型アダプターを介して，相補鎖の配列も読むことでシークエンス精度が向上する。1Dプロトコールは，両端ともに通常のアダプターであり，片側のみのシークエンスである。

B. MinIONのフローセルには，非電導性膜に512個のナノポアが埋め込まれており，両端に電圧をかけると，ポアを通過するイオン電流が発生する。マイナス側のリザーバーにテンプレートを入れると，リードアダプターに結合している酵素によって，テンプレートはナノポア開口部に誘導される。各塩基がナノポアを通過するときのイオン電流の変化から塩基情報を取得する。

トランスレーショナルリサーチを支援する

遺伝子医学MOOK・27号
iPS細胞を用いた難病研究
-臨床病態解明と創薬に向けた研究の最新知見

編集：中畑龍俊（京都大学iPS細胞研究所副所長，臨床応用研究部門特定拠点教授）
定価：本体5,200円+税、B5判、228頁

好評発売中

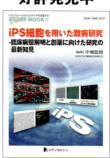

発行／直接のご注文は 株式会社 メディカルドゥ
TEL.06-6441-2231　FAX.06-6441-3227
E-mail　home@medicaldo.co.jp
URL　http://www.medicaldo.co.jp

トランスレーショナルリサーチを支援する

遺伝子医学MOOK・30号
今，着実に実り始めた遺伝子治療
―最新研究と今後の展開

好評発売中

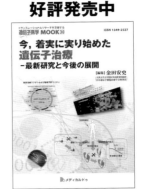

編集：金田安史（大阪大学大学院医学系研究科遺伝子治療学教授／日本遺伝子細胞治療学会理事長）

定価：5,778円（本体 5,350円+税）、B5判、308頁

- ●第1章　遺伝子治療の現状
  1. 遺伝子治療の復活：世界の現状
  2. 日本の遺伝子治療

- ●第2章　遺伝子治療革新技術
  1. ゲノム編集法を利用した遺伝子修復治療
  2. 次世代がん治療用HSV-1の開発
  3. 標的化アデノウイルスベクターの開発
  4. アデノウイルスベクターによる遺伝子発現制御技術
  5. レンチウイルスベクター
  6. AAVベクターの現状と問題点の克服に向けて - AAV Barcode-Seq解析法を用いた新たな取り組み -
  7. センダイウイルスベクター
  8. ワクシニアウイルス
  9. 悪性腫瘍に対するコクサッキーウイルス療法開発の現況
  10. HVJエンベロープベクター
  11. 高分子ナノミセルを用いた生体への in vivo mRNAデリバリー
  12. 化学的アプローチを駆使した核酸医薬の最前線

- ●第3章　単一遺伝子の異常による遺伝性疾患と遺伝子治療
  1. ライソゾーム蓄積症とペルオキシゾーム病
  2. 慢性肉芽腫症
  3. 先天性免疫不全症（ADA欠損症, X-SCID, WAS）
  4. 遺伝性網膜疾患
  5. 表皮水疱症に対する遺伝子治療の現状と展望
  6. デュシェンヌ型筋ジストロフィー
  7. 血友病に対する遺伝子治療の現状と展望
  8. HGF遺伝子を用いたリンパ浮腫に対するリンパ管新生療法

- ●第4章　がんと遺伝子治療
  1. 臨床の現場に近づいた前立腺がん遺伝子治療の現状と今後の展開
  2. ナノパーティクルを用いた脳腫瘍治療
  3. 悪性グリオーマに対するウイルス療法
  4. 食道がんに対する放射線併用アデノウイルス療法の臨床開発
  5. TCR改変T細胞による食道がん治療
  6. Oncolytic Adenovirusによる消化器がん治療
  7. 悪性中皮腫に対する遺伝子治療の現状
  8. 白血病/リンパ腫に対するCAR-T遺伝子治療
  9. Lung cancer gene therapy using armed-type oncolytic adenovirus

- ●第5章　神経疾患と遺伝子治療
  1. Parkinson病
  2. Aβ分解酵素ネプリライシンによるアルツハイマー病の遺伝子治療
  3. 筋萎縮性側索硬化症 - 孤発性ALSモデルマウスを用いたALSの遺伝子治療法開発 -

- ●第6章　循環器疾患/感染症と遺伝子治療
  1. 心不全の遺伝子治療
  2. 末梢血管病変に対する遺伝子治療
  3. 結核

- ●第7章　遺伝子治療におけるレギュラトリーサイエンス
  1. 遺伝子治療関連規制
  2. 遺伝子治療の審査体制と海外動向

お求めは医学書販売店、大学生協もしくは弊社購読係まで

発行／直接のご注文は

 株式会社 メディカルドゥ

〒550-0004
大阪市西区靱本町 1-6-6　大阪華東ビル 5F
TEL.06-6441-2231　FAX.06-6441-3227
E-mail　home@medicaldo.co.jp
URL　http://www.medicaldo.co.jp

トランスレーショナルリサーチを支援する
遺伝子医学 MOOK 32
Gene & Medicine

難病研究 up-to-date
臨床病態解析と新たな診断・治療法開発をめざして

【編集】松原洋一
(国立成育医療研究センター研究所長)
(東北大学名誉教授)

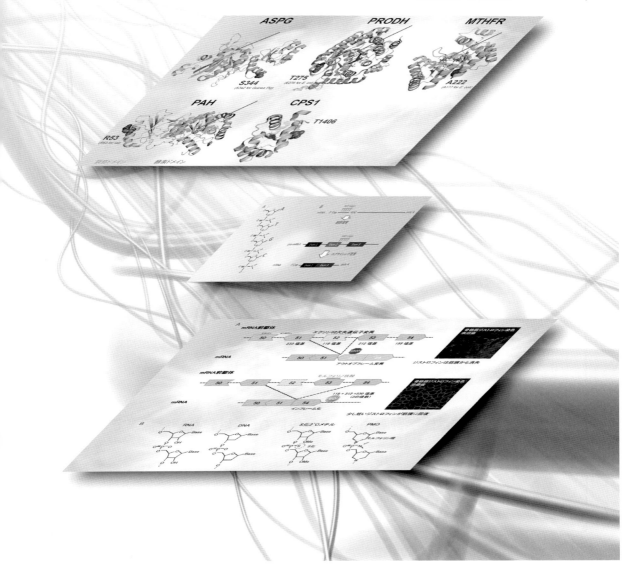

好評発売中 遺伝子医学MOOK 別冊
シリーズ：最新遺伝医学研究と遺伝カウンセリング

シリーズ1

最新 遺伝性腫瘍・家族性腫瘍研究と遺伝カウンセリング

編集：三木義男（東京医科歯科大学難治疾患研究所教授）

定価：本体 6,300円＋税、B5判、336頁

●第1章　総論
1. 遺伝性腫瘍の概念と分類
2. わが国の遺伝性（家族性）腫瘍診療の歴史と将来展望
3. 遺伝性腫瘍研究の歴史的背景と今後の課題
4. 遺伝性腫瘍にかかわる遺伝カウンセリングの現状
5. 遺伝性腫瘍の分子遺伝学
6. がん家系登録と情報管理
7. がん遺伝カウンセリング概論

●第2章　遺伝性腫瘍研究・診療各論
1. リンチ症候群
2. 家族性大腸腺腫症
3. 家族性多発性GIST
4. Peutz-Jeghers症候群, 若年性ポリポーシス症候群
5. Cowden症候群（*PTEN* 過誤腫症候群）
6. Li-Fraumeni症候群
7. 遺伝性乳がん卵巣がん症候群 −乳腺科の立場から−
8. 遺伝性乳がん卵巣がん症候群 −婦人科の立場から−
9. Fanconi貧血 −DNAクロスリンク損傷修復の分子機構から臨床まで−
10. 多発性内分泌腫瘍症1型（MEN1）
11. 多発性内分泌腫瘍症2型
12. 母斑基底細胞がん症候群
13. Bloom（ブルーム）症候群
14. 色素性乾皮症
15. 結節性硬化症
16. 遺伝性網膜芽細胞腫
17. 神経線維腫症1型（NF1）
18. 神経線維腫症2型（NF2）
19. von Hippel-Lindau（VHL）病
20. 遺伝性前立腺がん
21. 家族性胃がん
22. 家族性膵臓がん
23. 大腸癌研究会における家族性大腸がんへの取り組み
24. 日本乳癌学会および日本HBOCコンソーシアムにおける遺伝性乳がん・卵巣がん症候群への取り組み
25. 多発性内分泌腫瘍症研究コンソーシアムの使命と活動
26. 先端的ゲノム手法を駆使したヒト疾患の原因解明
27. 遺伝性腫瘍情報データベースとその活用

●第3章　がん遺伝カウンセリング各論
1. がん遺伝カウンセリングの役割, 考え方
2. がん遺伝カウンセリングの構成と実践
3. がん遺伝カウンセリングにおける他科連携
4. 家族歴・家系情報に基づく遺伝性腫瘍のアセスメント
5. がん遺伝カウンセリングの心理社会的側面への対応
6. がん遺伝カウンセリングのフォローアップ, マネジメント
7. がん遺伝カウンセリングの実際（ケーススタディ）
    1) 遺伝性大腸がん
    2) 遺伝性乳がん卵巣がん
    3) Li-Fraumeni症候群の遺伝カウンセリング
    4) 多発性内分泌腫瘍
8. 認定遺伝カウンセラー制度と教育トレーニング

●第4章　倫理的・法的・社会的諸問題
1. がん素因の遺伝子診断の倫理的・法的・社会的諸問題 −特にIncidental Findingsについて
2. 遺伝子解析を伴う家族性腫瘍の倫理的諸問題

お求めは医学書販売店、大学生協もしくは弊社購読係まで

発行／直接のご注文は

 株式会社 メディカルドゥ

〒550-0004
大阪市西区靱本町1-6-6　大阪華東ビル5F
TEL.06-6441-2231　FAX.06-6441-3227
E-mail　home@medicaldo.co.jp
URL　http://www.medicaldo.co.jp

序文

このところ難病研究の進展が著しい。それが具体的にどのようなものであるか，本書を一読すれば概略が理解できるように編集させていただいた。難病の診断と病態解析，病態モデル作製，治療法（総論・各論），そして今後の研究展開の展望という構成になっている。

「難病」という用語，概念はわが国独特のものである。従来この難病には，原因不明，病態未解明，治療法未確立などという重苦しいイメージが付帯していた。公的研究費による研究班が組織された疾患でも，長年の研究にもかかわらず本態解明や治療法への糸口が見出せないものが数多く存在している。さらに，病名すら不明で何年にもわたって検査を繰り返したり，あるいは様々な医療機関を渡り歩く患者も少なくない。むろん医師の経験不足によって未診断となっている場合も散見されるが，これまでに報告されていない新しい疾患概念であることも稀ではない。

難病の多くは，遺伝子異常や遺伝的素因が関与している。近年の遺伝子解析技術の驚異的な進歩は，様々な難病の病態解明への道を切り開きつつある。その先鋒は次世代シークエンサーによる個々人のゲノムの網羅的解析である。ほんの十数年前，1人のゲノムを解読するために数千億円もの資金と長い年月が費やされたが，今では同じことが十数万円で数日のうちに可能となった。この革新的な技術を用いて，疾患発症の原因となる遺伝子変異や遺伝的素因を短期間のうちに解明できるようになった。そのおかげで，続々と新しい病因遺伝子が国内外で発見されつつある。いったん病因遺伝子が特定できれば，それまでは五里霧中であった疾患の病態解明と治療法探索にとって大きな第一歩となる。このような背景をもとに，世界各国で未診断疾患解明プロジェクトが進行している。わが国でも日本医療研究開発機構（AMED）のもとで未診断疾患イニシアチブが立ち上がり，目覚ましい研究成果が得られている。

難病の病態解明に伴い，その治療法の開発についても近年著しい進展が認められる。種々の疾患に対する酵素補充療法や分子標的薬は，すでに医薬品として実臨床で広く使用されている。また，一昔前までは研究段階を脱していなかった遺伝子治療や核酸医薬も実用段階に入ってきた。臓器移植や再生医療という方面からのアプローチも成功を収めてきている。さらに最近ではゲノム編集技術によるピンポイントの遺伝子改変が脚光を浴びている。治療法開発は日進月歩の勢いで進んでおり，今後ますますの発展が期待される。ゲノム研究に基づく個別化医療が唱えられて久しいが，ようやく今ゲノム医療の時代が到来しつつあるといえよう。

末筆ながら，今回執筆の労をとっていただいた各斯界のリーダーにあらためて御礼申し上げたい。

松原洋一

トランスレーショナルリサーチを支援する
遺伝子医学MOOK 32

難病研究 up-to-date
臨床病態解析と新たな診断・治療法開発をめざして

目　次

編　集：松原洋一（国立成育医療研究センター研究所長／東北大学名誉教授）

  巻頭 Color Gravure ……………………………………………… 4
- 序文 ……………………………………………………………… 25
                 松原洋一
- 序章：情報共有による難病研究の隘路解消をめざして ……… 32
                 末松　誠

第1章　難病の診断と病態解析

1. 未診断疾患イニシアチブ ……………………………………… 36
                 要　　匡
2. エピゲノム ……………………………………………………… 42
              右田王介・秦　健一郎
3. ヒトマイクロバイオームデータと病態診断 ………………… 49
                 服部正平
4. 大規模コホート調査とメタボローム解析が明らかにする
  日本人代謝プロファイル ……………………………………… 57
              小柴生造・山本雅之

第2章　難病の病態モデル作製

1. ゼブラフィッシュ ……………………………………………… 66
         久保　純・宮坂恒太・松本　健・小椋利彦
2. 患者由来iPS細胞を用いた病態モデル作製 ………………… 72
              戸口田淳也・山中伸弥
3. 疾患モデルマウス：家族性アミロイドポリニューロパチー … 78
                 山村研一

CONTENTS

  4．小型霊長類マーモセットによる病態モデル ……………………… 83
                     井上貴史・佐々木えりか

第3章　難病の治療法（総論）

  1．遺伝子治療の現状と展望 ……………………………………………… 90
                     金田安史
  2．酵素補充療法の現状と今後の展開 …………………………………… 98
                     奥山虎之
  3．核酸医薬 ………………………………………………………………… 103
                     佐々木茂貴
  4．難治性神経変性疾患における治療開発
    〜疾患特異的iPS細胞を用いた神経疾患モデルの構築と治療薬の開発 … 110
                   岡田洋平・祖父江　元
  5．先天代謝異常症のタンパク質ミスフォールディングに対する治療：
    薬理学的シャペロンとタンパク質恒常性制御因子 …………………… 117
                     大野耕策
  6．同種造血幹細胞移植 …………………………………………………… 123
                     矢部普正
  7．再生医療 iPS ES ……………………………………………………… 130
                     梅澤明弘
  8．ゲノム編集 ……………………………………………………………… 135
                     高橋　智

第4章　難病の治療法（各論）

  1．遺伝子治療
    1）慢性肉芽腫症 ……………………………………………………… 142
                     小野寺雅史
    2）AADC欠損症に対する遺伝子治療 …………………………… 148
            山形崇倫・小島華林・中嶋　剛・村松慎一
  2．タンパク質・酵素補充療法
    1）ライソゾーム病に対する酵素補充療法 ………………………… 154
                     井田博幸

● CONTENTS

　　2）筋萎縮性側索硬化症（ALS）に対する HGF ················· 161
　　　　　　　　　　　　　　　　　　　　　　　　　　　　青木正志

3. 核酸医薬
　　1）デュシェンヌ型筋ジストロフィーの新規核酸医薬品開発をめざして
　　　　－エクソン 53 スキップ薬開発の現状－ ················· 168
　　　　　　　　　　　　　　　　　　　　　　　　青木吉嗣・武田伸一
　　2）福山型筋ジストロフィー ································· 175
　　　　　　　　　　　　　　　　　　　　　　　　　　　　戸田達史

4. 薬剤の開発：低分子化合物，分子標的薬・抗体医薬
　　1）肺がんの新しい分子標的治療 ····························· 182
　　　　　　　　　　　　　　　　　　　　　　　　　　　　矢野聖二
　　2）関節リウマチ ··· 189
　　　　　　　　　　　　　　　　　　　　　　　　南木敏宏・川合眞一
　　3）脊髄性筋萎縮症（SMA）における新規治療 ················· 194
　　　　　　　　　　　　　　　　　　　　　　　　　　　　斎藤加代子
　　4）PARP 阻害薬開発の現状と展望 ··························· 202
　　　　　　　　　　　　　　　　　　　　　　　　　　　　三木義男

5. シャペロン
　　1）リソソーム病の薬理シャペロン療法 ······················· 210
　　　　　　　　　　　　　　　　　　　　　　　　檜垣克美・難波栄二

6. 移植（骨髄移植，肝移植など）
　　1）副腎白質ジストロフィー（ALD）の造血幹細胞移植 ········· 216
　　　　　　　　　　　　　　　　　　　　　　　　　　　　下澤伸行
　　2）先天性代謝異常症に対する肝移植 ························· 222
　　　　　　　　　　　　　　　　　　　　　　　　　　　　笠原群生

7. 再生医療 iPS，ES
　　1）重症心不全に対する心筋再生治療法の開発 ················· 228
　　　　　　　　　　　　　　　　　　　　　　　　　　　　澤　芳樹
　　2）iPS 細胞を用いた筋萎縮性側索硬化症の疾患モデル ········· 234
　　　　　　　　　　　　　　　　　　　　　　　　仁木剛史・井上治久
　　3）ES 細胞による再生医療 ································· 240
　　　　　　　　　　　　　　　　　　　　　　　阿久津英憲・土田奈々枝

8. ゲノム編集
　　1）ゲノム編集 ··· 245
　　　　　　　　　　　　　　　　　　　　　　　　　　　　高田修治

2）疾患モデルマーモセット ··· 251
　　　　　　　　　　　　　　　　　　　　　　　　佐藤賢哉・佐々木えりか
9. トピック
　　1）炎症性腸疾患の治療総論 ··· 258
　　　　　　　　　　　　　　　　　　　　　　　　　　　　水野慎大・金井隆典

第5章　難病研究今後の展開

1. 次々世代のゲノム解析 ··· 266
　　　　　　　　　　　　　　　　　　　　　　　　　　　　岩間一浩・松本直通
2. データシェアリングによる研究促進 ··· 272
　　　　　　　　　　　　　　　　　　　　　　　　　　　　　　　小崎健次郎

索引 ··· 278

執筆者一覧（五十音順）

青木正志
東北大学大学院医学系研究科 神経内科学分野　教授

青木吉嗣
国立精神・神経医療研究センター 神経研究所 遺伝子疾患治療研究部 遺伝子治療技術開発室　室長

阿久津英憲
国立成育医療研究センター研究所 再生医療センター 生殖医療研究部　部長

井田博幸
東京慈恵会医科大学 小児科学講座　教授

井上貴史
実験動物中央研究所 マーモセット研究部 疾患モデル研究室　室長

井上治久
京都大学 iPS細胞研究所 増殖分化機構研究部門 幹細胞医学分野　教授

岩間一浩
横浜市立大学大学院医学研究科 遺伝学

梅澤明弘
国立成育医療研究センター研究所　副所長／再生医療センター センター長／細胞医療研究部　部長

大野耕策
山陰労災病院　院長

岡田洋平
愛知医科大学医学部 内科学講座（神経内科）　准教授

奥山虎之
国立成育医療研究センター 臨床検査部　部長／ライソゾーム病センター　センター長

小椋利彦
東北大学加齢医学研究所 神経機能情報研究分野　教授

小野寺雅史
国立成育医療研究センター研究所 成育遺伝研究部　部長

笠原群生
国立成育医療研究センター 臓器移植センター　センター長

金井隆典
慶應義塾大学医学部 内科学（消化器）　教授

要　匡
国立成育医療研究センター研究所 ゲノム医療研究部　部長

金田安史
大阪大学大学院医学系研究科 遺伝子治療学分野　教授

川合眞一
東邦大学医学部 炎症・疼痛制御学講座　教授

久保　純
東北大学加齢医学研究所 神経機能情報研究分野　助教

小崎健次郎
慶應義塾大学医学部 臨床遺伝学センター　教授

小柴生造
東北大学東北メディカル・メガバンク機構 ゲノム解析部門　教授

小島華林
自治医科大学 小児科学　講師

斎藤加代子
東京女子医科大学附属遺伝子医療センター　所長，特任教授

佐々木えりか
実験動物中央研究所 マーモセット研究部　部長

佐々木茂貴
九州大学大学院薬学研究院 生物有機合成化学分野　教授

佐藤賢哉
実験動物中央研究所 マーモセット研究部 応用発生学研究センター　研究員

澤　芳樹
大阪大学大学院医学系研究科 心臓血管外科学　教授

下澤伸行
岐阜大学生命科学総合研究支援センター ゲノム研究分野　教授
岐阜大学医学部附属病院 小児科

末松　誠
日本医療研究開発機構　理事長

祖父江　元
名古屋大学大学院医学系研究科　特任教授

高田修治
国立成育医療研究センター研究所 システム発生・再生医学研究部　部長

高橋　智
筑波大学 医学医療系 解剖学・発生学研究室　教授
筑波大学 トランスボーダー医学研究センター　センター長
筑波大学 生命科学動物資源センター　教授

武田伸一
国立精神・神経医療研究センター 神経研究所　所長／遺伝子疾患治療研究部　部長

土田奈々絵
東京医科大学 産科婦人科学教室

戸口田淳也
京都大学 iPS細胞研究所　副所長／増殖分化機構研究部門　教授
京都大学ウイルス・再生医科学研究所 組織再生応用分野　教授

戸田達史
東京大学大学院医学系研究科 神経内科学　教授

中嶋　剛
自治医科大学 脳神経外科学　講師

南木敏宏
東邦大学医学部 内科学講座 膠原病学分野　教授

難波栄二
鳥取大学生命機能研究支援センター　センター長／遺伝子探索分野　教授

仁木剛史
京都大学iPS細胞研究所　特定研究員

秦　健一郎
国立成育医療センター研究所 周産期病態研究部　部長

服部正平
早稲田大学理工学術院 先進理工学研究科 共同先進健康科学専攻　教授
東京大学大学院新領域創成科学研究科 メディカル情報生命専攻 メタゲノム情報科学研究室（寄付講座）

檜垣克美
鳥取大学生命機能研究支援センター 遺伝子探索分野　准教授

松原洋一
国立成育医療研究センター研究所　所長
東北大学　名誉教授

松本　健
東北大学加齢医学研究所 神経機能情報研究分野

松本直通
横浜市立大学大学院医学研究科 遺伝学　教授

三木義男
東京医科歯科大学難治疾患研究所 分子遺伝分野　教授

右田王介
国立成育医療センター研究所 周産期病態研究部　研究員
聖マリアンナ医科大学 小児科　講師

水野慎大
慶應義塾大学医学部 内科学（消化器）　助教

宮坂恒太
東北大学加齢医学研究所 神経機能情報研究分野　助教

村松慎一
自治医科大学 神経内科学　特任教授

矢野聖二
金沢大学がん進展制御研究所 腫瘍内科　教授

矢部普正
東海大学医学部 基盤診療学系再生医療科学　教授

山形崇倫
自治医科大学 小児科学　教授

山中伸弥
京都大学iPS細胞研究所　所長／未来生命科学開拓部門　教授

山村研一
熊本大学生命資源研究・支援センター　シニア教授

山本雅之
東北大学 東北メディカル・メガバンク機構　機構長／医学系研究科 医化学分野　教授

編集顧問・編集委員一覧（五十音順）

編集顧問
河合　忠　国際臨床病理センター所長
　　　　　自治医科大学名誉教授
笹月健彦　九州大学高等研究院特別主幹教授
　　　　　九州大学名誉教授
　　　　　国立国際医療センター名誉総長
高久史麿　東京大学名誉教授
　　　　　自治医科大学名誉教授
本庶　佑　京都大学大学院医学研究科免疫ゲノム医学講座客員教授
　　　　　静岡県公立大学法人理事長
　　　　　京都大学名誉教授
村松正實　埼玉医科大学ゲノム医学研究センター名誉教授
　　　　　東京大学名誉教授
森　徹　京都大学名誉教授
矢﨑義雄　国際医療福祉大学総長
　　　　　東京大学名誉教授

編集委員
浅野茂隆　東京大学名誉教授
　　　　　早稲田大学名誉教授
上田國寬　学校法人玉田学園神戸常磐大学名誉教授
　　　　　京都大学名誉教授
　　　　　スタンフォード日本センターリサーチフェロー
垣塚　彰　京都大学大学院生命科学研究科高次生体統御学分野教授
金田安史　大阪大学大学院医学系研究科遺伝子治療学教授
北　徹　京都大学名誉教授
小杉眞司　京都大学大学院医学研究科医療倫理学／遺伝医療学分野教授
清水　章　京都大学医学部附属病院臨床研究総合センター教授
武田俊一　京都大学大学院医学研究科放射線遺伝学教室教授
田畑泰彦　京都大学ウイルス・再生医科学研究所生体材料学分野教授
中尾一和　京都大学大学院医学研究科メディカルイノベーションセンター特任教授
中村義一　株式会社リボミック代表取締役社長
　　　　　東京大学名誉教授
成澤邦明　東北大学名誉教授
名和田新　九州大学名誉教授
福嶋義光　信州大学医学部遺伝医学・予防医学講座教授
淀井淳司　京都大学ウイルス研究所名誉教授

■序章

情報共有による難病研究の隘路解消をめざして

末松　誠

　日本医療研究開発機構は，医療分野の研究開発およびその環境整備の中核的な役割を担う機関として2015年4月に設立され，3つのLIFE（生命・生活・人生）を包含する医療研究開発の推進によって，一分一秒でも早く研究成果を社会に実装することをめざしている．本稿では，発足当初より当機構が取り組む難病を含む希少疾患を対象とした研究（未診断疾患イニシアチブ）を概説し，隘路解消を目的とした国内外での情報共有によってどのような効果が得られるのかを紹介する．

はじめに

　日本医療研究開発機構（AMED）は，3つのLIFE（生命・生活・人生）を包含する医療研究開発の推進によって，一分一秒でも早く研究成果を社会に実装することを目的として2015年4月に発足した．それまで文部科学省，厚生労働省，経済産業省の3省に計上されてきた医療分野の研究開発に関する予算を集約して基礎から実用化まで一貫した研究マネジメントを行うとともに，限られた研究費を効果的に運用する制度への転換を行ってきた．本稿では，難病を含む希少疾患を対象とした研究として情報共有による隘路解消を目的とした取り組みを紹介する．

Ⅰ．希少・未診断疾患への取り組み

　研究開発事業については，発足1年目にAMEDのリーディングプロジェクトの1つとして「未診断疾患イニシアチブ（IRUD）」を開始した．これは，有効な検査・治療法が見つからない，その疾患の専門家がほとんどいないなど，様々な困難に直面している希少・未診断疾患の患者さんに対して，診療に必要な体系的医療システムと遺伝学的解析を含めた患者情報を収集蓄積・開示するシステムの構築，そして研究開発の促進をめざすものである（図❶）．このIRUDの事業は，「診断体制の全国配置」，「網羅的遺伝学的解析を含めた革新的検査の活用」，「海外とも共有可能なデータベースの確立」を3本柱として研究を進めた．小児領域と内科などを含む成人領域を統合し，全国規模の診断体制構築を進めることにより，2017年5月末時点で，国内400ほどの協力病院が連携する体制を構築することができた．また，プロジェクト開始から約1年半で約2300家系を登録し，新規疾患概念が報告済のものだけでも6例発見されるとともに，500近い症例について登録から半年以内の結果回付を達成でき，社会実装と並行した研究の推進も着実に根づいてきている．さらにAMEDは，共同研究や人材交流，研究成果の情報共有などを行うため，NIH（米国

---

key words　データシェアリング，ケースマッチング，未診断疾患，ゲノム医療

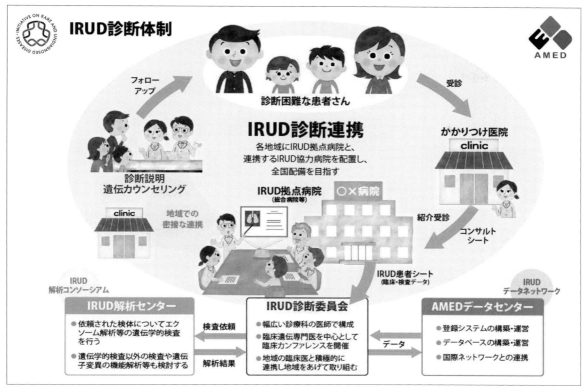

図❶ IRUD の診療体制

国立衛生研究所）と協力に関する覚書を締結した他，海外5つの医療系ファンディング機関と協力体制を築き，6つのコンソーシアムに加盟し，国際連携を推進してきた．その目的の1つが，グローバルなデータシェアリング（情報共有）を推進することにある．すでに米国との間でケースマッチングを果たした成果も上がってきた．

　診断のつかなかった患者さんを確実に診断につなげ，その患者さんやご家族へ正確な情報を提供すること，また同じ病気の方が他国にもいることや，治療法はないものの苦痛を和らげるためにこういう薬を使ったら著効だった例があるなどの情報共有を他国と連携していくことは重要な取り組みと考える．

　さらにAMEDは，IRUD事業の3本柱の成果の発展をめざし，2017年度からIRUD Beyond〔① Beyond diagnosis（診断から治療等への橋渡し），② Beyond genotyping（診断成功率の更なる向上），③ Beyond borders（更なるデータシェアリング等による国際連携）〕をスタートさせた（**図❷**）．IRUDの成果がより効率的に発展し，よりスムーズに成果が患者さんに届くよう，取り組んでいく予定である．

おわりに

　情報共有による隘路解消をめざす取り組みとして，本稿ではAMED設立当初にプロジェクトとしたIRUDの概略を紹介した．この情報共有（データシェアリング）は未診断疾患に限らず領域を超えて解決すべき重要な課題の1つであり，広域連携・分散統合の実現は大きな挑戦である．IRUDなどで培った「広域連携・分散統合」の概念をがんなどの疾患領域に広げ，効率的・効果的な研究開発を推進したいと考えている．

　AMEDは基礎から実用化までの幅広いフェーズでの研究開発を支援している．難病の克服に対

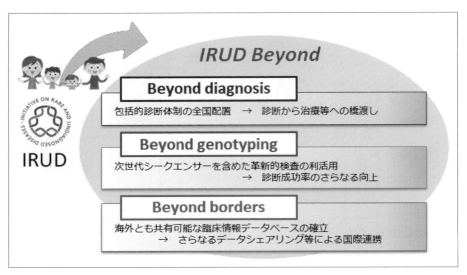

図❷　IRUD Beyond の取り組み

しては日々研究者らによる努力が続けられているが，AMEDはそれらの努力による成果が一刻も早く患者さんに届けられるよう効率的・効果的な支援を行っていきたい．

参考ホームページ

・未診断疾患イニシアチブ（IRUD）
　http://www.amed.go.jp/program/IRUD/

末松　誠	
1983年	慶應義塾大学医学部卒業
1988年	同内科学教室助手
1991年	カリフォルニア大学サンディエゴ校応用生体医工学部 Research Bioengineer（Professor Benjamin W. Zweifach）として留学
2001年	慶應義塾大学医学部医化学教室教授
2007年	文部科学省グローバルCOE生命科学「In vivo ヒト代謝システム生物学拠点」拠点代表者（～2012年） 慶應義塾大学医学部長（～2015年）
2009年	科学技術振興機構戦略的創造研究推進事業（ERATO）「末松ガスバイオロジープロジェクト」研究統括
2015年	国立研究開発法人 日本医療研究開発機構理事長

第 1 章

難病の診断と病態解析

第1章 難病の診断と病態解析

1. 未診断疾患イニシアチブ

要 匡

　ゲノム解析技術の進歩に伴い，網羅的ゲノム解析による未診断疾患へのアプローチは世界的な流れとなっている。わが国では，2015年夏より小児の希少・未診断疾患イニシアチブ（IRUD-P）が，2016年より成人の未診断疾患イニシアチブ（IRUD-A）が開始された。全エクソーム解析データと臨床情報，検査情報などを総合して判断するアプローチにより，IRUD-Pでは31.9％で診断が確定した。今後，解析精度向上，データ集積・整備，機能解析プロジェクトなどの開始・推進による診断率のさらなる向上，創薬研究への発展が期待される。

はじめに

　近年，遺伝性疾患などの未診断疾患に対して，ゲノム解析を中心に原因を解析し，診断などに活用するプロジェクトが急速に進んでいる。このようなプロジェクトは，次世代シーケンサー（NGS）をはじめとするゲノム解析技術が格段に進歩し，解析コストが下がったことにより初めて可能となった。遺伝性疾患に対するこのようなプロジェクトは，①未診断という予後なども不明で，本人・家族が大きな不安をかかえている状況を，診断により解消できる可能性があること，②遺伝性疾患（遺伝子関連疾患）は原因となる遺伝子バリアントの影響が大きいため，原因解明，病態解析により創薬のターゲットを発見できる可能性が高いこと，などのメリットが想定されている。

　海外においては，Undiagnosed Diseases Network（UDN，米国），Finding of Rare Disease Genes（FORGE，カナダ），Genomics England（英国）など国家プロジェクトとして進んでおり，また大手製薬企業においても希少疾患に関する部門が作られるなど，希少・未診断疾患へのアプローチは世界的潮流となっている。

　わが国においても，2015年夏に小児の希少・未診断疾患を対象とした小児未診断疾患イニシアチブ（Initiative on Rare and Undiagnosed Diseases in Pediatrics：IRUD-P）がスタートし（図❶），2016年には成人の希少・未診断疾患を対象としたIRUD-Aも開始された。両者ともに全国展開プロジェクトとして国内での難病研究に大きな役割を果たしている。ここでは，小児の未診断疾患イニシアチブIRUD-Pを中心とした未診断疾患患者へのアプローチについて述べる。

I．「未診断」疾患と疾患へのアプローチ

　メンデル遺伝カタログ（Online Mendelian Inheritance in Man：OMIM）によると，遺伝子関連疾患は原因遺伝子が未知のもの・既知のものを含め現在8500近く登録されている。このように多くの疾患・病態を1人の医師がすべて把握することは困難で，かつこれらは希少疾患であること

---

key words

遺伝子関連疾患，次世代シーケンサー，ゲノム解析，全エクソーム解析，バリアント，アノテーション，絞り込み，フィルタリング，診断体制，データシェアリング

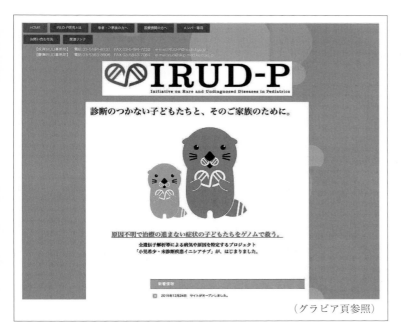
（グラビア頁参照）

図❶　IRUD-P 研究班ホームページ

が多く，診察経験のない医師が少なくないため，診断に至るまで長期の時間などを要し，未診断という状況が起こりやすい。

ただ，実際には「未診断」の状況は様々である。例えば専門医，専門外の医師が診るかによって診断状況が異なることは予想される。また専門医での未診断においても，①臨床的にある程度絞られるが遺伝子解析未施行のため確定していないもの，②候補となる遺伝子解析を行ったが病的バリアントが見つからないもの，③詳細な検討を行ったにもかかわらず特定できないもの，④疾患概念すら確立されていない（わからない）ものなど，様々な状況が存在する[1]。狭義の意味での未診断疾患の患者は，専門医などにより様々な検討がなされたにもかかわらず診断がつかないものとなる。したがって，狭義の未診断患者においては，詳細な臨床情報・検査情報が収集されていると思われるが，これら詳細な情報はゲノム解析において病因となるバリアントを確定するうえで非常に重要となる。

以上を踏まえ，未診断疾患患者の診断アプローチには，ゲノム解析体制に加え診療・診断体制も必要となる。そこで IRUD-P は，未診断疾患への対策として，日本における全国的な患児の診断体制と効果的なゲノム解析体制を整えるという2つの目的をも含み開始された。以下，概要と解析について記載する。

Ⅱ．小児未診断疾患イニシアチブの概要

IRUD-P についての初期の概要は総説[1]にあるが，ここではゲノム解析の要点を含めた全体の流れなどについて述べる。

1．IRUD-P の体制（図❷）

IRUD-P は，国立成育医療研究センター，慶応義塾大学を中央拠点とし，各地域拠点病院，解析センター（および専門領域の拠点）が全国に設定され，スタートした[1]（2017年度より拠点病院が増える予定）。各地域拠点病院は，それぞれの地域の中核病院などの協力病院や医師会と連携し，地域の未診断疾患患者の把握，連絡協議会の開催などを行う。

小児疾患（新生児・小児期発症疾患）に関しては，小児科はいわゆる総合診療科に相当し，多くの領域をカバーしていることが多い。よって，小児の拠点は主に小児科が中心となることが多いが，より横断的な部門である遺伝子診療部（あるいはそれに相当する部門）を中心とした体制となりつつある。

各拠点病院などは，かかりつけ医からのコンサルト・紹介により患者の詳細な臨床情報・検査情報などの取得，診察，高度な検査などにより症例検討を行う。種々の検討によっても診断がつかず，網羅的ゲノム解析などが有用と思われる患者について，中央拠点・解析センターで解析などを行う体制となっている。検体の解析は，現在，全エクソームシーケンスを主とする網羅的ゲノム解析を中心に行っているが，患者および両親のトリオ検体を用いることを原則としている（状況に応

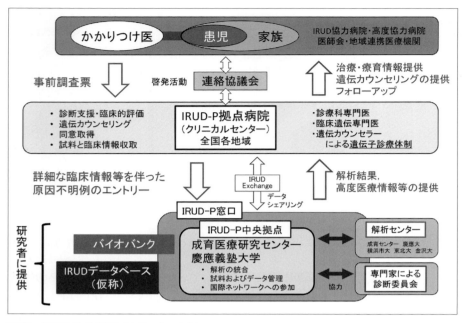

図❷　IRUD-P 体制図（文献1より改変）

じて，片方の親のみという場合や，同胞，親類などの検体も提供いただき解析する場合もある）。未診断疾患患児は，解析センターでのゲノム解析データ，患者の臨床情報などを総合し，診断委員会などと協力してゲノム情報と疾患との関連性が検討され，結果は各拠点などを通じ患者家族へ伝えられる。

2. IRUD-Pにおけるゲノム解析（図❸）

IRUD-Pにおける現在のメインのゲノム解析は全エクソームシーケンスによる解析であるが，広く未診断疾患を対象とした場合，他の遺伝子解析も重要であるので，まず一般的なNGS解析についても述べる。

(1) 現在のNGS解析の種類と特徴

ゲノムのNGS解析は大別して解読するゲノムの範囲により，①特定の複数遺伝子を

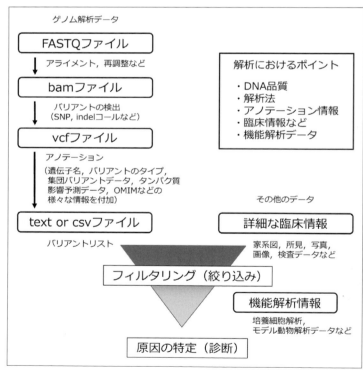

図❸　NGSゲノム解析の流れとポイント
NGS解析で生成されるデータと解析の流れを示した。右上枠に解析に際して重要な項目を挙げた。

対象とした，いわゆるパネル解析（target resequencing：TS），②ほぼすべての遺伝子を対象とした全エクソーム解析（whole exome sequencing：WES），③全ゲノム解析（whole genome sequencing：WGS）の3つに分けられ，順次，解析できる範囲・費用が大きくなる。ゲノム診断には費用および解析の労力・効率の点から，現在はTSまたはWESが主流となっている。臨床症状などにより，ある程度候補遺伝子が絞られる場合（例えば，遺伝子関連疾患の指定難病が臨床的に疑われた場合など）は，最初の解析として対象遺伝子を含むTSなどが行われる。TSの実際などは他総説[2]に譲る。IRUD-Pにおいては，しばしばTSなどで診断がつかない患児も対象となり，また解析コストの面からもWES解析が主に行われている。

(2) WESによる未診断疾患診断の実際の流れ

　IRUD-Pにおいては，ゲノム解析にゲノムを短い断片にして大量に読むショートリード型のNGSが主に使用されている。NGSによる網羅的ゲノム解析では，通常，検体あたり非常に多くのバリアントが検出されるため，解析対象遺伝子が絞れない未診断疾患においては家系内のゲノム比較が有用となる。小児の未診断疾患では，本人だけでなく両親を含めたトリオでのWES解析が行われることが多い。

　NGSによる配列解読では，まずFASTQファイル（大量の塩基配列断片とそのクオリティが記載されたファイル）が得られる。これは短い配列の羅列なので，そのデータを用いてヒトゲノムの参照配列へマッピングを行い，参照ゲノム配列上への断片配置（アライメント），不要配列の除去や正確な再アライメントなどを行い（bamファイル作成），SNP，indelなどのバリアントの検出（SNP，indelコール）を行う（vcfファイル作成）。その後，各バリアントについて，ゲノムデータベースの情報などをもとに，遺伝子名，位置情報，バリアントのタイプ，既知SNP，indel情報，1000 Genomesデータ，日本人エクソームバリアントデータ（Human Genetic Variation Database：HGVD），全エクソームバリアントデータ（ExAC，gnomAD），全ゲノムバリアントデータ（integrative Japanese Genome Variation Database：iJGVD）[3]，タンパク質影響予測データ（PolyPhen-2，SIFTなど），OMIMデータなど様々な情報を付加し，リストを作成する。

(3) フィルタリング（絞り込み）と診断

　診断に際し，解析対象となる遺伝子が1～2遺伝子の場合（すなわち，ほぼ原因遺伝子が確定している疾患が臨床診断としてなされている場合）は，バリアントの数も少なく，検討すべき事項が明確でわかりやすいが，それに比較して，網羅的に多数の遺伝子を対象とする場合（全く原因がわからない場合など）はかなり状況が異なる。例えばWES解析の場合は，1検体あたり概ね8～10万程度のバリアントが検出される。これらの中から疾患と関連がある（原因と思われる）バリアントを抽出する作業〔絞り込み（フィルタリング）と呼んでいる〕を行うことになり，複雑である。絞り込みは，まずdbSNP登録情報，位置情報（エクソン内，イントロン内など），バリアントタイプ（同義塩基置換など），in houseデータなどから，病的可能性の低いバリアントの除去などを行い，病的可能性が残るバリアントを抽出する。次に，トリオなど同一家系内検体データを用いて，遺伝形式を想定し，さらに絞り込みを行う。絞り込まれた候補（バリアント）が複数残った場合，それぞれのバリアントについて，遺伝子機能情報（文献情報などを含む），疾患データベース情報，遺伝子パスウェイ情報，遺伝子改変動物情報（疾患モデル情報）などを参考に，バリアントと症状との関連性の検討を行う。これら絞り込みは，必ずしも記載順に行う必要はなく，施設・状況により前後することもある。

　原因と思われる遺伝子/バリアントが，全くの新規遺伝子である場合，あるいは現在の情報だけからは確証が得られない場合，バリアントが病的か不明な場合（variant of unknown significance：VUS）などにおいては，培養細胞での遺伝子の機能解析，変異導入モデル動物（ゼブラフィッシュ，マウスなど）の作製などにより疾患原因として妥当性の解析・検証が必要となる。その場合，

確証が得られるまでかなりの時間を要する。

このWESなどにおける絞り込みでは，アノテーション情報は重要であり，また実際に絞り込む際にゲノム解析の知識と症状などの臨床上の知識が必要となるため，両者を解釈できる人材が必要となる。しかしながら現時点で，この人材は国内では不足している。

3. IRUD-Pの現状・課題と今後

IRUD-Pでは，2016年12月末時点で，既に4000検体（1400家系）を超える検体が集積され，未診断疾患の網羅的ゲノム解析が進められている。IRUD-Pにおける762家系のゲノム解析の結果，新規疾患（新規原因遺伝子の同定や新規疾患概念の提唱）の9家系[4)-8)]を含み，243家系で診断が確定した。診断率は31.9％であり，海外と大きな違いはない。

原因が特定できていない現時点での理由としては，①使用しているNGS機器およびマッピングの精度と解析法に限界がある，②モデル動物などでの検証に時間を要している，③候補バリアントが見つかっているものの，1例のみのため確定できないなど，様々である。①については，技術開発やマッピング法の改良・開発により，解消されていくと考えられる。②については，現在IRUD-Pのプロジェクト自体では，モデル解析はほとんどカバーされていないため，一部について行われているのみなので時間的解決は困難である。しかし，これらをスクリーニング的に行うプロジェクトの開始により改善できると考えられる。③に関しては，同じ疾患患児を見つけるため，国際的にもデータシェアリングが重要と考えられており，IRUD-Pにおいても解決に向けIRUD-Exchangeというデータシェアリングを開始している。

また，網羅的ゲノム解析では，検出される多くのバリアントの中に，他疾患の原因が見つかる場合（偶発的所見／2次的所見）がある。現在は研究プロジェクトのため，検索，返却などを行っていないが，今後どのような体制をとるべきか課題となると思われる。

以上，現在のNGSがすべてを解決できるというわけではないが，国内外での未診断疾患イニシアチブは，未診断疾患に対するアプローチを劇的に改善させた。現在の課題を解決することで，未診断疾患に対する対策・研究は一層進むと考えられる。

おわりに

わが国においても，未診断疾患を広く対象とした全国的な診療・研究体制はIRUDを中心に整いつつあり，実際に網羅的ゲノム解析により多くの未診断患者の原因・診断が確定している。全エクソーム解析を中心とした現在の診断率は30％前後であるが，今後，新しい機器・技術の登場などによるゲノム解析精度の向上，情報・データの集積・整備，機能解析などを中心としたプロジェクトの開始・推進により，解明率（診断到達率）はさらに向上すると考えられる。また，これらの結果を活用し，（遺伝子関連疾患の）難病の病態解明を進めることで，創薬研究へとつながっていくと考えられる。

参考文献

1) 要 匡：医学のあゆみ 259, 1113-1117, 2016.
2) 黒澤健司：ますます臨床利用が進む遺伝子検査 - その現状と今後の展開そして課題 -, 38-42, メディカルドゥ, 2015.
3) Yamaguchi-Kabata Y, Nariai K, et al : Hum Genome Var 2, 15050, 2015.
4) Takenouchi T, Kosaki R, et al : Am J Med Genet 167A, 2822-2825, 2015.
5) Niihori T, Ouchi-Uchiyama M, et al : Am J Hum Genet 97, 848-854, 2015.
6) Miyake N, Fukai R, et al : Am J Hum Genet 99, 950-961, 2016.
7) Shaw ND, Brand H, et al : Nat Genet 49, 238-248, 2017.
8) Gordon CT, Xue S, et al : Nat Genet 49, 249-255, 2017.

参考ホームページ

・IRUD-P 研究班ホームページ
　http://nrichd.ncchd.go.jp/irud-p/

要　匡	
1988 年	鹿児島大学医学部卒業 同医学部附属病院小児科入局
1994 年	同大学院医学研究科内科系小児科博士課程修了 熊本大学医学部動物資源開発研究センター助手
1998 年	Research Associate, Imperial College London, UK
2001 年	Staff scientist, CSC, MRC, UK（兼任）
2002 年	琉球大学医学部遺伝医学講座助教授/准教授
2014 年	同先進ゲノム検査医学講座/附属病院検査部副部長（併任）
2015 年	国立成育医療研究センター研究所ゲノム医療研究部部長

第1章 難病の診断と病態解析

2．エピゲノム

右田王介・秦 健一郎

　DNAの配列によらないが遺伝する後成的な遺伝子制御をエピゲノムと呼ぶ．疾患につながるヒトの表現型は，DNA配列が変わり，転写・翻訳されたタンパク質が機能を獲得あるいは喪失したりすることで変化すると考えられてきた．しかし，DNAの転写や翻訳を制御する過程でも，形質に変化をもたらすことがある．遺伝情報への化学的修飾の変化であるDNAメチル化，あるいはヒストン修飾や染色体高次構造などの物理的位置の変化も，エピゲノムに関わることが判明した．エピゲノム解析にもアレイ解析技術や次世代シーケンサーが変革をもたらしており，今後急激に知見が蓄積すると考えられる．

はじめに

　ヒトはDNAのもつ遺伝情報を複製し翻訳することで，生体を維持し，器官は機能を果たし，必要な情報を次世代に伝えている．これまでは，例えば先天性疾患やがん細胞では，DNAの配列が変わることでその領域の機能も変化し，表現型として認識されると考えられてきた．しかし，DNAの配列を変えずともその領域の機能を変え，表現型に変化を与えることができる．このようなDNAの配列によらない後成的な遺伝子機能制御の一部は，エピゲノムという概念で説明できる．

　エピゲノムによる遺伝子機能制御は，たった1個の受精卵が様々な組織へ分化し，臓器を形成する過程に必須の機構である．生体を構成するすべての細胞は，それぞれ同じゲノム情報を保持しているが，各細胞で発現する（あるいは決して発現してはならない）遺伝子が選択され，同じDNA配列の遺伝子を必要に応じて厳密にコントロールし，各組織への分化とその機能と恒常性が維持されている．このときDNA配列に直接の変化はなく，エピゲノムによる遺伝子の発現制御が行われている．したがってエピゲノムの状態は，組織分化に先立つ初期胚細胞中や，極めて特殊な性質を有する配偶子の形成期で特にダイナミックに変化する．

　エピゲノム状態の代表的な制御機構には，DNAのシトシンへのメチル基の付加や，染色体を構成する主要なタンパク質であるヒストンの化学修飾といった分子レベルでの生化学的特性の変化があり，様々な疾患との関係が明らかになりつつある．さらに，染色体あるいはDNAの近接や離散といった，核内での物理的な位置関係も重要と考えられる．

　エピゲノム状態は，遺伝的因子と環境因子が相互に作用して変化する．例えば一部のゲノム領域では，胎児期の外的要因によってエピゲノム状態を担う生化学的特性の変化（に伴う遺伝子発現の

> **key words**
>
> 遺伝子制御，エピゲノム，DNAメチル化，ヒストン修飾，染色体高次構造，次世代シーケンサー，differentially methylated regions（DMRs），imprinted-specific DMR（iDMR），ヒストンコード，chromosome conformation capture法（3C法），コヒーシン

乱れ）が生じることが示されており，遠隔期に心疾患や代謝疾患，あるいはがんなどの疾患の原因となる DOHaD 仮説が提唱されてきている[1)2)]。またエピゲノム状態は，世代を経て遺伝することも示唆されている。

本稿では，これらの背景を概説するとともに，難病の病態に関わるエピゲノム状態について紹介する。

I. エピゲノム

現在では，エピゲノムは様々な意味をもって用いられているが，遺伝子から表現型が作られるまでに環境要因が影響を与えうるということがその根幹にある。この用語を作り出した Waddington らは，ショウジョウバエの羽の静脈パターンや他の様々な知見から，遺伝情報（genotype）がどのように表現型（phenotype）につながるのか，その制御されたプロセスがあることをこの用語で表現しようとした[3)]。今日狭義には，エピゲノムとは塩基配列そのものを変えずに遺伝子の機能を変化させるもの，しかも安定して受け継がれうるもの，を指すといえる。

このような遺伝子発現の変化は，DNA のメチル化，ヒストン修飾，非タンパク翻訳 RNA などのエピゲノムの決定機構によって規定される。妊娠中であればエピゲノムの状態は，外的な環境因子と，母体や胎盤，そして胎児側の要因が影響する。例えば，妊娠中の母体の栄養状態と出生時体重の減少との関連は古くから示唆されてきたが，今後の研究の発展に伴い，ヒトの発生過程におけるエピゲノム変化の感受性の高い場所や，それらの領域と疾患を含むヒトの表現型への影響が明らかになってくると考えられる。

II. DNA メチル化

DNA メチル化は，最もよく検討されているエピゲノム機構である。DNA のシトシンへのメチル基の付加により，その領域の機能が抑制されるので，例えばプロモーター領域が DNA メチル化されると，その下流の遺伝子発現が変化する。終分化したヒトの各組織・器官では，原則として細胞の DNA メチル化パターンは変化せず，生体の恒常性維持の一翼を担う。逆に生殖細胞や発生初期には，これらの組織・細胞系譜特異的なパターンは全ゲノムにわたって大きく消去と再構築される。受精直後に精子由来のメチル化は速やかに消去され（能動的脱メチル化），卵子由来のメチル化はそれに遅れ，DNA 複製依存的に維持されずに失われていく（受動的脱メチル化）。その後，胚盤胞期まで低メチル化状態にあり，着床後，複数の DNA メチル化酵素（DNMTs）によってメチル化状態が再構築され，発生段階特異的かつ組織特異的なメチル化修飾（エピゲノム）が確立される。組織・細胞系譜特異的な DNA メチル化状態が観察される領域を differentially methylated regions（DMRs）と呼ぶが，特に卵子あるいは精子細胞形成過程で特異的な DNA メチル化修飾を受け，受精後も初期胚のエピゲノム消去と再構築の影響を受けずに，配偶子由来の DNA メチル化状態が生涯にわたり維持されているものを，親世代ですでに「刷り込まれている」という意味で imprinted-specific DMR（iDMR）と呼ぶ。

流産や胞状奇胎では，こうした iDMR のエピゲノム異常が影響していることが指摘されている。また，プラダー-ウィリー症候群，アンジェルマン症候群，14 番染色体片親性ダイソミー（14 UPD）など，iDMR のメチル化状態の異常に伴って発症するインプリンティング疾患も知られている。例えば，典型例である Beckwith-Wiedemann 症候群（BWS）は，数万～30 万に 1 例程度の発症頻度と報告され，主症状である過成長は胎児期から観察される。およそ 80％の患者では分子遺伝学的異常を確定できる。病因となる領域に存在する *LIT1* 遺伝子（母由来アレルが DNA メチル化される遺伝子）の低 DNA メチル化が 50％，*H19* 遺伝子領域の片親性ダイソミーの結果としての DNA メチル化異常が 20％に，*H19* 遺伝子（父由来アレルが DNA メチル化される遺伝子）の高 DNA メチル化異常が 5％，各遺伝子の微細欠失，転座，逆位，重複が 1％未満にみられる。このように，iDMR のエピゲノム状態の異常が，親由来を区別した厳密な遺伝子発現制御を破綻させ，

疾患の発症と関わると考えられている。

こうしたiDMR異常の起源は，親世代の配偶子形成過程生殖細胞に遡る可能性があるが，ヒトでは卵子の解析は倫理的・手技的に困難であるため，主に精子での解析が進んでいる。精子（配偶子）では，重要な遺伝子のプロモーターはバイバレントなエピゲノム修飾（正と負の調節修飾が同時に起こっている状態）を受け，かつ高メチル化修飾（>60% methylation）されている特徴をもち，受精後の新たなエピゲノム修飾獲得と併せて，妊孕能，胚発生とその分化能に関与している可能性が示唆されている。強固に親由来DNAメチル化状態を保持しているiDMRでも，特殊な環境ストレス下ではDNAメチル化変化が起こり，インプリンティング異常を引き起こす可能性も示唆されている[4]。

また，出生体重の減少と，様々なエピゲノム変化の関連が報告されている。動物モデルでは，妊娠中の母獣マウスの栄養状態によって，児のDNAメチル化に変化が惹起されたとの報告がある[5]。われわれは，新生児の出生児体重のみではなく，妊婦の体重変化（≒子宮内環境）に着目し，マイクロアレイ法によるヒト胎盤の網羅的DNAメチル化解析によるエピゲノム変化を検討した[6]。われわれは，環境因子が，ある特定の領域（例えばインプリンティング遺伝子）のエピゲノム変化に影響しやすい可能性について懐疑的であったが，実際に妊婦の体重変化と出生児の体重で分類した各群間には明らかなDNAメチル化の差異（共通領域のDNAメチル化の差異）を認めなかった。そこで，群間比較ではなく，個々の症例でのDNAメチル化の外れ値検定を行い，「乱れぐあい」を検証した。その結果，妊婦の体重変化が不適切（痩せすぎていても太っていても）なほど，胎盤のDNAメチル化状態の乱れが高度となることを観察した（図❶，❷）。これらの外れ値は，ある特定の領域に集中することはなかったが，中にはエピゲノム状態によって制御されるHOX，SOX遺伝子など発生に深く関与する転写因子[7]のプロモーターにも異常を認めており，出生体重を変化させる何らかの生体の表現型に影響を与えた可能性が示唆される。

Ⅲ．ヒストン修飾

ヒトを含む真核生物のDNAは，ヒストンタンパク質に巻きつきヌクレオソームを形成している。このようなヌクレオソーム構造は，長大なDNAをコンパクトに収納できるというだけではなく，DNAをほどいたり凝集させたりすることで，効率的・安定的な遺伝子の発現制御を行って

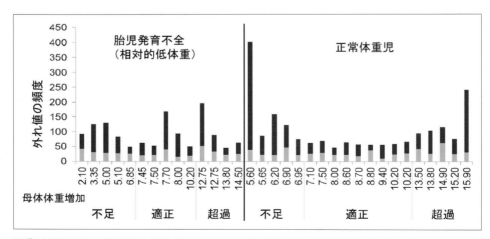

図❶ 母体妊娠中体重変化と胎盤DNAメチル化状態
出生体重が正常であっても，母体体重増加が適正でないと，胎盤にランダムな異常DNAメチル化状態が観察される。妊娠中の体重変化は7〜12kgが適正として検討している。

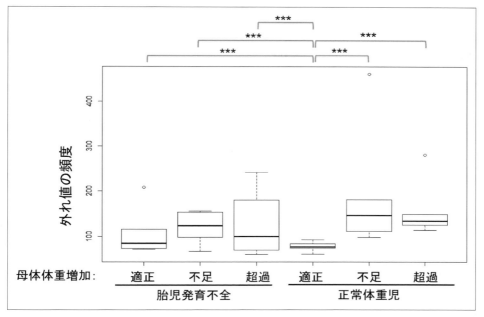

図❷　胎盤DNAメチル化状態の「ばらつき」と妊婦の体重（文献6より）
約45万ヵ所のDNAメチル化アレイによる「ばらつき」の頻度は，正常出生体重児であっても，母体の体重増加が適正でないと，増加する傾向がある．潜在的なメチル化異常症のリスクの可能性が示唆される．

おり，ヒストンタンパク質のメチル化・アセチル化・ユビキチン化・リン酸化などの修飾が重要な役割を担っている．こうしたヒストン修飾による遺伝子発現やクロマチンの制御は，ヒストンコードと呼ばれている[8]．

ヌクレオソームは，酵母から後生動物まで共通した構造であり，147bpのDNAと4種類のコアヒストン（H2A，H2B，H3，H4）が2コピーずつ集まった8量体で構成される．ヒストンH1はリンカーヒストンとも呼ばれ，ヌクレオソーム内のDNAを安定させるといわれる．またコアDNAは，コアヒストンに巻きついて保護されているのに対し，ヌクレオソームの間をつなぐリンカーDNAはDNA消化酵素によって容易に切断される．そもそもヌクレオソームコアとは，クロマチンが細菌由来のエンドヌクレアーゼによって切断された産物として定義されていた[9]．ヒストンが様々な修飾を受けていることは生化学的分析により古くから知られていた．ヒストンタンパク質の，主にN末端にはテールドメインがあり，

DNAとの相互作用をもたずヌクレオソーム構造から外に突出するように存在し，特定の二次構造をもたない．例えば，ヒストンH3の9番目のリシン残基のトリメチル化（H3K9me3と表記される）は，特異的酵素がショウジョウバエで発見され，詳細な解析が行われた．Jenuweinらは，この9番目のリシン残基の特異的なメチル化酵素遺伝子*Suv39*が遺伝子発現制御に関わることを示した[10]．ヒトでは，女性のX染色体の不活化では不活化されたX染色体上で，主に転写を活性化するH3K9me3が非不活化領域に，抑制的に働くと考えられるH3K27me3が遺伝子間および転写が不活化された遺伝子領域に認められている[11]．

このようなヒストン修飾が関わる様々な疾患が明らかにされつつあるが，以下，成育分野の疾患例を挙げる．レット症候群は乳児早期に発症し，睡眠，筋緊張の異常，姿勢運動の異常，ジストニア，てんかん，知的退行などの症状が年齢依存性に出現する．原因遺伝子としてXq28領域に*methyl-CpG-binding protein2*遺伝子（*MECP2*）が同定

されているが[12)-14)]，その機序は不明であった。MeCP2は，methyl CpG binding domain protein 1などのDNA結合タンパクとともにDNA上のメチル化したCpGに結合して転写制御複合体を形成し，その下流に位置するDNAの転写を抑制することが知られる[15)]．このときMeCP2は，ヒストン脱アセチル化酵素HDAC1と協調している．アセチル化されるとクロマチン構造は凝集が解かれるが，脱アセチル化によってクロマチン構造はより凝集し，転写が抑制されると考えられている．さらにレット症候群では，DNAメチル化にも何らかの影響が起こっていると考えられている．山梨大学の久保田らは同症候群の一卵性双子を対象に，全ゲノム・エピゲノム比較により，全ゲノム配列に2人の違いはないものの，DNAメチル化状態の相違とそれらに呼応する発現の差異があることを見出し報告している[16)]．*Mecp2*遺伝子のノックアウトマウスはレット症候群の神経症状を呈するが，このマウスに正常遺伝子をノックインすると[17)]，治療効果が得られることが示されており，この疾患のエピゲノム状態が可逆的なものであることが示されている．ART-X症候群は，重篤な精神遅滞とサラセミアを特徴とする疾患で，SNF2ファミリーに属するATP依存的クロマチンリモデリングタンパクである*ATRX*遺伝子が責任遺伝子である．この遺伝子産物の機能喪失によりヒストンH3の9番リジンのトリメチル化が促進され，H3の4番目のリジン残基のメチル化が阻害されることが疾患の発症に関与すると推測されている[18)]．このように，ヒストン修飾とそれに伴うエピゲノム状態の変化も疾患につながる重要な機構であると推察されている．

おわりに ～今後の展望～

染色体高次機能を介した遺伝子発現の制御機構も，新しい解析技術により徐々に明らかになってきている．間期核において，染色体はランダムに分布しているわけではなく，配置あるいは高次構造をダイナミックに変化させて転写制御に関わっている．このような核内の染色体構造は，Dekkerらによって開発されたchromosome conformation capture法（3C法）の登場[19)]と，次世代シーケンサーによるハイスループット配列解析技術により，ゲノムワイドかつ高解像度に検討がされるようになった．この手法の原理は図❸に示すように，近接したDNAを切断し回収することでなされる．さらに，クロマチン免疫沈降（chromatin immunoprecipitation：ChIP）手法も組み合わせて解析が実施され，3次元的に近接した配列情報を網羅的に解析し，機能的シスエレメントの同定に有効であることが示されている（図❹）．このような技術的進展から，高次構造に関与する知見が蓄積され，染色体は単なる効率的収納のための"ひも状構造"ではなく，相互作用を介した複雑な構造体であることが明らかになりつつあるといえよう．

染色体高次構造に関わるタンパクとしてコヒー

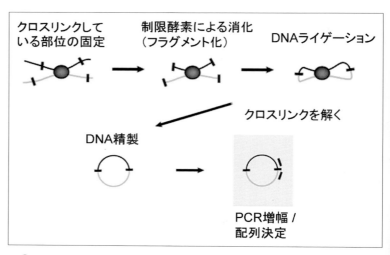

図❸　3C-based解析手法（文献19より）

細胞の核内部で3次元的にDNAが近接した領域を検出する．DNAとタンパク質がクロスリンクしているところを固定した後，任意の制限酵素による消化（切断），DNAのライゲーションを行う．タンパク質と相互作用のある領域同士のDNAは物理的に近接するため，ライゲーション効率が高く，PCR産物を検出できる．

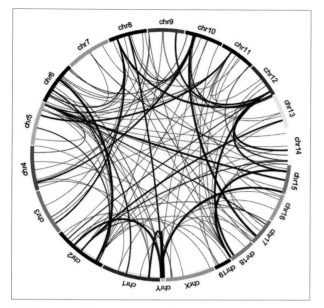

図❹ マウスゲノムでの 3C 解析の結果
ある条件下で近接した染色体部位間を結んで表現している。それぞれの領域は近接して存在することが検出されたことになる。このような 3 次元的に近接した部位は，これらの多領域が相互に作用し，あるいは協同して発現していることが推測される。

シンが知られている。上記のような染色体高次構造に関する研究は，Cornelia de Lange 症候群（CdLS）のようなコヒーシン病の発症機構の解明につながると期待されている。CdLS の多くは，コヒーシンの複合体で働く *NIPBL* 遺伝子の異常で発症するため，クロマチン構造の調節機能の障害が存在すると考えられている。その一方で，コヒーシンタンパクはゲノムの分配に関わる必須のタンパクと知られているが，CdLS ではゲノム分配の異常は指摘されていなかった[20]。*NIPBL* 産物はコヒーシンとクロマチンとを結合するのに重要な働きをもち，遠隔位置に存在する遺伝子発現制御に関わることが明らかになった。さらに疾患患者では，コヒーシンが近傍に結合する遺伝子の発現が変化していると指摘もされている[21]。現時点では，染色体の領域の間の相互作用の形成やその特異性の決定に関する分子機構についてはまだ明確ではない。しかし，これらコヒーシンタンパクとそれによるエピゲノム状態が，上記のような解析手法によって検討されることで，クロマチン制御機構が明らかになれば病態の解明が進むと期待されている。

現在，国際ヒトエピゲノムコンソーシアム（International Human Epigenome Consortium：IHEC）[22]では，多種類の細胞系列の全ゲノムにわたるゲノムのエピゲノムプロファイル決定を掲げて研究基盤の確立をめざしている。あるいは米国 NIH は，時系列に沿った核内高次構造解明のための大型プロジェクト 4D Nucleome を開始している。このような世界的な協力体制のもとで集積される DNA メチル化，ヒストン修飾，あるいは染色体高次構造およびそれらに関わる遺伝子・タンパク質情報などの標準的データが収集されることで，エピゲノム制御の分子機構や意義が明らかになるだけでなく，ヒトの様々な疾患の病因解析の基盤となることが期待されている。ポストゲノム時代の最も注目を集める分野といえよう。

参考文献

1) Barker DJ, Osmond C : Lancet 327, 1077-1081, 1986.
2) Osmond C, Barker DJ : Environ Health Perspect 108, 545-553, 2000.
3) Waddington CH : Int J Epidemiol 41, 10-13, 2012.
4) Young LE, Fernandesk K, et al : Nat Genet 27, 153-154, 2001.
5) Gallou-Kabani C, Gabory A, et al : PLoS One 5, e14398, 2010.
6) Kawai T, Yamada T, et al : Sci Rep 5, 14224, 2015.
7) Schwartz YB, Pirrotta V : Nat Rev Genet 14, 853-864, 2013.
8) Strahl BD, Allis CD : Nature 403, 41-45, 2000.
9) van Holde KE : Chromatin, Springer Verlag, 1989.
10) Rea S, Eisenhaber F, et al : Nature 406, 593-599, 2000.
11) van der Meulen J, Speleman F, et al : Epigenetics 9, 658-668, 2014.
12) Amir RE, van den Veyver IB, et al : Nat Genet 23, 185-188, 1999.
13) Amir RE, Zoghbi HY : Am J Med Genet 97, 147-152, 2000.
14) Kriaucionis S, Bird A : Hum Mol Genet 12, 221-227, 2003.

15) Baubec T, Ivánek R, et al : Cell 153, 480-492, 2013.
16) Miyake K, Yang C, et al : PLoS One 8, e66729, 2013.
17) Guy J, Gan J, et al : Science 315, 1143-1147, 2007.
18) Iwase S, Xiang B, et al : Nat Struct Mol Biol 18, 769-776, 2011.
19) Dekker J, Marti-Renom MA, et al : Nat Rev Genet 14, 390-403, 2013.
20) Castronovo P, Gervasini C, et al : Chromosome Res 17, 763-771, 2009.
21) Liu J, Zhang Z, et al : PLoS Biol 7, e1000119, 2009.
22) http://ihec-epigenomes.org/

右田王介
1999 年　筑波大学医学専門学群卒業
2005 年　同大学院博士課程人間総合科学研究科修了
　　　　 国立成育医療センター遺伝診療科レジデント
2009 年　カナダ The Hospital for Sick Children リサーチフェロー
2012 年　国立成育医療研究センター研究所研究員
2014 年　聖マリアンナ医科大学講師

第1章 難病の診断と病態解析

3．ヒトマイクロバイオームデータと病態診断

服部正平

近年のDNAシークエンシング技術の革新的進歩により，数百兆個の細菌から構成されるヒト腸内細菌叢の集合ゲノム（マイクロバイオーム）の網羅的な解析が可能となった．その結果，例えば，様々な疾患がその腸内細菌叢の変容（dysbiosis）と関連し，常在菌叢と宿主ヒトの健康と疾患などの生理状態が密接に関係することが明らかになってきた．本稿では，次世代シークエンサーを用いた16SリボソームRNA遺伝子およびメタゲノム解析の基本工程，それによるヒト常在菌叢の基本構造や疾患における細菌叢dysbiosis，疾患関連細菌データなどについて解説する．

はじめに

ヒト常在菌叢の体系的な研究は，1960年代における個々の腸内細菌の培養研究，1980年代における構成細菌の16SリボソームRNA（16S rRNA：16S）遺伝子を調べる培養を介さない研究，そして2006年頃から始まった細菌叢のゲノム/遺伝子を網羅的に解析するメタゲノム解析による研究へと変遷した[1,2]．くわえて，近年その技術進歩が著しい次世代シークエンサー（NGS）を用いた，極めて網羅性の高い16Sおよびメタゲノム解析が今日のマイクロバイオーム研究のトレンドとなっている．このような技術進歩を背景に，2008年以降には，国際コンソーシアム（IHMC：International Microbiome Consortium）の設立[3]，米国Human Microbiome Project（HMP）や欧州連合MetaHITプロジェクトなどの大規模プロジェクトの開始，日本医療研究開発機構（AMED）による組織的な微生物叢研究プロジェクトの開始など，ヒトマイクロバイオーム研究はわが国を含め国際的に共通した推進すべき研究課題の1つとなった．表❶にメタゲノム解析による主なヒトマイクロバイオーム研究を年代ごとにリストする．

I．NGSを用いたマイクロバイオーム解析の全体プロセス

今日のNGSを用いたヒト常在菌叢の基本的な解析工程を図❶に示す．解析工程は，①16S遺伝子データによる細菌解析（16S解析），②メタゲノムデータによる遺伝子および細菌解析，③分離培養された細菌株の個別ゲノム解析とリファレンスゲノムデータベースの構築の3つが柱となる．16S解析は，PCRにより選択的に増幅した構成細菌種の16S遺伝子をNGSによりシークエンスし，得られる16S配列データをもとに構成菌種の特定や菌種組成，菌叢全体の系統構造などを解析する．メタゲノム解析は，細菌叢DNAをNGSにより直接シークエンスして得られるゲノム配列をもとに，そこにコードされる遺伝子などの機能

---

key words

マイクロバイオーム，メタゲノム，常在菌，微生物，次世代シークエンサー，dysbiosis，16SリボソームRNA遺伝子

第1章　難病の診断と病態解析

表❶　主なヒト腸内細菌叢メタゲノム解析の論文

発表年	シークエンサー	主な発表国	対象（含まれる疾患）	被験者数	文献
2006	Sanger	米国	健常成人・腸	2	1) Gill S, et al : Science 312, 1355-1359.
2007	Sanger	日本	健常成人・乳幼児・腸	13	2) Kurokawa K, et al : DNA Res 14, 169-181.
2009	454	米国	肥満症・腸	18	12) Turnbaugh PJ, et al : Nature 457, 480-484.
2010	Illumina	欧州／中国	炎症性腸疾患・腸	124	Qin J, et al : Nature 464, 59-65.
2012	Illumina	米国	健常・腸・口腔・皮膚	139	4) HMP : Nature 486, 207-214.
2012	Illumina	中国	2型糖尿病・腸	345	16) Qin J, et al : Nature 490, 55-60.
2013	SOLiD	ロシア	健常成人・腸	96	Tyakht AV, et al : Nat Commun 4, 2469.
2013	Illumina	スウェーデン	2型糖尿病・腸	145	17) Karlsson FH, et al : Nature 498, 99-103.
2013	Illumina	デンマーク	肥満・腸	292	15) Le Chatelier E, et al : Nature 500, 541-546.
2014	Illumina	中国	肝硬変・腸・口腔	237	Qin N, et al : Nature 513, 59-64.
2014	Illumina	フランス／ドイツ	大腸がん・腸	196	Zeller G, et al : Mol Syst Biol 10, 766.
2014	Illumina	米国	健常・皮膚	263	Oh J, et al : Nature 514, 59-64.
2015	Illumina	オーストリア	大腸がん・腸	156	Feng Q, et al : Nat Commun 6, 6528.
2015	Illumina	中国	関節リウマチ・腸	212	Zhang X, et al : Nat Med 21, 895-905.
2015	Illumina	中国	大腸がん・腸	160	Nakatsu G, et al : Nat Commun 6, 8727.
2015	Illumina	中国	大腸がん・腸	128	Yu J, et al : Gut pii, gutjnl-2015-309800.
2015	Illumina	デンマーク	1, 2型糖尿病・腸	106	Forslund K, et al : Nature 528, 262-266.
2015	Illumina	イスラエル	疫学規模・腸	800	Zeevi D, et al : Cell 163, 1079-1094.
2015	Illumina	スウェーデン	母と幼児・腸	200	Bäckhed F, et al : Cell Host Microbe 17, 852.
2015	Illumina	米国	小児クローン病・腸	111	Lewis JD, et al : Cell Host Microbe 18, 489-500.
2016	454, Ilumina, Ion	日本	健常成人・腸	106	6) Nishijima S, et al : DNA Res 23, 125-133.
2016	Illumina	ベルギー	疫学規模・腸	1,135	Zhernakova A, et al : Science 352, 565-569.
2016	Illumina	米国	未熟児・腸	84	Gibson MK, et al : Nat Microbiol 1, 16024.

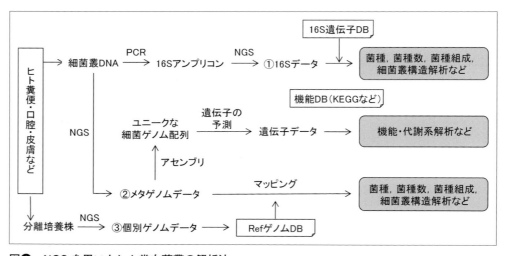

図❶　NGSを用いたヒト常在菌叢の解析法

情報を解析する．これらの解析では，培養された細菌株の16S遺伝子のデータベース（例えば，RDP：Ribosomal Database Project），遺伝子機能データベースであるKEGG（Kyoto Encyclopedia of Genes and Genomes）やCOG（Clusters of Orthologous Groups）などが活用される．3つ目のヒト由来細菌のリファレンスゲノムデータベース（RefゲノムDB）は米国主導の国際協力のもとで，これまでに約3000のヒト由来株がシークエンスされ，これらと公的NCBIゲノムデータベースと合わせて構築されたデータベースで，メタゲノムデータからの菌種特定や菌種組成などの解析に活用される．すなわち，RefゲノムDBの充実により，メタゲノムデータから細菌と機能の両方の解析が可能となった．

II．ヒト常在菌叢の全体像

1．細菌組成

近年の世界的な研究から，ヒト常在菌叢の全貌がほぼ明らかになっている．ヒト常在菌叢の組成は生息部位（腸内や口腔，皮膚など）によって変動するが，主に4つの門（Firmicutes, Bacteroidetes, Actinobacteria, Proteobacteria）によってその大半が占められる[4]．より細分化された属レベルでは，数百属が検出され，その組成は各部位の常在菌叢間で大きく異なる．例えば，筆者らが調べた糞便，唾液，胃液，皮膚（頬）の日本人（成人健常者）サンプルの16S解析から得られたそれぞれの平均菌種組成（属レベル）（図❷A）と各サンプルの菌叢類似性を示す（図❷B）．菌叢の全体構造の類似性を測定する方法をUniFrac解析といい[5]，各サンプルにおける菌種とその量の違いを主座標分析（PCoA）により2次元で表示し，類似性の高いサンプルは互いに近い距離に位置される．これらのデータから，唾液と胃液は類似した菌叢構造をもつが，糞便，唾液/胃液，皮膚細菌叢は，それぞれに特徴的な菌種組成をもつことがわかる．さらに，この結果は，皮膚（頬）

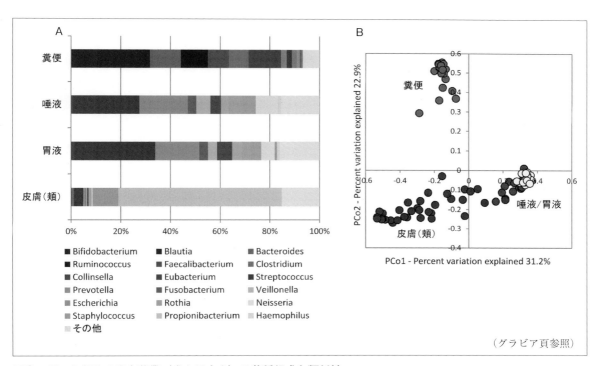

（グラビア頁参照）

図❷　様々な部位の常在菌叢（成人日本人）の菌種組成と類似性
A．糞便，唾液，胃液，皮膚（頬）の平均菌種組成（属レベル）
B．同サンプルのUniFrac-主座標解析

の細菌叢は糞便と唾液/胃液よりも個人間の多様性が大きく（各皮膚サンプル間の違いが大きい），また糞便よりも唾液/胃液細菌叢に相対的に近いことも示唆する．

図❸Aにはメタゲノムデータから求めた106名の健常日本人（成人）の腸内細菌叢の菌種組成（属レベル）を示す[6]．この図からその組成が数桁異なる菌種が多数存在し，腸内細菌叢の菌種組成の個人間多様性が極めて高いことがわかる[4)6)]．この個人間多様性の程度は部位によって異なり，糞便は唾液よりも大きく皮膚よりも相対的に小さい．

2. 遺伝子組成

筆者らは106名の日本人腸内細菌叢メタゲノムデータ（約350 Gb）から約500万のユニーク遺伝子（互いに95％以下の配列類似度をもつ遺伝子）を同定した[6]．この日本人の遺伝子を米国，中国，デンマーク，スペインから同定された約990万のユニーク遺伝子[7]と統合すると，5ヵ国合計のユニーク遺伝子数は1200万を超え，ヒト腸内細菌叢がヒト遺伝子に比べて桁外れに多様化した遺伝子を有することが明らかとなった．一方，日本人遺伝子から得た機能組成（KEGG orthology）は，被験者間で極めて高い類似性（低い多様性）を示した（図❸B）．すなわちヒト腸内細菌叢の構成菌種は，その系統（種類）よりもそれらが所持する機能組成に強い選択圧を受けていることが示唆される．くわえて，炭水化物の代謝や輸送に関係する機能が腸内細菌叢で最も豊富で，食事中の炭水化物の豊富さと関係していることが示唆される．また細胞運動性の少なさは，べん毛や化学走化性を有する細菌が少ないことを示唆する．

3. 国間多様性

筆者らは，上述の日本人データに11ヵ国（中国，米国，オーストリア，フランス，デンマーク，

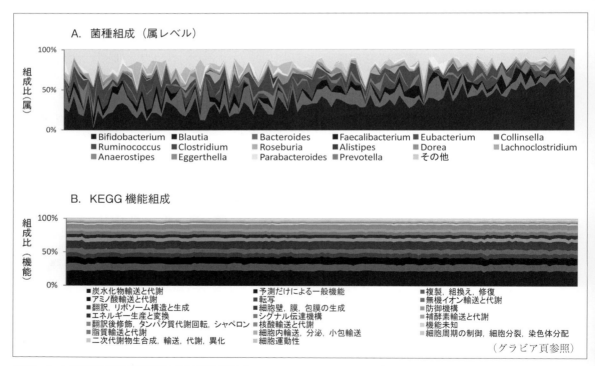

図❸ ヒト腸内細菌叢の菌種組成と遺伝子組成
A．日本人成人（106名）のメタゲノムデータから求めた各個人の菌種組成（属レベル）
B．同メタゲノムデータから求めたKEGG機能組成

スペイン，スウェーデン，ロシア，マラウイ，ペルー，ベネズエラ）のデータを合わせて，12ヵ国（計861名）の腸内細菌叢の平均菌種組成の類似性を階層式クラスタリングにより求めた[6]。その結果，12ヵ国は大きく3つのグループに分かれ，日本・オーストリア・スウェーデン・フランスが1つのグループ，米国・中国・デンマーク・スペイン・ロシアが2つ目のグループ，ペルー・ベネズエラ・マラウイが3つ目のグループを形成した。各グループのおおまかな違いは，第1のグループでは *Bifidobacterium* や *Blautia*，第2のグループでは *Bacteroides*，第3のグループでは *Prevotella* が優勢していることである（図❹A）。

Ⅲ．ヒト腸内細菌叢の国間多様性に関わる要因

腸内細菌叢の個人間多様性と食習慣との関連は以前より指摘されている。例えば，*Prevotella* と炭水化物や穀類（マラウイ原住民など），*Bacteroides* とタンパク質や動物脂質（欧米人など）は正の相関がある[8,9]。一方，筆者らは国連食糧農業機関の食料情報の統計データベースFAOSTAT（112項目の食事摂取量/人/日）から12ヵ国の炭水化物，脂質，タンパク質，ミネラルなどの栄養素の平均摂取量（2003〜2012年の10年間）を算出し，その割合から階層式クラスタリングによって12ヵ国の食事の類似性の関係を求めた。その結果，ロシアを除いた欧米6ヵ国が1つのグループを，ロシア，アジア，南米，アフリカがもう1つのグループを形成した（図❹B）。この関係は，今日の世界の食事の多様性をかなり正確に反映していると考えられる。ところが，食事と腸内細菌叢間における12ヵ国の関係は部分的にしか一致せず，日本-フランス間や中

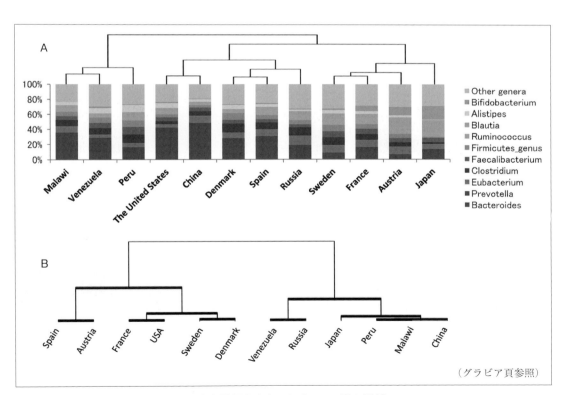

（グラビア頁参照）

図❹　腸内細菌叢の平均菌種組成と食事情報をもとにした12ヵ国の関係
A. 腸内細菌叢の平均菌種組成（属レベル）による12ヵ国の階層式クラスタリング
B. 食事データ（10年間の平均）による12ヵ国の階層式クラスタリング

国 - 米国間の高い細菌叢類似性は食事データでは説明できず，また人種や地理的関係でも説明できない。つまり，これらの結果は調べた12ヵ国間の腸内細菌叢の相違には食事よりも強い要因の関与を示唆する。

Ⅳ．疾患と常在細菌叢の変容 （dysbiosis）

常在菌叢のdysbiosisとは，コントロールとなる健常者間の細菌叢の違いよりも有意に大きい違いを示す細菌叢の状態をいう。例えば，図❺は筆者らが16Sデータをもとに炎症性腸疾患IBD〔潰瘍性大腸炎（UC）とクローン病（CD）〕患者群と健常者群（HC）の腸内細菌叢の類似性をUniFrac-PCoAにより比較した解析例である。図❺AとBからは菌叢の全体構造（菌種組成）がIBD群と健常者群で有意に異なっていることを，図❺Cからは構成菌種数（OTU数）が両群間で有意に異なり，IBD群において著しい減少が観察される（一般に疾患細菌叢では菌種数が減少する）。このような腸内細菌叢のdysbiosisはその生息部位である消化器系のみならず，免疫系，代謝系，神経系などの様々な疾患の患者にも観察され，腸内細菌叢のdysbiosisは全身的な疾患と密接に関係する[10)11)]。さらには，肥満の誘導，健常者の正常細菌叢の便微生物移植による慢性炎症の寛解，制御性T細胞（Treg）を分化誘導する腸内細菌種の同定など[12)-14)]，細菌叢のdysbiosisが疾患発症の直接要因であることも強く示唆されている。

Ⅴ．疾患細菌叢に特徴的な菌種の同定

上述したように，常在菌叢のdysbiosisが疾患発症に関与することから，健常者群と疾患群の細菌叢を比較して，疾患群細菌叢で特徴的に増減する菌種および遺伝子の情報学的な特定が盛んに行われている（表❶）。例えば，IBDでは*Faecalibacterium prausnitzii* などの酪酸生産菌が著しく減少する。米国における肥満では*Firmicutes*が増加し，*Bacteroidetes*が相対的に減少する。肝硬変では*Velillonella*が特徴的に増加する。このような疾患に特徴的な菌種あるいは細菌遺伝子の疾患の診断マーカーとしての有効性も調べられている。例えば，BMI＞30（肥満）とBMI＜25（健

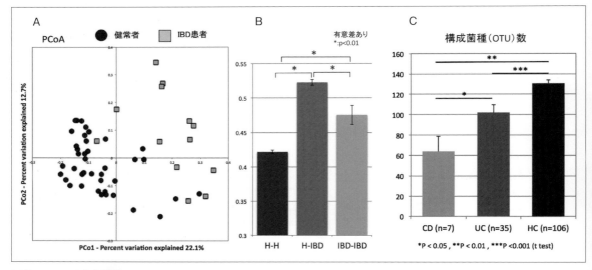

図❺　ヒト腸内細菌叢 dysbiosis の典型例
A．主座標分析による健常者（HC）群とIBD患者群の菌叢類似性
B．主座標分析データを健常者-健常者（H-H），IBD-IBD，H-IBD群間の平均UniFrac（類似性）距離
C．HC群，潰瘍性大腸炎（UC）群，クローン病（CD）群の腸内細菌叢に検出された菌種（OTU）数

康）の被験者群間で有意に増減する58菌種のうちでミニマム9菌種のROC（receiver operating characteristic）解析でのベストAUC（area under ROC curve）値が0.78となった。この値はヒトゲノムの32の肥満関連遺伝子座でのAUC値(0.58)よりも高く，ヒト遺伝子マーカーよりも高い予測能・診断能があることを示す[15]。

興味深い例として，上述した国間の多様性が同一疾患の細菌叢の違いに大きく関係する例を紹介する。2型糖尿病（T2D）患者の腸内細菌叢のメタゲノム解析が中国とスウェーデンから発表されている[16)17)]。これらの研究では，結論として，T2Dに特徴的に増減する細菌種あるいは遺伝子などの細菌マーカーがT2D診断に有効であると論じている。しかし，それぞれの国のT2D患者で特徴的に増減する主な菌種は，スウェーデンT2Dでは種々の*Lactobacillus*菌種だが，中国T2Dでは*Lactobacillus*の増加は全く観察されない。減少する菌種としてわずかに*Roseburia*と*Faecalibacterium*が両コホート間で共通していた。つまり，両T2D患者群間で共通して増減する菌種がほとんどなかった。また，両T2D患者群同士は菌叢類似性のクラスターを形成せず，同一国のT2D群と健常者群が独自にクラスターを形成した[17]。同様の結果を筆者らの日本人とスペイン人のIBD細菌叢の比較からも得ている（未発表）。これらの事実は，国・集団間の違いがその国における健常‐疾患間の違いよりも大きいことを示唆し，わが国の疾患患者の細菌叢の評価には，外国の健常者データはコントロールとはならず，わが国の健常者データの収集が必須であることを意味する。

ヒト唾液細菌叢のdysbiosisがいくつかの口腔以外の疾患とリンクすることも報告されている。筆者らによるIBD患者の唾液細菌叢，リウマチや肝硬変などでも口腔細菌叢のdysbiosisが観察され[18)-20)]，病巣とは離れた口腔細菌叢がdysbiosisするメカニズムは不明であるが，採取が簡便な唾液を用いた非侵襲性の病態診断の開発も期待される。

おわりに

NGSとメタゲノム技術および大量データを解析するための情報・統計手法の開発が進み，複雑な常在菌叢の全貌が解き明かされるようになった。また，個々の疾患に特徴的な菌種もかなりの精度で特定されるようになった。しかし，特定された菌種にはその分離・培養が困難な未知菌種も少なからず含まれる。菌を培養しその生理活性を調べない限り，特定された菌種がどのように宿主ヒトに作用しているかを知ることはできない。よって，培養技術の開発は今後重要な課題の1つといえる。一方で，上述したようにこれら疾患関連細菌は病態を診断する新たなマーカーとなりうる。2014年には世界経済フォーラムが「新興技術トップ10」の1つに「ヒトマイクロバオーム」を挙げている。そのゴールは，細菌‐宿主細胞間の相互作用の解明であり，蓄積される成果は常在菌叢を利用またはターゲットとした全く新しい切り口での健康・医療技術の創出につながると期待される。

参考文献

1) Gill S, Pop M, et al : Science 312, 1355-1359, 2006.
2) Kurokawa K, Itoh T, et al : DNA Res 14, 169-181, 2007.
3) Mullard A : Nature 453, 578-580, 2008.
4) Human Microbiome Project Consortium : Nature 486, 207-214, 2012.
5) Hamady M, Lozupone C, et al : ISME J 4, 17-27, 2010.
6) Nishijima S, Suda W, et al : DNA Res 23, 125-133, 2016.
7) Li J, Jia H, et al : Nat Biotechnol 32, 834-841, 2014.
8) Wu GD, Chen J, et al : Science 334, 105-108, 2011.
9) Yatsunenko T, Rey FE, et al : Nature 9, 222-227, 2012.
10) Clemente JC, Ursell LK, et al : Cell 148, 1258-1270, 2012.
11) 大野博司, 服部正平 編：実験医学増刊 常在細菌叢が操るヒトの健康と疾患, 羊土社, 2014.
12) Turnbaugh PJ, Hamady M, et al : Nature 457, 480-484, 2009.
13) van Nood E, Dijkgraaf MG, et al : N Engl J Med 368, 407-415, 2013.
14) Atarashi K, Tanoue T, et al : Nature 500, 232-236, 2013.
15) Le Chatelier E, Nielsen T, et al : Nature 500, 541-546,

16) Qin J, Li Y, et al : Nature 490, 55-60, 2012.
17) Karlsson FH, Tremaroli V, et al : Nature 498, 99-103, 2012.
18) Said HS, Suda W, et al : DNA Res 21, 15-25, 2014.
19) Zhang X, Zhang DY, et al : Nat Med 21, 895-905, 2015.
20) Bajaj JS, Betrapally NS, et al : Hepatology 62, 1260-1271, 2015.

服部正平

1979年	大阪市立大学大学院工学研究科修了（工学博士）
	東亜合成化学工業（株）研究員
1984年	九州大学遺伝情報実験施設助手
1987年	米国スクリプス研究所/カリフォルニア大学サンディエゴ校研究員
1991年	東京大学医科学研究所助教授
1999年	理化学研究所ゲノム科学総合研究センターチーム長
2002年	北里大学北里生命科学研究所教授
2006年	東京大学大学院新領域創成科学研究科教授
2015年	早稲田大学理工学術院教授

第1章 難病の診断と病態解析

4．大規模コホート調査とメタボローム解析が明らかにする日本人代謝プロファイル

小柴生造・山本雅之

　ヒトの代謝環境は各種疾患の発症により変動することが知られているが，比較対照としての日本人の標準的な代謝プロファイルを大規模に調査した例はない．東北メディカル・メガバンク機構では平成25（2013）年度から大規模前向きコホート調査を進めており，その一環として収集した検体の各種オミックス解析を行っている．既に1000人以上の血漿メタボローム解析を行い，各種代謝物の標準的なプロファイルを明らかにするとともに，ゲノム多型が日本人の代謝環境に与える影響について明らかにした．本稿では当機構の最近の成果について紹介する．

はじめに

　成体の代謝環境が各種疾患に伴い変化することは古くから知られている．先天代謝異常のような遺伝性疾患から，糖尿病などのような生活習慣が関わるものまで，様々な要因をもつ疾患において，いずれも特定の代謝物の変化が診断の1つの指標になっている．特に最近の検出技術の向上に伴い，数千種類の代謝物が計測可能になり，様々な代謝物と各種疾患との関連が報告されてきた．しかし，症例対照研究においてコントロールとなる一般人の代謝プロファイルについては，これまで余り報告がなく，今後の難病研究において高精度な一般人代謝プロファイルのデータベースの確立が急務となっている．

　東北メディカル・メガバンク機構は東日本大震災で大きな被害を受けた宮城県および岩手県の住民15万人を対象に大規模コホート調査を行っている[1]．本事業は平成29（2017）年3月に15万人のリクルート目標を達成し，詳細な二次調査を同年6月より開始する．調査に際し収集した血液や尿などの試料は，当機構のバイオバンクに保管され，それらの試料を基にこれまで数千人規模の全ゲノム解析やメタボローム解析などに成功し，順次内外の研究者に公開・分譲している．筆者らは平成27（2015）年7月に約500人の参加者の血漿のプロテオーム・メタボローム解析の結果を「日本人多層オミックス参照パネル（jMorp）」として公開した．さらに平成28（2016）年度にはメタボローム解析を1000人以上に拡張して，高精度な代謝プロファイルを公開した（https://jmorp.megabank.tohoku.ac.jp/）[2]．また，最初の約500人の血漿の代謝物情報と遺伝子多型情報との関連解析により，代謝物の血漿中濃度に影響を与える遺伝子多型を同定した[3]．

I．日本人多層オミックス参照パネル

　「日本人多層オミックス参照パネル」（Japanese

---

key words

メタボローム，コホート調査，オミックス解析，日本人多層オミックス参照パネル，NMR，質量分析，遺伝子多型，GWAS，東北メディカル・メガバンク機構

Multi Omics Reference Panel：jMorp）は，日本人の血液中の各代謝物の濃度（頻度）分布やタンパク質の検出割合の情報を一般に公開した世界に類のないデータベースである（図❶）。解析方法はプロテオームとメタボロームの2種類で，プロテオーム解析に関しては質量分析法による網羅的解析を，メタボローム解析は質量分析法による網羅的解析に加えて，核磁気共鳴（NMR）法による定量解析の2種類の方法で解析を行っている[3)4)]。

これは，血液中に存在するタンパク質や代謝物の種類を網羅的に明らかにするとともに，ゲノム情報など他のオミックス情報やコホート調査における各種質問項目との関連解析を行うため，定量性の高い情報を収集するためである。

公開している具体的な内容は，解析対象者の基本情報（年齢・性別・BMI）と，同定・定量された数百種類の代謝物やタンパク質の情報である（表❶）。ホームページには同定された各分子の名

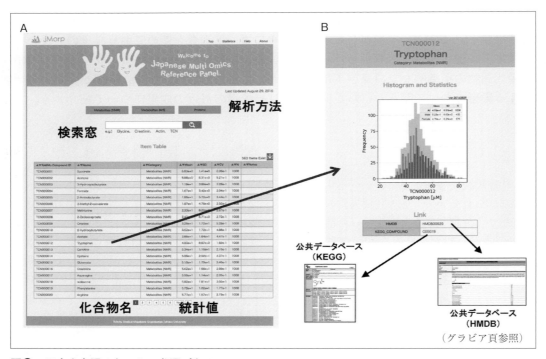

図❶　日本人多層オミックス参照パネル
A．ホームページの画面。上部の検索窓で分子の検索が可能。
B．代謝物の濃度分布の例。各代謝物の濃度（頻度）分布は全体（灰色）および男女別（男性：青，女性：赤）に表示。

表❶　日本人多層オミックス参照パネルの公開情報

項目	公開内容
基本情報	性別・年齢・BMIの分布
NMRメタボローム解析	37代謝物の定量値と分布
MSメタボローム解析	同定された300種類以上*の代謝物の名称と頻度分布
MSプロテオーム解析	同定された数百種類のタンパク質の名称と検出された人の割合。および，同定されたペプチドの種類と分子量
相関情報	各項目間の相関情報

*最新版（2017年）では約270種類。

称と基本統計量（平均値，標準偏差など）のリストが表示されており，カテゴリーごとに並べ替えができるほか，検索ツールを用いて目的とする分子を検索することができる（図❶）．各項目を選択すると別画面でそれぞれの分子の濃度（頻度）分布が男女別に表示される（図❷）．また，それぞれタンパク質や代謝に関する公共の情報サイトへのリンクが表示してあり，各分子の詳細な情報に直接アクセスすることもできる．さらに代謝物に関しては，公開している約300種類の項目それぞれについて，項目間の相関関係を表とグラフで表示している．これらにより血液中でその分子と相関の高い代謝物の情報を得ることができ，詳細な解析に有効である．一方，プロテオームに関しては，各タンパク質に関して実際に検出されたペプチドのリストが表示される．この情報を利用することにより，血液中の特定のタンパク質を測定したい場合，どのペプチドであれば検出できるか探索することができる．また，遺伝子多型により変異が存在するペプチドの情報も公開している．

本データベースは日本人の標準的なオミックス情報を提供するため，各種疾患研究への活用が期待される．例えば症例対照研究における正常対照としては既に活用が始まっている．また，各代謝物の分布情報をもとに特定の対象者の代謝環境がどの程度外れているかを見積もることで，生活習慣病や疾患予備群の判定にも活用できる．また薬物の摂取の有無や，未知の環境因子を同定する際の対照データとしての活用も期待される．

当機構では現在日本人多層オミックス参照パネルの高精度化に向けて数千人規模のメタボローム解析によるデータの拡張を進めている．これにより，各年齢層における代謝物の標準的な分布を明らかにし，より正確な疾患関連因子の探索が可能となる．また未知代謝物の同定を進め，公開する代謝物の種類を拡張することで，より詳細な解析を可能とする．

II．ゲノム多型が代謝環境に与える影響

われわれはNMRメタボローム解析を行った

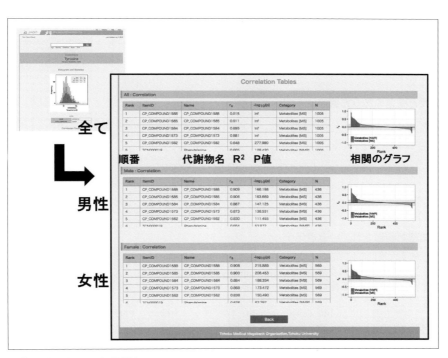

図❷　代謝物間の相関情報
全体，および男女別に統計値を表示．右側のグラフは相関値で並べ替えた全代謝物のスコア．

コホート参加者512名の代謝物情報（37代謝物）と全ゲノム情報との関連解析を行い，日本人集団においてゲノム多型が代謝環境に与える影響を解析した．その結果，5種類の代謝物とゲノム多型の間にそれぞれ有意な関連があることを明らかにした（図❸，表❷）[3]．5種類のゲノム多型はいずれも代謝に関わる遺伝子に存在するミスセンス変異で，うち4種類の遺伝子に関しては各種疾患に関わることがこれまでに報告されている（表❸）[5)-9)]．例えば，フェニルアラニンと関連するフェニルアラニン水酸化酵素（PAH）は，先天代謝疾患として有名なフェニルケトン尿症の原因

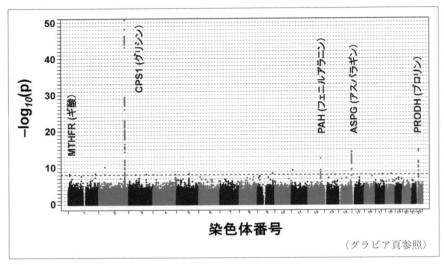

図❸ 代謝物と遺伝子多型の関連解析
統計的に有意な遺伝子座をマンハッタンプロット上に表示．赤い破線はP値の有意水準の閾値（7.08×10^{-9}）．

表❷ 代謝物と関連のあった遺伝子多型

代謝物	−log P	SNP ID	染色体	遺伝子	アレル	MAF	アミノ酸変異
アスパラギン	14.19	rs8012505	14	*ASPG*	C>G	0.127	S344R
フェニルアラニン	12.54	rs118092776	12	*PAH*	C>T	0.047	R53H
プロリン	14.88	rs5747933	22	*PRODH*	G>T	0.148	T275N
グリシン	50.66	rs1047891	2	*CPS1*	C>A	0.152	T1406N
ギ酸	8.34	rs1801133	1	*MTHFR*	C>T	0.397	A222V

表❸ 疾患との関連が報告されている遺伝子

遺伝子名	機能
PAH	フェニルアラニン水酸化酵素（phenylalanine hydroxylase）はフェニルアラニンにヒドロキシル基を付加してチロシンに変換する酵素．PAHの活性低下は血中のフェニルアラニン濃度を上昇させ，フェニルケトン尿症や高フェニルアラニン血症を引き起こす
PRODH	プロリン酸化酵素（proline dehydrogenase）はプロリンを酸化しP5Cに変換する酵素．PRODHの活性低下は血中のプロリン濃度を上昇させる．高プロリン血症の原因遺伝子
CPS1	カルバモイルリン酸シンターゼ1（carbamoyl phosphate synthetase 1）は，尿素回路においてアンモニアと重炭酸イオンからカルバモイルリン酸を合成する酵素．活性が低下すると高アンモニア血症を引き起こす
MTHFR	メチレンテトラヒドロ葉酸還元酵素（methylenetetrahydrofolate reductase）は，メチレンテトラヒドロ葉酸を還元する酵素で，機能低下により高ホモシステイン血症を引き起こす

遺伝子であり，現に今回検出されたミスセンス変異は疾患患者からも見つかっている[6)9)]。一方，アスパラギンとアスパラギナーゼ（ASPG）の多型の関連は今回初めて同定されたものであり，ASPG が血中アスパラギン濃度に影響を与えることが初めて判明した．図❹に多型による血中代謝物の濃度の変化を示したが，5種類のうち4種類（いずれもアミノ酸）に関してはマイナーアレルの保有者のほうが代謝物の濃度が上昇するのに対し，1種類（ギ酸）に関しては濃度が低下することが判明した．

今回関連があった5種類の多型は，いずれも各酵素にアミノ酸変異を引き起こすが，各酵素の立体構造上にアミノ酸変異の位置を表示したところ，いずれも各酵素ドメインの活性中心から離れた周辺領域や調節ドメインに存在することが判明した（図❺）．さらに，血中フェニルアラニン濃度が標準より高く，かつ関連解析で判明したR53H の多型をもたないヒトを対象に，PAH の希少変異を探索したところ，2種類のアミノ酸変異を引き起こす多型が同定された（V379A と R413P）．この2種類の残基はいずれも R53 と比較して PAH の活性中心に近い場所に存在する（図❻）．また，いずれの変異も R53H によるフェニルアラニン濃度の上昇の平均値より，血中フェニルアラニン濃度が高かった．このことは，遺伝子多型の頻度（variant frequency）が低いほど，表現系に対する影響が大きく，それはタンパク質の活性により影響を与える可能性のある変異である（より活性中心に近い）ことが原因であることを示唆しており，今後機能未知の遺伝子多型の影響を調べるうえでの重要な知見を与える成果である[3)]．

今後はメタボローム解析の対象者をさらに拡張して，遺伝子多型が代謝環境に与える影響をより詳細に調べることで，日本人集団の標準的な代謝プロファイルを明らかにするとともに，代謝環境の違いが長期的に個人の健康状態に与える影響

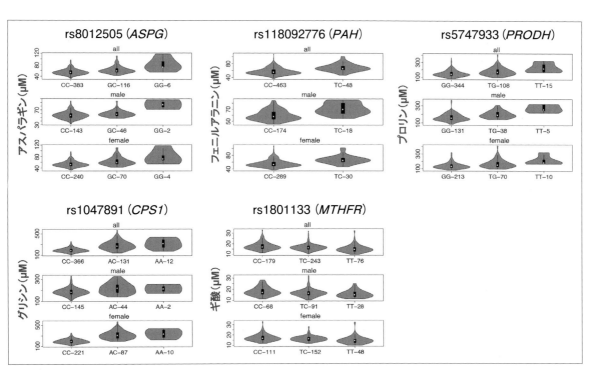

図❹ ゲノム多型による血中代謝物の濃度変化
各 SNP について，アレルごとの代謝物の濃度分布をバイオリンプロットで表示．

第1章　難病の診断と病態解析

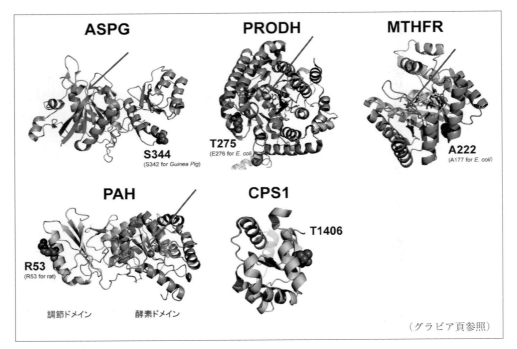

図❺　立体構造上におけるアミノ酸変異の位置
各酵素の立体構造をリボン表示で，変異箇所のアミノ酸をスペースフィルモデルで表示。酵素ドメインを緑で，調節ドメインをシアンで表示。赤で示した矢印は各酵素ドメインの活性中心の位置を示している。

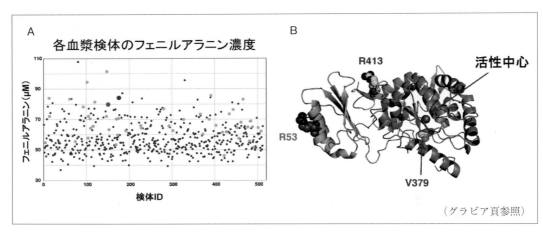

図❻　PAHのレアバリアントの影響と構造上の位置関係
A．各検体における血漿の濃度。黄色がGWAS解析で同定された多型（R53）の検体のフェニルアラニン濃度。ピンクと赤はそれぞれ希少多型（ピンク：V379，赤：R413）の検体の濃度。
B．PAHの立体構造上の各アミノ酸変異の箇所。

おわりに

　近年，世界中で進行している大規模コホート調査と最新のゲノム・オミックス解析技術の組み合わせは，多因子疾患のように多数の遺伝・環境因子が関わる疾患の病態解明において極めて重要である[10,11]。特にメタボローム解析が対象とする代謝物はセントラルドグマのエンドポイントであるとともに，食生活など生活習慣が身体に与える影響の媒体にもなるため，解析対象として重要である。本稿では，疾患研究の参照データとして活用される日本人の標準的な代謝プロファイルのデータベースと，各種遺伝要因が疾患を発症していない一般人の代謝環境に対しても大きな影響を与えていることを紹介した。現在メタボローム解析対象を拡張するとともに，コホート調査で収集した食生活などの生活習慣の情報との関連についても解析を進めており，多因子疾患発症における遺伝・環境要因の役割について研究を進めていく。

謝辞
本研究につながる事業に献身的に貢献している東北メディカル・メガバンク機構の皆様に深甚の感謝を申し上げます。

参考文献
1) Kuriyama S, et al : J Epidemiol 26, 493-511, 2016.
2) Koshiba S : Seikagaku 88, 25-30, 2016.
3) Koshiba S. et al : Sci Rep 6, 31463, 2016.
4) Saigusa D, et al : Plos One 11, e0160555, 2016.
5) Frosst P, et al : Nat Genet 10, 111-113, 1995.
6) Lee DH, et al : J Hum Genet 49, 617-621, 2004.
7) Guilmatre A, et al : Hum Mutat 31, 961-965, 2010.
8) Martinez AI, Perez-Arellano I, et al : Mol Genet Metab 101, 311-323, 2010.
9) Liang Y, et al : J Hum Genet 59, 145-152, 2014.
10) Suhre K, et al : Nature 477, 54-60, 2011.
11) Shin SY, et al : Nat Genet 46, 543-550, 2014.

参考ホームページ
・東北メディカル・メガバンク機構「日本人多層オミックス参照パネル」
https://jmorp.megabank.tohoku.ac.jp/

小柴生造
1995 年	東京大学理学部生物化学科卒業
2000 年	同大学院理学系研究科生物化学専攻博士課程修了
	理化学研究所ゲノム科学総合研究センターリサーチアソシエイト
2008 年	理化学研究所生命分子システム基盤研究領域上級研究員
2013 年	東北大学東北メディカル・メガバンク機構准教授
2017 年	同教授

好評発売中

遺伝子医学MOOK別冊

シリーズ：最新遺伝医学研究と遺伝カウンセリング

シリーズ2

最新 精神・神経遺伝医学研究と遺伝カウンセリング

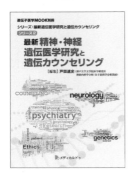

編集：戸田達史（東京大学大学院医学系研究科 神経内科学 教授）

定価：本体 6,300円＋税、B5判、308頁

● 第1章 総論
1. 神経遺伝医学研究の歴史的背景と今後の課題
2. 精神疾患研究の現状と展望
3. 精神神経疾患診療における臨床遺伝学, 遺伝学的検査
4. 孤発性疾患のリスク遺伝子の発見 －ゲノムワイド関連解析の現状, 進化と今後－
5. 次世代シーケンサー, 次々世代シーケンサーとクリニカルシーケンシング
6. 個人ゲノム解析のためのゲノムインフォマティクス
7. 遺伝子治療とゲノム編集 －最近の進歩－
8. iPS細胞を用いた神経・精神疾患解析と創薬研究
9. 光遺伝学
10. 認知症診断ツールとしてのPETイメージング
11. エピジェネティクス －環境情報を包含した遺伝情報の生物学的基盤－
12. 革新脳とマーモセット
13. 神経変性疾患のレジストリと遺伝子リソースバンク
14. 新規治療法の開発とその関連制度

● 第2章 精神・神経疾患の遺伝医学研究・診療各論
1. 脳血管障害における遺伝医学研究の進歩と現況
2. アルツハイマー病
3. パーキンソン病の遺伝子研究
4. 多系統萎縮症
5. 脊髄小脳変性症
6. 多発性硬化症
7. 筋萎縮性側索硬化症
8. 末梢神経疾患
9. 筋疾患の遺伝医学研究
10. ミトコンドリア病

11. てんかん
12. 双極性障害の遺伝学
13. パニック症の遺伝研究
14. 統合失調症
15. 自閉症スペクトラム障害
16. 神経内科疾患のファーマコゲノミクス
17. 心理的形質と双生児研究

● 第3章 精神神経遺伝カウンセリング各論
1. 精神・神経難病疾患の遺伝カウンセリングに参加するカウンセラー（神経内科専門医, 臨床遺伝専門医, 認定遺伝カウンセラー）の役割と考え方
2. 精神・神経遺伝カウンセリングの実際
3. 出生前診断と発症前診断
4. 精神神経遺伝カウンセリングの実際（ケーススタディ）
   1) ハンチントン病
   2) ミトコンドリア病
   3) 筋強直性ジストロフィー
   4) 精神疾患の遺伝を患者家族とどう話し合うか
5. 認定遺伝カウンセラー制度と教育トレーニング

● 第4章 倫理的・法的・社会的諸問題
1. 患者登録と情報
2. ハンチントン病と患者会
3. 難病支援制度
4. 遺伝性神経難病の研究に関する倫理的諸問題
5. 社会とともに進めるゲノム医学研究のあり方 －ゲノムデータの共有と研究への患者参加を中心に

お求めは医学書販売店、大学生協もしくは弊社購読係まで

発行／直接のご注文は

 株式会社 メディカルドゥ

〒550-0004
大阪市西区靱本町 1-6-6　大阪華東ビル 5F
TEL.06-6441-2231　FAX.06-6441-3227
E-mail　home@medicaldo.co.jp
URL　http://www.medicaldo.co.jp

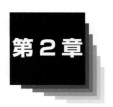

難病の病態モデル作製

第2章　難病の病態モデル作製

1．ゼブラフィッシュ

久保　純・宮坂恒太・松本　健・小椋利彦

　ゼブラフィッシュは，実験動物として多くの利点をもっており，発生生物学などの基礎生物学の分野から疾患モデル，創薬まで，実に幅広い研究に用いられている．遺伝子機能の阻害実験，ゲノム編集，トランスジェニック作製など，技術的な進歩も目覚ましい．本稿では，ゼブラフィッシュ実験の現状と可能性について論説する．

はじめに

　発生生物学，分子生物学の進展に伴って，様々なモデル動物が開発・利用されてきた．モデル動物は，無脊椎動物（例えば，線虫）から脊椎動物まで多様で，それぞれに利点と欠点がある．筆者の研究室では，ニワトリからゼブラフィッシュ，マウスへと，研究テーマの変遷に呼応して扱うモデル生物も変わってきた．しかし今も，ゼブラフィッシュを用いた実験系は活発に稼働している．それは，ゼブラフィッシュが他のモデル動物にない利点をもっているからであり，その優位性は現在でも非常に高いし，むしろ併用することでマウスを用いた実験の短所を補うことができる．

　われわれの研究室では，ゼブラフィッシュを用いた実験は熱帯魚ショップから熱帯魚飼育セットと成魚を購入して維持したことから始まっており，熱帯魚の飼育経験のある人であれば維持飼育・繁殖は容易だと思う．もちろん，大型のきちんとした飼育装置を購入できれば，系統ごとの成魚・稚魚を維持し，常時実験できるようになって実験計画は実に効率よく進行する．

　モデル動物としてのゼブラフィッシュの利点を以下に列挙する．
①安価であること
②たくさんの受精卵を採取でき，受精卵は飼育水中で発生すること
③発生が短時間で完了すること
④発生過程の稚魚が透明で，蛍光顕微鏡を用いた光学的な観察が容易であること
⑤ゲノムが解読されていること
⑥細胞移植などの実験が可能であること
⑦morpholino oligo（MO）による遺伝子機能阻害が簡便に行えること
⑧mRNAやDNAのインジェクションが容易に行えること
⑨トランスポゾンTol2システムを使えること
⑩GAL4-UASシステムが行えること
⑪CRISPR-Cas9のシステムを使えること
などが挙げられる．

　もちろん，いくつかの欠点もある．まず遺伝子重複が起こっており，約30％の遺伝子は重複していて，例えばヒトの*TBX5*遺伝子はゼブラフィッシュには2つあって（*tbx5a*，*tbx5b*），遺伝的にリダンダント（冗長）である[1]．また，臓器によって形態がヒトと大きく違っている（例え

---

key words

morpholino oligo, トランスポゾンTol2システム, GAL4-UASシステム, CRISPR-Cas9, ZFIN, whole-body screening, whole-organism screening, ENU（N-ethyl-N-nitrosourea）

ば，2心房2心室のヒト心臓に対して魚類は1心房1心室，ヒトの四肢に対して魚類はヒレなど）。このようないくつかの違いを考慮しても，依然としてゼブラフィッシュは有用なモデルであり続けている．

列挙した利点について個々に概説しながら，病態モデルとしてのゼブラフィッシュについて論じようと思う．

ゼブラフィッシュ実験者にとって，様々な情報を提供してくれるホームページがZFIN（The Zebrafish Model Organism Database）であり，このサイトは頻回に閲覧する情報源となっている．ぜひZFINをチェックして，どのような情報が入手できるのか，確認してほしい．

I．ゼブラフィッシュ実験の基礎

まず，モデル動物が安価で多産である利点は大きい．1回数組のペアリングで，100個以上の受精卵が確保できる．受精卵へのインジェクションに習熟すれば，毎日，多数の受精卵にDNA，mRNA，MOを顕微注入することが可能で，実験の規模を容易に拡大できる．インジェクションが遅いと受精卵が卵割しはじめるため，初心者においては実験手技の習熟度・スピードが律速することが多いが，慣れれば数秒に1個の割合でリズムよくインジェクションを連続させることが可能である．

また胚発生が早く進行し，しかも進行をそのまま目視あるいは顕微鏡で観察できることは大きな利点である．ZFINには，Anatomy Atlasが掲載されていて，発生24，48，72，120時間の胚の詳細を知ることができる．このアトラスからわかるように，発生24時間で臓器形成はかなり進行する．したがって，MOインジェクションの翌日には，どのような形態変化が起こっているのかを確認することが可能である．この手軽さは，子宮内で発生するマウスを用いた実験では経験できない．ノックアウトマウスの解析が年単位で進行することを考えると，ゼブラフィッシュで表現型のスクリーニングを行ってからマウス実験へと進むかどうかを決めることもできる．また世代時間も短く，2～3ヵ月で生殖可能となるため，F0からF1個体の解析に速やかに移行できる．

ゲノム情報が完備されていることも大きな魅力の1つである．ゲノム情報は，ENSEMBL，NCBIで検索可能で，BLAST検索も提供されている．またrVistaでは，転写調節領域の配列比較，保存された転写因子結合部位などの予測プラットフォームが提供されている．加えて，ZFINでは遺伝子ごとに，タンパク質／遺伝子構造などの基本情報，発現パターン，MOノックダウンの表現型，ヒト疾患との関連，変異体に関する情報，関連論文，実験プロトコールなどが検索可能となっており，ゼブラフィッシュを実際に実験に用いておらずとも有用な情報を入手できる．

ZFIN，ゼブラフィッシュゲノム情報から，解析したい遺伝子情報を入手できれば，全長cDNA配列からMOをデザインする（図❶）．MOは，GeneToolsという会社のホームページから申し込むが，ピックアップすべき配列はGeneTools社がもつ独自のアルゴリズムで選ばれ，通常，複数のデザインを推薦してくるので，最低2つ選択して合成を依頼する．2～3週間程度で送られてくるので，溶解してすぐにインジェクションを行う．このような工程がルーチン化していれば，目的に遺伝子機能阻害の表現型解析は速やかに進行する．MO以外にも，mRNAを合成してインジェクションすることもできる．

もう1つの利点として，トランスポゾンTol2の実験系が使える[2]（図❷A）．この種の実験に用いる転移酵素遺伝子（transposase），種々のTol2ベクターは，国立遺伝学研究所初期発生研究部門（川上浩一教授）の研究室から入手可能である．トランスポゾンに関しては，詳細な情報が公開されている．この方法によって，簡便かつ高効率でトランスジェニックゼブラフィッシュの作出ができるようになっている．また川上研究室では，GAL4-UASシステムとTol2システムを併用することで様々な組織で任意の遺伝子を発現させる技術が確立されており（図❷B），系統的なリソースとして公開されている．このデータベースを検索して，自分の実験目的に沿ったGal4系統

第2章　難病の病態モデル作製

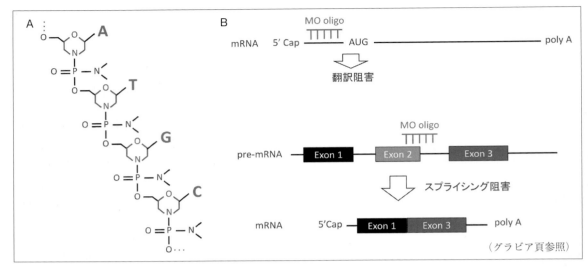

図❶　MOによる遺伝子機能阻害
A．morpholino oligo（MO）は，DNA，RNAと異なり，モルフォリン環（青）をもち，細胞毒性，安定性などが向上した。
B．MOは，mRNAの翻訳開始部位（AUG）付近に結合させて翻訳を阻害する。また，スプライシング部位に結合させてこれを阻害することもできる。

を見つけることができる。検索すると，様々な器官・組織でGFPタンパク質を発現しているゼブラフィッシュ胚の写真を見ることができるが，これは胚が透明であるという利点を最大限に活用しているといえる。

また，ゼブラフィッシュでCRISPR/Cas9のシステムが使えることが示されており，ゲノム編集ができる[3]（図❸）。さらに，CRISPR/Cas9を使って外来遺伝子を標的遺伝子部位に正確に挿入できることも報告された[4]。以前から，MOによるノックダウンと変異体の表現型に差があることが指摘されており[5]，今後はCRISPR/Cas9によるゲノム編集が主流になると思われる。

Ⅱ．ゼブラフィッシュによる疾患モデル

では実際に，どのような疾患モデルが報告されているのだろうか？　一例として，Duchenne muscular dystrophy（DMD）を見てみよう。ZFINでDuchenne muscular dystrophyをキーワードに検索すると，すぐに*dystrophin*（*dmd*）遺伝子が表示され，この遺伝子に関する基本情報が提示される。この中には，*dmd*遺伝子にどのような変異が入った系統があるのかなどが詳細に示さ

れている。このような基本情報の中で，例えば*sapje-like*をクリックすると，変異体に関する論文に飛ぶことができて，*sapje-like*（*sap*^{cl100}）という系統に関する論文に行き着くことができる[6]。この変異体では，*dmd*遺伝子exon 62のsplicing donor部位に突然変異が入ってexon 63でフレームシフト，premature terminationが生じている。そして，ヒトのDMDを思わせる骨格筋の萎縮が顕著であることがわかる。この系統のゼブラフィッシュがなくても，ZFINには*dmd*をノックダウンするためのMOの配列も入手可能で，GeneTools社に合成を依頼すれば，すぐにゼブラフィッシュで病態モデルを作ることが可能となっている。

われわれもゼブラフィッシュを用いてヒトの遺伝子疾患の再現を行っている[7]。ヌーナン症候群（Noonan syndrome）は，Ras/MAPKシグナル経路を構成する遺伝子の先天異常によって起こり，特徴的な顔貌，先天性心疾患，低身長など，多彩な症状を示す常染色体優性の遺伝疾患である。Ras/MAPK経路のヌーナン症候群原因遺伝子として*PTPN*，*SOS1*，*RAF1*，*RIT1*，*KRAS*など複数が報告されている。われわれは，ヌー

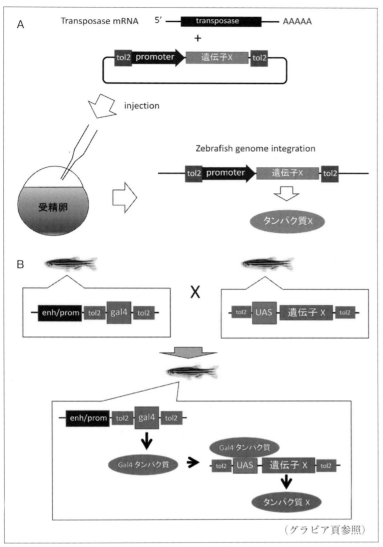

図❷　トランスポゾン Tol2 システム（A）と GAL4-UAS システム（B）

A. transposase をコードする合成 mRNA と短い Tol2 配列で挟まれた遺伝子発現ユニットをもつプラスミドを一緒に受精卵に注入することで，翻訳された transposase タンパク質によって発現プラスミドがゼブラフィッシュゲノムに挿入され，高効率でトランスジェニックフィッシュを作製することが可能となっている。

B. Tol2 システムを使ってエンハンサートラップを行い，活性化型転写因子 Gal4 を様々な組織・器官で発現する系統を作ることができる。これに UAS（upstream activating sequence；Gal4 結合部位）＋目的遺伝子をもつ系統を掛け合わせると，任意の遺伝子を様々な組織・器官に強制発現させられる。

ナン症候群の患児に見つかった *RIT1*（*Ras like without CAAX 1*）遺伝子の変異型（Gln79Leu, Glu81Gly, Gly95Ala）3 種について，正常型 *RIT1* を含め mRNA を合成し，ゼブラフィッシュ受精卵に顕微注入した[7]。変異型 mRNA をインジェクトした場合，発生の初期から原腸陥入異常を思わせる細胞運動の異常や，頭部/顔部形態異常，心臓形態の異常と循環障害など，ヌーナン症候群と共通する病態が起こった。正常型 *RIT1* mRNA では異常は起こらず，正常に発生した。ある疾患の原因遺伝子が見つかった場合，これをマウスで再現することは容易でないが，ゼブラフィッシュを用いると，比較にならないほど簡単に病態を再現することができる。優性遺伝するものであれば変異型 mRNA のインジェクション，劣性遺伝するものであれば MO による機能阻害が最初に試みる方法となる。もっと精緻に，例えば心臓だけで病態を再現するのであれば，UAS に変異型遺伝子をつないだ遺伝子をもつ系統を作出し，これを心臓で GAL4 を発現する系統に掛け合わせれば，心臓でのみ変異遺伝子を発現する個体を得ることができる（図❷B）。

病態を再現できれば，治療法の開発もめざすことが可能である。実際，ゼブラフィッシュを用いてドラッグスクリーニングを行うことも試みられている[8]。このような試みから，様々な疾患に有効な化合物が見出されており[9]，スクリーニングのハイスループット化も格段の進歩を見せている[10]。ゼブラフィッシュを用いることの利点・

第2章　難病の病態モデル作製

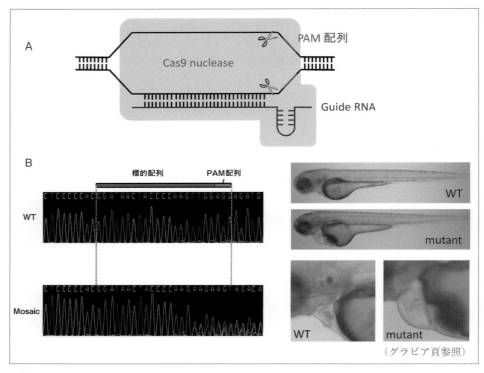

図❸　CRISPR-Cas9 システム
A. PAM 配列（NGG の 3 塩基）の近傍の配列を元に Guide RNA を設計し，これと Cas9 を共発現することで，DNA 二本鎖切断と修復を誘導する。そして，修復エラーによって変異を導入する。
B. 特定の遺伝子を編集した例。正常型（WT）が遺伝子編集によってモザイクになっている。ホモ個体を解析すると，変異体（mutant）では，心臓形態の異常，浮腫，血流停滞が起こっていることがわかる。

欠点を知れば，ヒト疾患の治療を目的としたドラッグスクリーニングは極めてパワフルである。しかもゼブラフィッシュを用いると，個体レベルでの評価が可能となり（いわゆる whole-body screening，whole-organism screening）[11]，動物モデルとしてのゼブラフィッシュの利点を最大限に活用できる。

おわりに

前述したような利点を活用すると，ゼブラフィッシュをモデル生物として病態の再現から薬剤のスクリーニングをハイスループットで進めることが可能である。このように，疾患モデルから創薬まで一貫して短時間に高効率で行える実験系は，いまだにゼブラフィッシュ以外にない。効率化をさらに進めるためには様々な遺伝子に変異をもつ系統を維持することが不可欠で，例えば ENU（N-ethyl-N-nitrosourea）を飼育水に加えてオス精子突然変異を入れ，交配後に表現型を解析して病態を系統的に作出する試みも行われている[12]。この試みが飽和近くになれば，容易に必要な病態系統を入手することも可能となる。もちろん，小型魚類であるから，マウスやヒトとは根本的に異なる部分もある。この相違点を忘れなければ，ゼブラフィッシュの利点を最大限に活用したプロジェクトを展開できると考えている。

参考文献

1) Howe K, Clark MD, et al : Nature 496, 498-503, 2013.
2) Kawakami K, Asakawa K, et al : Methods Cell Biol 135, 19-37, 2016.
3) Li M, Zhao L, et al : Trends Genet 32, 815-827, 2016.
4) Hisano Y, Sakuma T, et al : Sci Rep 5, 8841, 2015.
5) Kok FO, Shin M, et al : Dev Cell 32, 97-108, 2015.
6) Guyon JR, Goswami J, et al : Hum Mol Genet 18, 202-211, 2009.
7) Aoki Y, Niihori T, et al : Am J Hum Genet 93, 173-180, 2013.
8) MacRae CA, Peterson RT : Nat Rev Drug Discov 14, 721-731, 2015.
9) Yu PB, Hong CC, et al : Nat Chem Biol 4, 33-41, 2008.
10) Rihel J, Prober DA, et al : Science 327, 348-351, 2010.
11) Gut P, Baeza-Raja B, et al : Nat Chem Biol 9, 97-104, 2013.
12) Mullins MC, Hammerschmidt M, et al : Curr Biol 4, 189-202, 1994.

参考ホームページ

- ZFIN
  https://zfin.org/
- ENSEMBL
  http://asia.ensembl.org/Danio_rerio/Info/Index
- NCBI
  https://www.ncbi.nlm.nih.gov/grc/zebrafish
- rVista
  https://rvista.dcode.org/
- GeneTools
  http://www.gene-tools.com/
- 国立遺伝学研究所初期発生研究部門（川上浩一）研究室
  http://kawakami.lab.nig.ac.jp/trans_j.html
  （トランスポゾンに関して）
  http://kawakami.lab.nig.ac.jp/pub_ja/celltec_2009_1.html
  （系統的リソースとして）
  http://kawakami.lab.nig.ac.jp/ztrap/

小椋利彦

1984 年	東北大学医学部卒業
1988 年	京都大学医学部医学研究科修了 古川市民病院小児科
1989 年	エール大学医学部博士研究員（Prof. Kenneth K Kidd）
1991 年	ソーク研究所博士研究員（Prof. Ronald M Evans）
1995 年	奈良先端科学技術大学院大学助手
1997 年	同助教授
2003 年	東北大学加齢医学研究所神経機能情報研究分野教授

第2章　難病の病態モデル作製

2．患者由来iPS細胞を用いた病態モデル作製

戸口田淳也・山中伸弥

　特定の疾患に罹患した患者から樹立した疾患特異的iPS細胞は，病態を *in vitro* で再現できるツールとして様々な領域で応用が進められている。単に病態を再現するだけでなく，発症に必要な因子の同定，遺伝子型-表現型の解析からの病態解明，原因遺伝子特異的iPS細胞を用いた個別化医療に向けた創薬，さらに多因子疾患への応用など，治療に連結する成果があげられている。分化誘導技術，CRISPR/Cas9によるゲノム編集技術，そして次世代シークエンサーを活用したゲノム解析技術という周辺技術の著しい進歩の支援を受け，今後さらに医療応用が進むことが期待される。

はじめに

　難病に対する医療の開発において，ヒトの病態を正確に再現する病態モデルは極めて重要なツールである。これまで動物モデル，特に自然発症モデルに加えて，遺伝子組換え技術を応用した疾患マウスモデルは病態を理解するうえで，多くの疾患において重要な情報を提供してきた。しかしながらハイスループットスクリーニングなどの創薬を念頭においた場合，マウスモデルをそのまま用いることは物理的に困難であり，生物学的にも種間の反応の相違の問題を考慮すると，まずヒトの細胞を用いて *in vitro* で病態を再現し，スクリーニングを行うべきである。しかし標的組織から単離した初代培養細胞を用いた研究には，入手や反復利用に関する限界がある。これらの課題を克服する方法として，近年，患者由来iPS細胞を活用した研究が多くの疾患において展開されており，既にいくつかの成果が報告されている。本稿では難病モデルとしてのiPS細胞の意義を，いくつかの疾患を例に概説し，今後の展望と課題を議論したい。

I．対象疾患について

　難病を遺伝子病として捉えた場合，原因遺伝子が同定されているか否かで大別される（図❶）。原因遺伝子が同定されている場合でも，病態の責任となる細胞が明確な場合と不明瞭な場合がある。このように難病を分類した場合，原因遺伝子も不明で，病態発生機構の手がかりもない難病に対しては，iPS細胞の応用は難しい。原因遺伝子が同定されているが，病態の責任となる細胞が不明確な場合は，iPS細胞からいくつかの候補となる細胞を誘導して解析するアプローチが考えられる。原因遺伝子が明確でない，あるいは多因子の関与が想定されている疾患であっても，病態の責任となる細胞が想定できる場合は，iPS細胞を用いた病態再現から疾患関連遺伝子を同定するという応用が考えられる。Gazeのグループは原因遺伝子が同定されていないが，遺伝性因子の関与が想定される統合失調症の患者よりiPS細胞を樹立し，神経回路の異常が再現され，向精神薬で回復できたと報告しており，この群の疾患に対する応

---

key words

iPS細胞，ゲノム編集，疾患修飾遺伝子，病態再現，多因子疾患

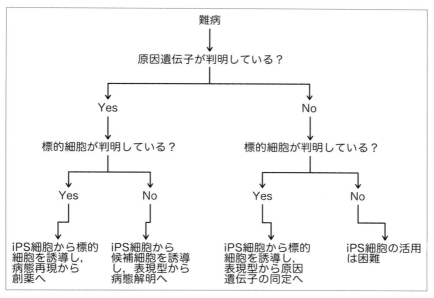

図❶ 難病の分類とiPS細胞の応用

用の可能性を示す結果である[1]。しかし、やはりiPS細胞技術が最も威力を発揮するのは、原因遺伝子が同定され病態の責任となる細胞が明確な単一遺伝子疾患である。

Ⅱ. 疾患特異的iPS細胞と患者由来iPS細胞

特定の疾患に罹患した方の体細胞から樹立したiPS細胞を、疾患特異的iPS細胞（disease-specific iPSC）と表現する場合と、患者由来iPS細胞（patient-derived iPSC）と表現する場合がある。従来両者は同義として用いられてきたが、CRISPR/Cas9などによるゲノム編集技術の進歩により、disease-specific iPSCに関しては、標準的iPS細胞に特定の遺伝子変異を導入することで、人為的に作製することが可能となった。このいわば induced disease-specific iPSC は親株と原因遺伝子の変異以外は同一のゲノム情報を有することから、iPS細胞の課題の1つであるクローン間の分化能の相違を克服することができることや、入手が困難な極めて稀な病態に関しても、遺伝子変異の情報が判明していれば作製できることから、近年病態モデルとして使用されることが多くなっている。一方、重症度などの疾患の表現型が、同一遺伝子の同一変異を有する患者の間で著しく異なる場合があることも事実である。近年、この患者間の相違は、疾患修飾遺伝子（disease modifying gene）群の影響によると想定されており、疾患を理解するうえで、単一遺伝子疾患と多因子疾患に大別する古典的な考え方はもはや不適切であり、単一遺伝子疾患であっても疾患修飾遺伝子群の存在を考慮する必要がある[2]。この観点からは、個々の患者から樹立したiPS細胞を用いることは、病態を再現するうえで極めて重要な意義をもつ。

Ⅲ. iPS細胞樹立における疾患原因遺伝子の関与

遺伝性疾患の中には、経配偶子性疾患、すなわち受精卵の段階で遺伝子異常を有しており、その後の個体発生も正常に進行する疾患であるのに、iPS細胞の樹立が極めて困難な疾患が存在する。ファンコニ貧血（Fanconi anemia：FA）はDNA修復経路に関わる一連のFA遺伝子群を原因とする疾患である。その1つであるFANCA欠損患者の線維芽細胞からのiPS細胞の樹立が試みられ、レトロウイルスで4遺伝子を個別に導入する

初期の樹立方法では，FA遺伝子を補完しないと樹立できないことが報告された[3]。その後センダイウイルスを用いることで可能であることが報告されたが，初期化過程においてFANCA遺伝子による修復が必要なDNA損傷が発生していることが判明した[4]。この結果は，疾患iPS細胞の研究のみならず，初期化機構の理解にも関連するものである。

Ⅳ．病態再現

iPS細胞を活用した病態再現におけるキーワードの1つが標的細胞を誘導する技術である（図❷）。内在性の分化細胞と同様の分化形質を有する細胞をいかに誘導するかという課題は，再生医療への応用における課題と同様であるが，疾患解析への応用の場合には病態を再現するための付加的要素の必要性を考慮する必要がある。例えば多くの神経変性疾患は晩発性であり，発症に加齢などの後天性因子が関与することは明らかである。一方，iPS細胞から誘導された細胞は胎児型の細胞であり，成人型の分化細胞には至っていないことが心筋細胞などで示されており，初期化の過程でテロメア短縮などの加齢に伴う特徴が失われることが報告されている。したがって遺伝子異常を伴い乳幼児期に発症する疾患に比べて，成人期に発症する疾患の場合，表現型の発露が遅れたり，あるいは観察できない可能性がある。この問題を解決するためには，長期に培養したり，さらに酸化ストレスを負荷したりして加齢に相当する病態過程を再現する必要がある。さらに積極的に細胞老化を促進するために，早老症の原因タンパクであるprogerinを過剰発現させる試みもなされており，iPS細胞由来の神経細胞においてミトコンドリア活性酵素の増加や遺伝子発現プロファイルの変化などの加齢に伴う変化が再現できたと報告されている[5]。すべての晩発性疾患に適応可能であ

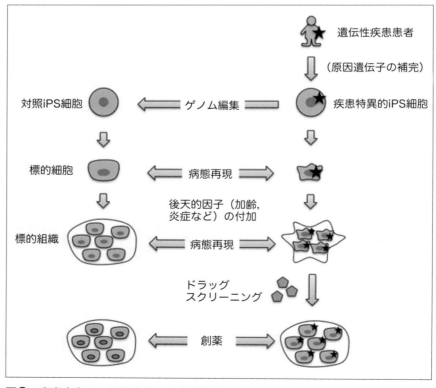

図❷ 患者由来iPS細胞を用いた病態再現

るかは不明であるが，考慮すべきアプローチである。

小児期に発症する疾患であっても，何らかの後天性因子が発症のキーとなると想定される疾患がある。進行性骨化性線維異形成症はBMP受容体の恒常的活性化により異所性骨が形成される疾患として認識されてきたが，外傷などによる局所刺激により骨化が開始されることから，病態再現には炎症関連因子が必要であると想定され，実際に種々の受容体結合因子のスクリーニングから，炎症関連サイトカインであるアクチビンがこの病態の主体的因子であることが明らかになった[6]。

もう1つのキーワードである対照細胞に関しては，現在ではゲノム編集技術を応用して，変異遺伝子を正常化した改変細胞を用いることがルーチンになりつつある。体細胞性モザイクの患者より樹立された変異陰性iPS細胞は，変異陽性iPS細胞と理論的には原因遺伝子の変異以外のゲノム情報は同一であり，至適な対照細胞と考えられるが，初期化の過程におけるエピゲノムの改変に関しては同等ではない。すなわちisogenicであってもiso-epigeneticではないため，表現型の比較に影響を与えている可能性を顧慮する必要がある。

V. 遺伝子型-表現型の相関（図❸）

疾患iPS細胞が最もその威力を発揮する課題が，遺伝子型-表現型の相関に関する研究への応用であろう。骨格を構成する骨格筋以外の骨，軟骨および結合織の病態に関しては，Genetic Skeletal Disorderとして国際的な分類がなされており，2015年版では436疾患が42のグループに分けられている[7]。これら436疾患のうち，382疾患において原因遺伝子が判明しており，364の遺伝子が同定されている。この疾患数と原因遺伝子数の不一致は，臨床所見などから異なる疾患として分類されていた複数の疾患が，遺伝子解析の結果から同一の遺伝子の変異によるものであることが明らかにされたことによる。例えば脊椎骨端異形成症，Sticker症候群および早期変形性関節症は重症度や骨格系以外の症状の有無など表現型は大きく異なる疾患であるが，すべてCOL2A1遺伝子の変異が原因であり，Ⅱ型コラーゲン病として分類される疾患である。表現型の相違は変異の発生領域（5'側または3'側のほうが重篤）あるいは種類（ミスセンス変異またはフレームシフト変異）によると考えられており，このような疾患群はallelic diseasesと称せられている。岡田らは，

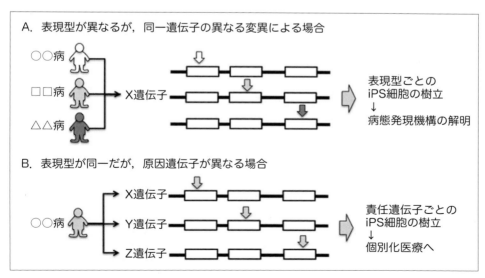

図❸ iPS細胞を用いた遺伝子型-表現型解析

これらの疾患から樹立したiPS細胞を軟骨細胞に分化誘導すると疾患の重篤性に相関した病態が観察されることを報告している[8]。

またその逆に，同一の疾患名をもつ病態が異なる遺伝子の変異によって発生することもある．骨形成不全症はⅠ型コラーゲン遺伝子（COL1A1あるいはCOL1A2）の変異を原因とする易骨折性を特徴とする疾患であり，古典的には重症度や骨組織以外の症状の有無によりⅣ群に分類されていた．しかし詳細な解析により，Ⅰ型コラーゲン遺伝子以外の遺伝子の変異によるものが含まれていることが判明し，Ⅰ型コラーゲンタンパクの翻訳後修飾，コラーゲン鎖としての重合過程，骨化や石灰化に関する過程，さらに骨芽細胞の機能に関する遺伝子など，これまでⅠ型コラーゲン遺伝子以外の11種類の原因遺伝子が報告されている[9]．創薬を念頭においた場合，原因遺伝子ごとにスクリーニング系を構築すべきであり，その意味で同一細胞から異なる分化段階の細胞を解析することが可能であるiPS細胞の意義は高い．創薬という観点からも，特定の個人に対して開発される個別化医療に対して，あるいはprecision medicineという観点からは，やはり患者由来iPS細胞を用いた研究の意義は高いと考えられる．

Ⅵ．多因子疾患への応用

近年，ゲノムワイドの一塩基多型（single nucleotide polymorphism）解析を用いた相関解析により，各疾患の遺伝性素因を同定する試みがなされており，運動器疾患に関しても，変形性関節症，骨粗鬆症，そして後縦靱帯骨化症などに関してのデータが報告されている．しかしながら多くの場合，個々の疾患関連SNPが，どのように疾患発生に寄与しているのかに関する詳細な解析は困難であった．しかしTALEN/CRISPERなどのゲノム編集技術を用いれば，理論的には全ゲノムの中で特定のSNPのみが異なる2種類の細胞を作製することが可能となった．すなわちリスクアレルを有する個体からiPS細胞を作製し，そのアレルをプロテクティブアレルに変換し，それぞれのiPS細胞を疾患関連細胞に誘導し形質を評価することで，特定のアレルの表現型に対する寄与度を評価できることになる（図❹）．Jaenischのグループは，パーキンソン病の発症関連遺伝子の1つであるα-シヌクレイン遺伝子近傍の疾患関連アレルの意義を，ES細胞を用いたゲノム編集実験により解析し，転写因子の結合の相違が疾患の発生に寄与している可能性を報告した[10]．彼らはクローン間の不均一性のためiPS細胞を用いなかったと述べているが，本来は実際にパーキンソン病を発生した患者から樹立したiPS細胞を用いて行われるべき研究である．今後は，このようなiPS細胞技術とゲノム編集技術を併用したアプローチが多くの多因子疾患に関して展開されると考えられる．

おわりに

更なる発展のためには，今後は骨組織のリモデ

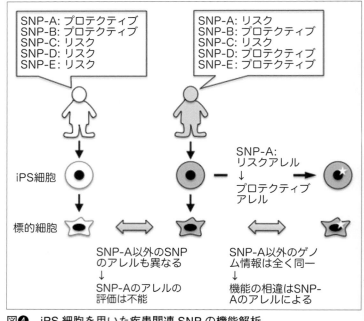

図❹ iPS細胞を用いた疾患関連SNPの機能解析

リングに関する骨芽細胞や骨細胞と破骨細胞の間の相互作用の解析などの同一iPS細胞由来の複数種の細胞を用いた解析，さらにはオルガイド作製技術を活用した3次元組織での*in vitro*病態再現など，さらに*in vivo*の状態に類似した疾患モデルの研究が展開されることが期待される．このように患者由来iPS細胞を活用した研究は，分化誘導技術，ゲノム編集技術，そして次世代シークエンス技術という3種類の技術の発展の支援により，様々な疾患における病態解明から創薬に大きく貢献することが期待される．

参考文献

1) Brennard KJ, Shimone A, et al : Nature 473, 221-225, 2011.
2) Gallati S : Appl Clin Genet 7, 133-146, 2014.
3) Raya A, Rodrugues-Piza I, et al : Nature 460, 53-59, 2009.
4) Muller LU, Schlaeger TM, et al : Cell Cycle 11, 2985-2990, 2012.
5) Miller JD, Ganat YM, et al : Cell Stem Cell 13, 691-705, 2013.
6) Hino K, Ikeya M, et al : Proc Natl Acad Sci USA 112, 15438-15443, 2015.
7) Bonafe L, Cormier-Daire V, et al : Am J Med Genet Part A 167A, 2869-2892, 2015.
8) Okada M, Ikegawa S, et al : Hum Mol Genet 24, 299-313, 2015.
9) Forlino A, Marini JC : Lancet 387, 1657-1671, 2016.
10) Soldner F, Stelzer Y, et al : Nature 533, 95-99, 2016.

戸口田淳也

1981年	京都大学医学部卒業
1989年	同大学院医学研究科博士課程修了
1995年	京都大学生体医療工学研究センター助教授
1998年	京都大学再生医科学研究所助教授
2003年	同教授
2010年	京都大学iPS細胞研究所副所長／教授（兼務）
2016年	京都大学ウイルス・再生医科学研究所教授

第 2 章　難病の病態モデル作製

3．疾患モデルマウス：家族性アミロイドポリニューロパチー

山村研一

　マウス個体へのヒト変異 TTR 遺伝子導入により樹立した疾患モデルマウスにより，家族性アミロイドポリニューロパチーの病因・病態解析が進んだ．しかし，ヒト TTR はマウス TTR と雑種 4 量体を形成するとより安定化すること，またヒト TTR とマウス RBP4 との親和性はヒト RBP4 とのそれとは異なることから，治療法の検証には不十分であった．そこで，マウス Ttr および Rbp4 の遺伝子は破壊しつつ，ヒト遺伝子をノックインしたダブルヒト化マウスを作製することにより，薬剤の効果を検証できるようになった．今後は，臓器や組織のヒト化マウスの構築が必要になると思われる．

はじめに

　1980 年のマウス受精卵への遺伝子注入による遺伝子導入マウスの作製，1989 年の ES 細胞を用いた相同組換えによる遺伝子破壊マウスの作製，1994 年の Cre-loxP を用いた条件的遺伝子破壊などにより，マウスの遺伝子改変はほぼ思うとおりに達成できるようになっている．残る問題は，マウスはヒトのモデルたりえるかである．マウスとヒトの遺伝子の数は 2 〜 3 万とほぼ同じで，共通する遺伝子は 99％ で，塩基配列の相同性は遺伝子によって異なり 70 〜 90％ で，平均 85％ である．しかし，1 アミノ酸変異でも遺伝子機能は大きく低下するし，タンパク-タンパクの相互作用においてもお互いの分子のアミノ酸配列が重要となるので，85％ 相同性があるからといってもあまり意味がないことになる．ではマウスモデルは役に立たないのかというと，要は目的に応じての使い方次第ということになる．本稿では，典型的な優性遺伝病である「家族性アミロイドポリニューロパチー（familial amyloidotic polyneuropathy：FAP）」を例に挙げ，病因・病態解析や治療法の検証に有用であるかを論じたい．

I．FAP の概要

　FAP は典型的な優性遺伝病であり，全身性アミロイドーシスの 1 つである．通常，思春期以降に発症し，平均発症年齢は 30 歳台である．臨床的にはアミロイド線維が種々の組織に沈着することにより，末梢神経および自律神経障害，心不全，腎不全，栄養障害などが生じ，発症後 10 年程度で死亡する．病気の発見は 1952 年，アミロイドの主成分がトランスサイレチン（transthyretin：TTR）タンパクであることが発見されたのが 1978 年，その TTR タンパクに 1 アミノ酸変異があることが発見されたのが 1983 年，そしてその

---

key words

家族性アミロイドポリニューロパチー，優性遺伝病，アミロイド，トランスサイレチン，環境要因，腸内細菌叢，酸化還元，血清アミロイド P 成分，レチノール結合タンパク，ヒト化マウス

遺伝子が単離されたのが1985年である。
　TTRは主に肝臓の肝細胞で発現し，4量体を形成したのちretinol binding protein 4（RBP4）と結合し，血中に分泌される。日本では大部分30番目のバリンがメチオニン（hMet30）に置換しているが，これまでに90種類以上の変異が報告されている。患者のほとんどはヘテロ接合体であり，したがって血中では正常タンパクまたは変異タンパクのみからなるホモ4量体以外に，正常と変異タンパクからなる雑種4量体が存在する。患者全員が少なくとも1つの変異遺伝子をもつことから，変異遺伝子の存在が発症の主たる要因であると推定されている。しかし，いろいろな疑問点が提出されている。例えば，日本での平均発症年齢は34歳であるのに対し，スウェーデンでは55歳と，20歳以上もずれること，浸透率も日本では90％以上で比較的急速に発症するが，スウェーデンでは2〜3％であり，緩やかに発症するという大きな違いがある。このことは遺伝子以外の要因が発症に強く関与することを示唆しており，その要因の解析が重要課題となっている。
　現在，FAPに対する有効な治療法は肝臓移植しかない。しかし，治療法として肝臓移植はあまりに負担が大きすぎる。したがって，アミロイド沈着に向けての最初のステップである4量体の単量体への解離を防止する方法などを考案することが期待されている。これらの検証のため，より優れたマウスモデルの開発が期待されている。

II．FAPの病因・病態解析のためのモデルマウス

1．病因解析
　FAPは優性遺伝病であるので，変異遺伝子を導入したトランスジェニックマウスを作製し，FAPを発症すれば，変異遺伝子の存在が病因であると証明できる。そこで，3種類のプロモーター，すなわち①メタロチオネインプロモーター，②ヒトTTR遺伝子の上流600 bpを含むプロモーター，③ヒトTTR遺伝子の上流6 kbを含むプロモーターを，30番目のバリンがメチオニンに置換した変異TTR（Met30）遺伝子に接続し，それぞれトランスジェニック（Tg）マウス，Tg（MT-hMet30），Tg（0.6-hMet30），Tg（6.0-hMet30）を作製した。これらのマウスをコンベンショナルな条件で飼育し，アミロイド沈着を解析したところ，早ければ生後6ヵ月からアミロイド沈着が開始し，年齢とともに沈着する組織が拡大し，沈着量も増大することが明らかになった（表❶）[1)2)]。ただ，沈着しても，運動障害，心不全，腎不全はみられなかった。症状はみられなくても，アミロイド沈着そのものが症状に先立つ表現型であり，FAPを再現できたと考えられた。すなわち，変異TTR遺伝子の存在が病因であることが明らかとなった。ヒトでは30年以上かかる疾患が，マウスでは6ヵ月から2年の間でアミロイド沈着が起こることで，モデルとしての有用性が示された。

2．病態解析
　FAPの発症に環境要因も含め種々の要因が関与するとして，Tgモデルマウスでどこまで解明できるのかが問われるところである。

（1）遺伝子発現とアミロイド沈着の時期
　病気の発症は思春期以降であるが，アミロイド沈着がいつから始まるのか不明である。ヒトでは遺伝子診断はできるものの，発症前の子供の時に組織をとってアミロイド沈着を観察することはできない。そこでTgマウスにおいて，遺伝子発現がいつから起こり，血中レベルがどう変化するのかを解析した。その結果，胎生13日目にすでに遺伝子は発現していること，血中の変異タンパクの量は生後4週頃に成人レベルに達することがわかった[3)]。このことは，生後4週ですでに十分の変異タンパクを血中に有しながら，アミロイド沈着には6ヵ月以上かかることを示しており，その間には大きな時間的なギャップがあることがわかった。

（2）アミロイド沈着に関与する環境要因
　環境要因の影響を解析するため，2つの異なった飼育環境，すなわちコンベンショナル（conventional：CV）な条件下とSPF（specific-pathogen free）条件下でマウスを飼育し，アミロイド沈着を解析した[4)]。その結果，CVではアミロイド沈着が起こるが，SPF下では全くアミロ

表❶ 各マウスにおけるアミロイド沈着

Tg strain	Tissue	6M	12M	18M	24M
0.6-hMet30	heart	−	−	−〜+	−
	small intestine	−	−	+〜++	−〜+
	kidney	−	−	−	−
	skin	−	−	−〜+	−
	sciatic nerve	−	−	−	−
6.0-hMet30	heart	−	−〜+	−	+〜+++
	small intestine	−	−〜++	−〜+	++
	kidney	−	−〜±	−	+++
	skin	−	−〜+	−	−〜+
	sciatic nerve	−	−	−	−
MT-hMet30	heart	−	−〜+	+〜++	+++
	small intestine	−〜+	−〜+++	++	+++
	kidney	−	−〜+	++〜+++	+++
	skin	−	+	+	++
	sciatic nerve	−	−	−	−

−：no amyloid deposits, ±：deposition limited to the walls of small vessels, +：deposition in walls of small vessels and surrounding areas, ++：moderate deposition in interstitium, +++：marked deposition in interstitium and parenchyma

イドが沈着しないことが明らかとなった。このことは，典型的な優性遺伝病であっても環境要因がその発症に大きく影響すること，その環境要因をコントロールすることにより発症を完全に防止できることを示唆している。このことは，遺伝病といえども遺伝子以外を標的として治療法を考案できる可能性を示唆しており，極めて重要な結果である。

(3) 腸内細菌叢の影響

SPFとCV環境での違いの1つに，腸内細菌叢が挙げられる。そこで，SPFおよびCVでの腸内細菌叢をSPFマウスに移入し，アミロイド沈着の有無を解析した[5]。その結果，CVの腸内細菌叢を移入した場合にのみ腸管にアミロイド沈着が認められた。SPFにおいては飼育中の腸内細菌叢の変化はなく，CVでは共生菌といわれる嫌気性菌の減少，それに反比例して弱毒の好気性菌の増加が観察された。腸管組織を病理組織学的に解析したところ，CVでは好中球の浸潤が他の場合に比較し多数であることがわかった。おそらく，この好中球浸潤，引き続いて起こる何らかの炎症反応，そのことによる局所の変化，ことにpHの低下が，4量体の単量体への解離を引き起こし，このことが引き金となってアミロイド沈着が生じるのではないかと考えられた。

(4) 酸化還元状態の影響

ドイツのグループによるTTR分子の立体構造の解析から，10番目のアミノ酸であるシステインが重要な働きをすることが示唆された。すなわち，30番目が正常であるバリンであると，立体構造上10番目のシステインのSHと57番目のグリシンとの距離が短く，水素結合が可能となる。その結果，10番目のシステインのSHはフリーとはならない。ところが，30番目が変異型のメチオニンになると，立体構造上10番目のシステインのSHと57番目のグリシンとの距離が離れ，水素結合ができなくなり，10番目のシステインのSH基がフリーとなり，このSH基が他の分子のSH基とS-S結合を生じ，4量体の解離や凝集に関与するのではないかとの仮説である。この仮説を検討するため，3種類のトランスジーンを作製し解析した[6]。すなわち，10番目はシステインで30番目はバリンの正常型，10番目はシステインで30番目はメチオニンの患者型，そして10番目がセリンで30番目がメチオニンの検定用のものである。それぞれの遺伝子を導入してアミロイド沈着を解析したところ，正常型では全くアミロイド沈着は起こらず，変異型では予想どおりア

ミロイド沈着が生じた。しかし，検定用では全くアミロイド沈着が生じず，やはり10番目のシステインの重要性が示唆された。この結果は，10番目のシステインを介しての分子修飾を防げば，アミロイド沈着を防止できる可能性を示唆している。さらにS-S結合を防ぐには，抗酸化剤，つまりすでに市販されているグルタチオンやビタミンCの効果が期待できるので，重要な結果といえる。

(5) 血清アミロイドP成分タンパクのアミロイド沈着における役割

記述したようにアミロイドタンパクの10〜20%は共通成分の血清アミロイドP成分タンパク（serum amyloid P component：SAP）である。SAPがアミロイド沈着を促進しているかどうかについて，2つの方法で検討した。第1の方法は，Tg（MT-hMet30）マウスにバクテリア由来のリポポリサッカライド（LPS）を注射することにより急性炎症を引き起こし，結果としてSAPを誘導し，その時にアミロイド沈着が増強するかどうかを見る方法である[7]。5日ごとにLPSを投与しアミロイド沈着を調べた結果，LPSの投与にかかわらず，アミロイド沈着の開始時期，沈着量，組織分布とも変化しないことがわかった。ちなみに，炎症に伴う2次性のアミロイドーシスが発生することがわかり，このことはLPSの効果は十分発揮されていることを示している。第2は，ヒトSAP遺伝子を導入したトランスジェニックマウス「Tg（hSAP）」を作製し，このマウスとTg（MT-hMet30）マウスと交配し両方の遺伝子をもつマウス「Tg（MT-hMet30:hSAP）」を作製し，アミロイド沈着への影響を解析する方法である[8]。しかし，これらのTgマウスにおけるアミロイド沈着の開始時期，進展度，組織分布は MT-hMet30 マウスと全く同じであり，マウス内在性SAPが存在している状況ではヒトSAPが追加されたとしてもアミロイド沈着に何ら影響を与えないことが明らかとなった。

Ⅲ．疾患モデルの欠点と改良

単純なTgマウスモデルは，病因・病態解析には大きな威力を発揮した。では，治療法の検証に用いることができるのであろうか。

1. マウス Ttr 遺伝子の存在

Kohnoら[9]は，Tg（6.0hMet30）マウスを用い，マウスTtr遺伝子が残存しているかもしくは欠損状態で，アミロイド沈着を比較したが，両者に差はないと報告した。ところがSousaら[10]は，Tg（MThPro55）マウスを用いて解析したところ，アミロイド沈着はマウスTtr遺伝子が残存していると認められないが，欠損状態では認められることを報告した。その後，Tagoeら[11]は，マウスTtr遺伝子が存在している時に生じるhPro55/mTTR雑種4量体が安定であることを突き止め，アミロイド沈着が認められない原因を明らかにした。実際，Reixachら[12]は，in vitroの実験で雑種4量体が動力学的に安定であることを示した。いずれにせよ，マウスTtr遺伝子が残存している限り，このモデルは治療薬の検証には使えないことを示唆している。つまり，マウスTtr遺伝子の破壊マウスが必要ということになる。

2. マウスレチノール結合タンパク「retinol binding protein 4（Rbp4）」遺伝子の存在

すでに述べたように，TTRはretinol-RBP4と結合したのち，血中に放出される。このretinol-RBP4との結合もまた，TTRの安定性を増加させることが，Whiteらによって報告された[13]。したがって，ヒトTTRだけをマウスに導入しても，RBP4はマウスのままであれば，やはり結合親和性が異なり，治療薬の検証には使用できないことになる。つまり，マウスRbp4遺伝子の破壊マウスが必要ということになる。

3. 遺伝子ヒト化マウス

上記から，治療薬の検証には，マウスTtrおよびマウスRbp4遺伝子を破壊しつつ，代わりにヒトTTRおよびRBP4遺伝子を導入したマウスが必要であることがわかる。そこで，Cre-loxPの方法を応用してマウスTtr遺伝子座位にヒト正常あるいは変異TTR遺伝子を挿入したマウス（Ttr^{hVal30}，Ttr^{hMet30}）[14]，マウスRbp4遺伝子座位にヒトRBP4遺伝子を挿入したマウス（Rbp4^{hRBP4}）[15]を樹立した。そして，これを交配することにより，3種類のマウス（Ttr$^{hVal30/hVal30}$:Rbp4$^{hRBP4/hRBP4}$，

$Ttr^{hVal30/hMet30}$:$Rbp4^{hRBP4/hRBP4}$, $Ttr^{hMet30/hMet30}$:$Rbp4^{hRBP4/hRBP4}$) を樹立した．これらのマウスを用いて，治療薬の候補である CHF5074 (CSP-1103) をマウスに投与したところ，血中の TTR 4量体の安定性が増し，血中 TTR レベルが上昇することを確認した[16]．現在，アミロイド沈着の程度を解析しているところである．

IV. 今後の疾患モデルマウス展望

たとえ単一遺伝病であっても，1つの遺伝子だけで発症が規定されているわけではない．複数の遺伝子およびその産物が関与し，タンパク-タンパク相互作用があるものについては，さらに複雑に絡み合って発症が規定されている．したがって，マウス遺伝子を単に操作したからといって，治療法の検証に使えるマウスモデルにはなりえない．今後，遺伝子ヒト化マウスの必要性は増大すると思われる．さらに，免疫不全マウスを用いて肝臓ヒト化マウスが作製されているが，正常な免疫応答をもち，かつ臓器や組織のヒト化マウスの構築が必要になると思われる．

参考文献

1) Takaoka Y, Tashiro F, et al : Transgenic Res 6, 261-269, 1997.
2) Yi S, Takahashi K, et al : Am J Pathol 138, 403-412, 1991.
3) Nagata Y, Tashiro F, et al : J Biochem 117, 169-175, 1995.
4) Inoue S, Ohta M, et al : Transgenic Res 17, 817-826, 2008.
5) Noguchi H, Ohta M, et al : Exp Anim 51, 309-316, 2002.
6) Takaoka Y, Ohta M, et al : Am J Pathol 164, 337-345, 2004.
7) Murakami T, Yi S, et al : Am J Pathol 141, 451-456, 1992.
8) Tashiro F, Yi S, et al : Gerontology 37 Suppl 1, 56-62, 1991.
9) Kohno K, Palha JA, et al : Am J Pathol 150, 1497-1508, 1997.
10) Sousa MM, Fernandes R, et al : Am J Pathol 161, 1935-1948, 2002.
11) Tagoe CE, Reixach N, et al : Amyloid 14, 227-236, 2007.
12) Reixach N, Foss TR, et al : J Biol Chem 283, 2098-2107, 2008.
13) White JT, Kelly JW : Proc Natl Acad Sci USA 98, 13019-13024, 2001.
14) Zhao G, Li Z, et al : Genes Cells 13, 1257-1268, 2008.
15) Liu L, Suzuki T, et al : Lab Invest 97, 395-408, 2017.
16) Mu Y, Jin S, et al : FEBS Lett 589, 849-856, 2015.

山村研一
1973 年　信州大学医学部卒業
1978 年　大阪大学大学院医学研究科博士過程修了（医学博士）
　　　　富山医科薬科大学和漢薬研究所病態生化学部門助手
　　　　米国 Yale 大学 Department of Biology 研究員（〜 1980 年）
1981 年　大阪大学医学部老年病医学講座助手
1984 年　同講師
1986 年　熊本大学医学部附属遺伝医学研究施設教授
1992 年　同遺伝発生医学研究施設教授（改組に伴う配置替）
2000 年　熊本大学発生医学研究センター教授（改組に伴う配置替）
（2004-2006，2009-2011 年　熊本大学理事・副学長）
2011 年　熊本大学生命資源研究・支援センター教授
2014 年　同シニア教授

第2章 難病の病態モデル作製

4．小型霊長類マーモセットによる病態モデル

井上貴史・佐々木えりか

　疾患の原因究明，病態の解析，診断・治療法開発のための研究に様々な病態モデル動物が貢献している。哺乳類としてはマウスを中心に遺伝子レベルから行動レベルまでヒト疾患を再現する多様な病態モデル動物が作製されている。しかし，齧歯類とヒトとの間での解剖や生理・代謝機能の差異からマウスを用いた解析には限界があり，その実験結果が必ずしもヒトに外挿できないことがある。ヒトと同じ霊長類に属するサル類（非ヒト霊長類）はその差異を埋めるモデル動物である。本稿では，非ヒト霊長類の中でも小型で繁殖効率が高く，ライフサイクルが比較的短いといった特性を有するコモンマーモセット（マーモセット）による病態モデルについて解説する。

はじめに

　古代ローマ時代の医学者ガレノスは解剖学の著書の中で「すべての動物のうち，サルが最もヒトに近い」と述べている。ヒトとの高い類似性を有するサル類（非ヒト霊長類）は古くより医学研究に欠かせない存在として，その発展に寄与してきた[1]。霊長類のみが持ち合わせている高次脳機能の解析，霊長類でのみ病原性を示す感染症の研究，生理機能・薬物代謝のヒトとの高い相同性に裏づけされた予測性の高い新薬・新規治療法の有効性・安全性評価など，医学実験におけるサル類の必要性は極めて高い。サル類の病態モデルとしては，従来は薬剤誘導や外科処置による障害あるいは自然発症によるものであったが，近年はサル類においてもゲノム編集技術の進展もあいまって遺伝子改変技術が確立されてきており，遺伝子改変による疾患モデル霊長類の作製が可能となっている。多産で繁殖サイクルが比較的短いマーモセットは遺伝子改変動物作製に長けており，すでに安定した外来遺伝子の導入と次世代伝達の技術が確立されている[2]。さらに，ゲノム編集ツールによるファウンダー世代での標的遺伝子の完全ノックアウトにも成功しており（本誌第4章8-2を参照）[3]，現在はマーモセットによるパーキンソン病，アルツハイマー病，自閉症スペクトラムなどの遺伝子改変モデル動物の開発が進行している。

I．マーモセットのモデル動物としての特性

1．マーモセットとは

　マーモセット（marmoset）の名は小びとを指す古いフランス語 marmouset に由来するとされ，属名の Callithrix は綺麗な毛を意味する[4]。それらの名が示すとおり，マーモセットは美しい被毛をもつ小型のサルである（図❶）。実験動物として使用されるコモンマーモセット（Callithrix jacchus）は，ブラジル北東部の大西洋岸地域の熱帯の比較的乾燥した海岸林，河畔林や caatinga と

key words
　　病態モデル，モデル動物，実験動物，霊長類，サル，マーモセット，
　　感染症，神経疾患，パーキンソン病，多発性硬化症

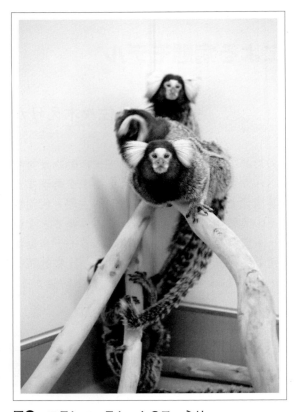

図❶ コモンマーモセットのファミリー
マーモセットは繁殖ペアと子からなるファミリーで生息している。

呼ばれる潅木林などに生息している。マーモセットはヒトと同じ真猿類（真猿亜目）に分類されるが，真猿類はさらにアジア・アフリカを原産とする旧世界ザル（狭鼻猿下目）と中南米原産の新世界ザル（広鼻猿下目）に分けられる。2つのグループは3000～4000万年前に共通の祖先から分岐し，それぞれ独自に進化を遂げてきたとされる。そのためか，新世界ザルのマーモセットは真猿類としてヒトとの類似性をもちながら，従来からの実験用サル類である旧世界ザルのマカク属（カニクイザル，アカゲザルなど）とは異なるユニークな生理的・行動的特徴を有する。

2. モデル動物としての特性

（1）小型で飼育や取り扱いが容易

マーモセットは成体で体重300～500g，体長（頭胴長）20～25cm程度のラット並みの体サイズで，マカクサルの中で小型のカニクイザルに比較して1/10程度のサイズである。実験動物として繁殖されているマーモセットは温厚でヒトにもよく馴れ，優しく丁寧にハンドリングすれば攻撃的になることはない。マカクサルで問題となるBウイルスは保有しておらず，国内において室内繁殖で維持されているため，その他の人獣共通感染症のリスクも低い。そのため，簡単なトレーニングにより研究者や技術者が容易に安全に取り扱うことができる。創薬や細胞移植療法の研究開発の初期段階において，新薬の大量合成や細胞の大量調製が技術的・経済的に困難なことがある。そのような場合，小型であるため，少ない新薬や細胞で実験可能であることはマーモセットの大きな利点である。また，霊長類を実験に使用する際には動物福祉について十分に配慮しなければならないが，マーモセットでは十分な飼育スペースの確保とペアやファミリーでの飼育が比較的容易であり，動物により良い飼育環境を提供しやすいことも利点の1つとして挙げられる。

（2）高い繁殖効率

マーモセットは生後約1年半で性成熟に達し，通年繁殖で1年に2回出産し，飼育下では1回に2～3子を産む。一方，マカクサルは1年1産1子で，性成熟まで3～4年かかる。1匹のメスの誕生後10年間の産子数を比較すると，カニクイザル約7匹に対してマーモセットは約50匹と繁殖サイクルに大きな差があり，遺伝子改変霊長類の系統作製とその実用においてマーモセットの優位性は高い。繁殖効率が良いマーモセットは国内で実験動物として繁殖・供給されており，微生物学的・遺伝学的にコントロールされた動物の安定入手が可能である。

（3）ヒトとの高い類似性

1）ゲノム・抗体交差性

ヒトと同じ霊長類に属するマーモセットは，当然のことながらヒトとの遺伝子相同性が高い。マーモセットのcDNAライブラリーのEST解析ではヒトと94～95％の配列相同性が報告されている[5]（なお，本解析に用いられたESTクローンは理化学研究所バイオリソースセンターより入手

可能である）。マーモセットは新世界ザルとして初めて全ゲノム解読がなされ，2014年にワシントン大学を中心とするグループによって報告された[6]。しかし，このゲノム配列は空白の領域が多いドラフト配列であったため，2016年に実験動物中央研究所と慶應義塾大学などとの共同研究により改良された全ゲノム配列が報告されている[7]。

マーモセットは抗ヒト抗体の交差反応性が高く，マカクサルほど多くの抗体が交差しないものの，分子（抗原）によっては抗ヒト抗体を用いて解析が可能である[8]。マーモセットとヒトとの高い抗体交差性を示す例としては，インターロイキン-1β（IL-1β）を標的としたモノクローナル抗体医薬のカナキヌマブ（イラリス®）がある。この抗体はマウス，ラット，ウサギはもとよりIL-1β遺伝子に96％の配列相同性があるカニクイザル，アカゲザルにも反応性が認められなかった。そのような中，マーモセットのIL-1βに対してヒトと同等の高い結合性が認められたために本抗体の開発試験にマーモセットが用いられた[9]。

2）脳機能と行動

マーモセットは霊長類特有の発達した大脳新皮質とそれに裏づけられた高次脳機能を有しており，脳機能解析におけるモデル動物として利用されている。マーモセットの脳は脳溝が少なく不明瞭であるが脳全体の基本構造はヒトと類似しており，発生期の脳内の遺伝子発現様式が齧歯類と明瞭に異なること[10]や音程の識別などの高度な知覚プロセスに対応する大脳皮質領域を有すること[11]などが示されている。マーモセットは雌雄ペアと子ども達からなる家族を基本の社会構成としており，家族で協力して育児を行い，家族で食物を分配することも知られている。また，マーモセットには多種の鳴き声があり，音声コミュニケーションが発達していることから言語発達のモデルとしても研究されている[12]。マーモセットでは研究室においてこのようなヒトと類似した社会行動の再現が可能であることから，発達障害や社会的行動障害の病態モデルとしての利用も期待される。

3）薬物作用・薬物動態

マーモセットの薬物作用におけるヒトとの類似性は高く，齧歯類では発現しなかったサリドマイドによる催奇形性が再現された[13]ことでかつて注目された。以後，医薬品の評価試験での有用性が認められており，実際にマーモセットによる試験で承認申請された医薬品はタミフル®やディオバン®など少なくない[14]。薬物代謝の第1相反応を担う酵素群であるシトクロムP450（CYP）の解析も進められており，主要なCYP分子種におけるマーモセットとヒトとのアミノ酸相同性は90％以上と高く，その薬物代謝作用も類似していることが*in vitro*および*in vivo*実験から明らかとなっている[15]。また，薬物の脳移行性を制御する血液脳関門（blood-brain barrier）に関しても，脳毛細血管における各種のトランスポーター，受容体，タイトジャンクションタンパク質の定量発現解析によってマーモセットがヒトと強い相関を示すことが報告されている[16]。

II．マーモセットによる実験的病態モデル

1．感染症モデル

PubMed（NCBI）において"marmoset"と検索すると，最も古い文献として1919年の野口英世による黄熱病の病原体と誤認されていたレプトスピラ菌の感染実験の報告[17]が見つかる（使用動物の種名は記載されておらず，コモンマーモセットであるかは不明である）。ヒト病原体への高い感受性と病態発現の類似性から，マーモセットは古くからヒト感染症のモデルとして利用されており，A型肝炎，C型肝炎（近縁のGBウイルスBによる代替モデル），麻疹，Epstein-Bar（EB）ウイルスなどの感染モデルとしての有用性が示されている[18]。EBウイルスの感染によりトランスフォームされたマーモセットのBリンパ芽球細胞由来のB95a細胞株は，麻疹ウイルスを効率的に病原性保持したまま分離できることが見出され[19]，麻疹ウイルスをはじめとしてウイルス研究に貢献している。

近年ではエボラ出血熱，マールブルグ病，結核

など新興・再興感染症の病態発現機序や予防・治療法の開発の研究にマーモセットが利用されている[20)21)]。特にデング熱・出血熱や中東呼吸器症候群（MERS）では他のサル類と比較して臨床症状などの病原発現がヒトに類似していることから治療薬やワクチン開発に好適な感染モデルであることが示されている[22)23)]。最近では中南米を中心に流行して問題となっているジカ熱に関して，野生マーモセット個体でのジカウイルス保有[24)]や，実験感染での持続感染や臨床徴候の発現[25)]が報告されており，小頭症などのヒトにおける病原性を解明するモデルとなることが期待されている。

2．実験的病態モデル

マーモセットは，パーキンソン病，多発性硬化症，脊髄損傷といった中枢神経疾患モデルを中心に種々の病態モデルが応用されている。パーキンソン病（PD）モデルはマーモセットで最も応用されている病態モデルの1つである。マーモセットでは神経毒の 1-methyl-4-phenyl-1,2,3,6-tetrahydropyridine（MPTP）の全身投与あるいは 6-ヒドロキシドパミン（6-OHDA）の定位注入により黒質-線条体のドパミン作動性ニューロンの変性・脱落を誘導する方法や，ウイルスベクターの黒質注入などにより α シヌクレインを過剰発現させる方法による PD の病態作出が行われている[26)]。特に MPTP 投与による PD モデルは 1984 年に Jenner ら[27)]により報告されて以来，PD の病態機序や治療薬開発の研究に応用されてきた。本モデルでは PD の主要徴候である無動，震戦，筋固縮，姿勢保持障害が明瞭に観察され，さらにドパミン補充療法薬 L-ドパの副作用であるディスキネジア（不随意運動）を発現する[28)]。他のサル類に比較して小型で運動が活発なマーモセットでは行動評価に好適であり，毒物である MPTP の投与時の安全管理がしやすいことからもその有用性が認められている。しかし，本モデルでは病態が急性に発現し，PD の神経病理学的特徴であるレビー小体の形成が認められないなど，実際の PD とは異なる点も多い。現在開発中のトランスジェニックの PD モデルでは，神経病理学的な類似性が高く，病態の進行機序や運動障害以外の徴候についての解析が可能となることが期待される。

多発性硬化症（MS）の病態モデルとして，精製ミエリンやミエリンタンパク〔myelin oligodendrocyte glycoprotein（MOG）など〕を抗原として接種して免疫誘導させる実験的自己免疫性脳脊髄炎（EAE）モデルがマーモセットでも応用されており，ヒトの再発寛解型 MS に類似した臨床徴候や神経病理所見が認められている[29)]。中枢神経系や免疫系がヒトに近いマーモセットによる EAE は，マウスモデルとヒト MS とのギャップを埋めるモデルとして有用性が高い。例えば，原因が解明されていない MS の環境要因の1つとして EB ウイルス感染が知られているが，EB ウイルスの実験感染が可能で EB ウイルスに近縁のリンフォクリプトウイルス（Callithrichine herpesvirus-3）の自然感染が認められるマーモセットでは，これらのウイルス感染と MS 発症の関連機序の解析が進められている[30)]。

マーモセットの脊髄損傷モデルは，基礎研究と臨床をつなぐトランスレーショナルリサーチにおいて重要な動物モデルとして貢献している。頸髄圧挫損傷モデルおよび脊髄半切モデルが運動機能評価や MRI による画像評価とともに確立されており[31)32)]，実際に肝増殖因子（HGF）の髄腔内投与[33)]や iPS 細胞由来の神経幹細胞／前駆細胞移植[34)]による運動機能改善が脊髄損傷マーモセットにおいて検証され，臨床応用に向けて研究が進展している。

III．遺伝子改変マーモセット

遺伝子導入霊長類の開発は，2001 年の緑色蛍光タンパク質（GFP）遺伝子を導入したアカゲザルの報告[35)36)]に始まり，2008 年にハンチントン病の原因遺伝子である huntingtin 遺伝子を導入したアカゲザルの誕生が報告された[37)]。しかし，これらのトランスジェニック動物では導入遺伝子の次世代への伝達には至っていなかった。そこで，われわれのグループはレンチウイルスベクターによるトランスジェニックマーモセットの作

出方法を確立し，2009年に作製したGFP遺伝子導入マーモセットにおいてGFP遺伝子が次世代に伝達し，機能することを報告した[2]。以降，本技術を応用して変異遺伝子導入によるパーキンソン病，アルツハイマー病などの疾患モデル開発が進められている。また，海外においてもこの技術を応用して，脳内の神経細胞活動の評価に有用な蛍光カルシウムセンサーGCaMP遺伝子を導入したマーモセットが作製されている[37]。われわれのグループでは標的遺伝子ノックイン・ノックアウト技術の確立を進め，ゲノム編集技術によるIL-2レセプターγ鎖遺伝子のノックアウトに成功している（本誌第4章8-2を参照）。

おわりに

今後，遺伝子改変マーモセットによる種々の疾患モデルが開発され，これまでに解明されていない難治性疾患の病態メカニズムが明らかとなり，新薬や新規治療法開発に貢献することが期待される。

参考文献

1) 本庄重男：Exp Anim 36, 367-379, 1987.
2) Sasaki E, et al：Nature 459, 523-527, 2009.
3) Sato K, et al：Cell Stem Cell 19, 127-138, 2016.
4) 岩本光雄：霊長類研究 4, 134-144, 1998.
5) Tatsumoto S, Satake M, et al：DNA Res 20, 255-262, 2013.
6) Marmoset Genome Sequencing and Analysis Consortium：Nat Genet 46, 850-857, 2014.
7) Sato K, et al：Sci Rep 20, 16894, 2015.
8) Neumann B, et al：J Med Primatol 45, 139-146, 2016.
9) Rondeau JM, et al：MAbs 7, 1151-1160, 2015.
10) Mashiko H, et al：J Neurosci 32, 5039-5053, 2012.
11) Bendor D：Nature 436, 1161-1165, 2005.
12) Takahashi DY, et al：Science 349, 734-738, 2015.
13) Poswillo DE, et al：Nature 239, 460-462, 1972.
14) Orsi A, et al：Regul Toxicol Pharmacol 59, 19-27, 2011.
15) Uno Y, et al：Biochem Pharmacol 121, 1-7, 2016.
16) Hoshi Y, et al：J Pharm Sci 102, 3343-3355, 2013.
17) Noguchi H：J Exp Med 29, 585-596, 1919.
18) Mansfield K：Comp Med 53, 383-392, 2003.
19) Kobune F, et al：J Virol 64, 700-705, 1990.
20) Carrion R Jr, et al：Virology 420, 117-124, 2011.
21) Via LE, et al：Infect Immun 81, 2909-2919, 2013.
22) Omatsu T, Kurane T, et al：J Gen Virol 92, 2272-2280, 2011.
23) Falzarano D, et al：PLoS Pathog 10, e1004250, 2014.
24) Favoretto S, et al：bioRxiv, 049395, 2016.
25) Chiu CY, et al：bioRxiv, 102145, 2017.
26) Eslamboli A：Brain Res Bull 68, 140-149, 2005.
27) Jenner P, et al：Neurosci Lett 50, 85-90, 1984.
28) Ando K, et al：Pharmacol Biochem Behav 127, 62-69, 2014.
29) 'tHart BA, et al：Ann Clin Transl Neurol 2, 581-593, 2015.
30) 'tHart BA, et al：Trends Mol Med 22, 1012-1024, 2016.
31) Iwanami A, et al：J Neurosci Res 80, 172-181, 2005.
32) Fujiyoshi K, et al：J Neurosci 27, 11991-11998, 2007.
33) Kitamura K, et al：PLoS One 6, e27706, 2011.
34) Kobayashi Y, et al：PLoS One 7, e52787, 2012.
35) Chan AWS, et al：Science 291, 309-312, 2001.
36) Wolfgang MJ, et al：Proc Natl Acad Sci USA 98, 10728-10732, 2001.
37) Park JE, et al：Sci Rep 6, 34931, 2016.

井上貴史
2003年　北海道大学獣医学部卒業
2007年　財団法人（現 公益財団法人）実験動物中央研究所マーモセット研究部疾患モデル研究室研究員
2008年　北海道大学大学院獣医学研究科博士課程修了
2014年　公益財団法人実験動物中央研究所マーモセット研究部疾患モデル研究室研究員室長

第3章

難病の治療法（総論）

第3章　難病の治療法（総論）

1．遺伝子治療の現状と展望

金田安史

　遺伝子治療は1990年代には難病に対する革新的な治療法として大いに注目され臨床応用の件数も飛躍的に伸びたが，未熟な技術にもかかわらず期待だけが大きかった．1990年代の後半には，成果が出ない一方で，死亡事故や規制違反など問題点が浮き彫りになった．2000年代にはX-SCIDの遺伝子治療で3年間免疫状態が改善していた患者から相次いで白血病が発症し，遺伝子治療に対する期待が急速に萎んだ．しかし2011年頃から，遺伝性疾患の治療が相次いで好成績を挙げはじめ，がん治療でも有望な治療法が開発されてきた．臨床応用も安定して伸びはじめている．2012年以降，欧米で承認を受けた遺伝子治療薬は現在3種類あり，今後も承認される治療薬の件数は増加するであろう．一方，最近ではヒトゲノム編集技術が現実的なものになり，遺伝子治療は新たな局面を迎えている．

はじめに

　従来行われてきた遺伝子治療は，遺伝子を治療するのではなく，遺伝子を用いて衰えた機能を回復する治療である．変異遺伝子がわかった時点で，それを修復するのが理想的な遺伝子治療であったにもかかわらず，それが技術的には不可能であった．しかし最近になってヒトゲノム編集技術[用解1]が現実的なものになったことによって，変異遺伝子の修復や特定の遺伝子の破壊，さらには特定のゲノム部位への遺伝子挿入が可能になり，これが遺伝子治療の可能性を拡大しつつある．

I．遺伝子治療の現状

1．遺伝子治療の歴史

　遺伝子治療の臨床研究がガイドラインに則って初めて開始されたのは1989年で，このときはマウスの白血病ウイルスを組み換えたレトロウイルスベクターを用いて，がん患者より取り出した末梢のT細胞に薬剤耐性遺伝子を標識として導入し，これを患者の血液中に戻し，がん組織への集積を調べるという内容であった．これは治療をめざさない遺伝子標識法であるが，結果としてこの方法の安全性が担保された．そこで1990年，アメリカ国立衛生研究所の研究者を中心としたグループが，免疫不全症の1つであるADA欠損症の女児に，全く上述と同じ方法で，遺伝子を治療用のADA遺伝子に変えたレトロウイルスベクターを用いて末梢のT細胞に遺伝子導入し，これを患者の血液中に戻した．体外で遺伝子導入した細胞を体内に戻す治療法は*ex vivo*遺伝子治療である．この患者は見事に免疫不全症から回復し，免疫不全のために隔離されることなく日常の生活を送れるようになった．この1例の成功により世界に遺伝子治療フィーバーが巻き起こった．

---

key words

レンチウイルスベクター，AAVベクター，CAR-T cell，腫瘍溶解ウイルス，ゲノム編集，ZFN，TALEN，CRISPR/Cas9

ADA欠損症のみならず，その他の遺伝性疾患や，特に多くを占めるがんなどに対してex vivo遺伝子治療だけでなく，直接遺伝子を体内に導入するin vivo遺伝子治療が，ウイルスベクターや非ウイルスベクターなど様々な遺伝子導入法を用いて行われたが，期待した結果は得られなかった。1995年のOrkin-Motulsky reportでは，"遺伝子治療が成功した例は認められず，さらなる基礎研究が必要"と厳しい評価と警鐘を受けた。一方で，アデノウイルスベクターの大量投与による死亡事故（Gelsinger事件）や利益相反の問題，プロトコール違反など多くの問題点が浮かび上がってきた。その中で，1999年にはFischerらによるX-SCID遺伝子治療の成功やHighらによるAAVベクター[用解2]を用いた血友病B遺伝子治療の好成績が相次いで報告されたが，前者は白血病の誘発，後者はベクターの抗原性の問題で中止を余儀なくされた。

特にX-SCIDの遺伝子治療は，遺伝子治療に携わる者に多くの教訓を与えた。ここでは遺伝子導入細胞として末梢のリンパ球に代わって骨髄の造血幹細胞が用いられた。レトロウイルスベクターによる遺伝子導入では，導入遺伝子はゲノムの中に挿入され長期間維持される。しかし末梢のリンパ球では細胞に寿命があるので，細胞ごとに消失していき，何度も遺伝子導入が必要とされる。しかし幹細胞なら恒常的に細胞が維持されるので，挿入された遺伝子も長期に機能しうる。そこでX-SCIDの遺伝子治療では，レトロウイルスベクターと造血幹細胞の組み合わせが用いられた。予想どおり，11例中7examples症例で免疫細胞の回復が認められ，患者の免疫不全状態も格段に改善された。しかし3年後に相次いで白血病が起こり，1人は死亡した。原因は，いずれもレトロウイルスの遺伝子の一部がリンパ球を増殖させるLMO2遺伝子の近傍に挿入されて，それを活性化したためであった。実際には，レトロウイルス遺伝子は様々なゲノム部位に挿入されたが，増殖の優位性を獲得した細胞だけがクローン化して増えてきたためである。当時は全世界で議論が巻き起こり，レトロウイルスベクターの危険性の指摘，免疫不全患者に対する遺伝子治療の懸念，幹細胞遺伝子治療の問題点などが指摘され，遺伝子治療の進展が阻まれる事態となった。

このような重大な有害事象のために2000年代は遺伝子治療に携わる者にとっては冬の時代であった。しかしその間に，研究面では基礎生物学に根ざしたサイエンスが発展した。例えば，レンチウイルスとレトロウイルスのゲノム挿入サイトの解析，AAVの血清型とその特性（抗原性や組織親和性），次世代シーケンサーを用いた迅速なゲノム解析技術の開発などがあった。それらが多くの遺伝性疾患の遺伝子治療を成功に導く原動力になった。

2. 最近の成果

最近の遺伝子治療の成果を支えている革新的治療技術は長期遺伝子発現が可能なレンチウイルスベクター[用解3]とアデノ随伴ウイルスベクター，がん治療のための腫瘍溶解ウイルスとキメラ抗原受容体T細胞（CAR-T cell）療法である。これらの治療技術は1990年代から2000年代にかけて徐々に開発されて改良を積み重ねられてきたものであり，遺伝子治療の冬の時代に暖められてきた。それぞれどのような疾患の治療が可能になったかを図❶に示した。以下に解説する。

(1) 遺伝性疾患

ADA欠損症でもレトロウイルスベクターによる骨髄造血幹細胞への遺伝子治療が2002年に始められていたが[1]，こちらでは白血病の発症はみられなかった。この原因は，X-SCIDの導入遺伝子がIL-2などのサイトカイン受容体遺伝子（γc）であり，この発現自身がリンパ球の増殖を促すものであるのに対し，ADA遺伝子は核酸代謝に関与し，リンパ球の増殖促進作用がなかったことによると考えられている。2002年に始まったADA欠損症の遺伝子治療は，その後プロトコールの改訂などもあったが，Telethonというpublic donationと大手製薬企業GSK社の財政援助に支えられ，最終的にGSKが受け継いで14年間の患者のフォローにより2016年3月末に欧州医薬品庁でADA欠損症の治療薬Strimvelis®として承認された。

レンチウイルス（LV）ベクター：改変HIVの組換えウイルスベクター （ゲノム中に挿入されるが，安全性が高く細胞はがん化しない）
ウィスコット・アルドリッチ症候群：9ヵ月から5年にわたって，75％以上の患者で出血傾向や易感染性などの改善 ベータ・サラセミア：1ヵ月から6年にわたって，50％以上の患者で貧血が改善 異染性白質ジストロフィー：3ヵ月から5年にわたって，すべての患者で神経症状が改善
アデノ随伴ウイルス（AAV）ベクター：核内で染色体ゲノム外に長期に存在し，長期の遺伝子発現が可能
血友病B：16ヵ月から4年にわたって，すべての患者で血液凝固能改善 レーバー黒内障（網膜変性疾患）：3～6年にわたって，75％以上で視力改善
腫瘍溶解ウイルス：がん細胞の特性を利用して，がん細胞で増殖・複製するようにウイルス遺伝子を改変し，がん細胞を選択的に死滅させる．さらに治療遺伝子の強発現も可能
悪性黒色腫：2015年10月に米国，12月に欧州で遺伝子治療製品として承認
キメラ抗原受容体T細胞（CAR-T cell）：腫瘍抗原を認識する抗体分子をT細胞受容体に発現させ，がん細胞に結合すると，それを攻撃できるシグナルを誘導できるように遺伝子改変した自己のT細胞
急性リンパ性白血病（B細胞）：1～24ヵ月にわたって，90％の患者が寛解

図❶ 革新的基盤技術による遺伝子治療の成果

　フランスで2009年に行われた副腎白質ジストロフィー（adrenoleukodystrophy：ALD）の遺伝子治療では，ALDで変異をもつABC（ATP-binding cassette）トランスポーターの1つである*ABCD1*遺伝子（脂肪酸のペルオキシゾームへの輸送に関与）を骨髄造血幹細胞にレンチウイルスベクターで導入し，それを患者に投与した．ALDでは脂肪酸の蓄積により脱髄を伴う神経変性が進行する．この遺伝子治療では，遺伝子診断で変異が認められた時点で神経変性が起こる前に遺伝子治療を開始し，疾病の進行を抑制でき神経変性を抑制できている[2]．遺伝子診断と組み合わせた遺伝子治療で患者に大きなベネフィットをもたらした点で画期的な成果であった．

　AAVベクターを用いた遺伝子治療は*ex vivo*ではなく直接組織や臓器に投与する*in vivo*法であるが，AAVベクターのもつ長期遺伝子発現作用と，その血清型による組織親和性を利用して，安定な成果を挙げてきている．網膜細胞を形成する遺伝子の変異により網膜変性が起こり，視力が極度に低下するレーバー黒内障では，AAV2ベクターを用いて*RPE*遺伝子を網膜下に直接注入した．これにより1回の投与で9割以上の患者で長期（3年以上）にわたる視力の回復がみられている[3]．AAVベクターを用いた遺伝子治療では，血友病Bでも成果が認められている．またパーキンソン病の治療遺伝子として使われているAADC（aromatic acid decarboxylase）を先天的に欠損した患者では運動神経に重度の障害が起こっているが，日本と台湾で行われている*AADC*遺伝子をもつAAV2ベクター投与による遺伝子治療において運動能力の著明な改善が認められている．

　AAVベクターを用いた遺伝子治療製品Glybera®（alipogene tiparvovec）が2012年10月25日に欧州医薬品庁で承認された．これはリポタンパクリパーゼ欠損症（lipoprotein lipase deficiency：LPLD）で重症の膵炎の患者に対する治療薬で，lipoprotein lipase cDNAをのせたAAV1ベクターを筋肉内投与するものである．LPLDは100万人に1～2人の稀少疾患であるが，摂取した脂肪の分解ができずChylomicron血症，膵炎，糖尿病，動脈硬化などが起こってしまう．脂肪の摂取を抑制するだけでも症状は軽減するが，重症の膵炎が頻発する患者では死亡例もある．オランダのuniQure社が開発を進めてきた医

薬品で，PhaseⅠからⅢまで合計27名の患者が参加した治験の結果をもって欧州医薬品庁でオーファン指定を受け承認された。AAVには約10種類の血清型があるが，これはサル由来のAAV1を用いている。AAV1は特に筋肉への遺伝子導入に優れている。

(2) がん

遺伝子治療の臨床応用の約2/3はがんを対象としたものである。がん抑制遺伝子のp53遺伝子をもつアデノウイルスベクターによる遺伝子治療が1990年代には国内外で行われたが，単独では十分な効果が得られなかった。その他にも自殺遺伝子治療法や免疫遺伝子治療法など様々な方法が開発されたが，どれも十分ではなく，この成功率の低さが遺伝子治療の効果に対して良くない印象を与えていた可能性は否めない。しかし最近になって，がん遺伝子治療の分野でも画期的な方法が開発され，高い成功率が報告されてきている。1つはchimeric antigen receptor (CAR)-T cell法であり，もう1つは腫瘍溶解ウイルスである。CAR-T cellは腫瘍抗原を認識する一本鎖抗体をもつT cell receptor (TCR) を遺伝子工学的に作製し，さらにその細胞質部分には，抗原抗体反応が起こった時に活性化シグナルを伝えるような補助刺激分子やTCRの細胞質ドメインを付加した人工のT cell receptorをもつT細胞である[4]。重要な点は，いかに特異的な抗体を使うかにあるが，今のところB cellの腫瘍抗原CD19を認識する抗体の遺伝子を使ったリンパ腫や白血病に限られるが，いずれの臨床試験においても100%に近い成功率を挙げている。

腫瘍溶解ウイルスは腫瘍細胞で特異性の高いシグナル伝達経路や特異的に発現の高い分子を利用してウイルス増殖をコントロールして，腫瘍細胞でのウイルス増殖により腫瘍細胞を破壊する方法であり，天然の腫瘍溶解ウイルスも発見されているが，多くは遺伝子工学的にウイルスゲノムを改変して作製するもので，遺伝子治療の範疇に入れられる。また治療効果を高めるためにウイルスゲノムに治療遺伝子を入れ込んで発現させるarmed typeもある。最近その治療効果は単にウイルス増殖による腫瘍細胞の破壊だけでなく，ウイルスそのものの抗原性や搭載した治療遺伝子によって抗腫瘍免疫が活性化される効果も大きいことが明らかになってきた。その流れの中で，2015年10月にアメリカFDAによってtalimogene laherparepvec (T-VEC) がメラノーマ治療薬として承認され，12月には欧州医薬品庁によっても承認された。これはヘルペスウイルス (herpes simplex virus type-1：HSV-1) の遺伝子を欠損させて腫瘍細胞で選択的に増殖させるように改変した腫瘍溶解ウイルスであり，さらに免疫細胞を浸潤させて抗腫瘍免疫を活性化させる目的で*GM-CSF (granulocyte monocyte colony-stimulating factor)* の遺伝子を発現させるようにしたウイルスベクターでもある[5]。免疫チェックポイント阻害抗体との併用の治験もすでに進められており，切除不能のメラノーマ治療薬として期待されている。この他にもヘルペスウイルスやアデノウイルスを用いた腫瘍溶解ウイルスの臨床試験が進んでおり，今後新たながん遺伝子治療薬が出現する可能性は高い状況である。

Ⅱ．ゲノム編集の遺伝子治療への応用

1. ゲノム編集技術の開発

ゲノム編集の基本は，図❷に示すようにゲノムDNAの特異的な配列を認識させて標的ゲノム部位を切断し，引き続いて起こる非相同末端結合 (non-homologous end-joining：NHEJ) や相同組換え修復 (homology-directed repair：HDR) の機能を利用するものである[6]。

最初に開発されたのが，転写因子に含まれるzinc-finger (ZF) ドメインに制限酵素Fox1を結合させたzinc-finger nuclease (ZFN) である。この方法では，通常1つのZFNは3～6個のZFドメインを含み，1つのZFドメインはグアニンを含む3つの塩基配列を認識できるので，9～18の塩基配列に結合し，制限酵素の力で特異的な遺伝子配列をZFNが切断できる。

ZFNに次いで開発されたのがTALEN (transcription activator-like effector nuclease) 法である。これは植物の病原菌である*Xanthomonus*

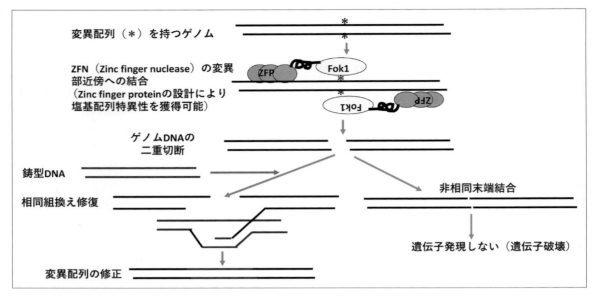

図❷ ゲノム編集技術による遺伝子の変異修復と遺伝子破壊
ZFNをモデルにしたシェーマであるが，TALEN，CRISPR/Cas9法でも同様なゲノム編集が起こる。

のDNA結合ドメインのRVD（repeat variable diresidue）を利用して，特異的なDNA配列を認識するもので，2つのアミノ酸で1つの塩基を認識できる。そこで標的部位を認識できるRVDを設計し，それにnucleaseを結合させたTALENが開発された。

最近広く使われるようになったCRISPR（clustered regularly interspaced short palindromic repeats）/Cas9（CRISPR-associated nuclease）は，すでに発見されていた細菌のウイルス防御システムである。これが哺乳類の細胞でも極めて効率よくゲノムDNAの切断ができることが報告された[5]。標的部位に相補性のある配列を含むguide RNAを設計し，Cas9の発現ベクターとともに細胞内に導入する。正常配列をもつ鋳型DNAがなければ，NHEJにより遺伝子破壊が起こるが，鋳型DNAがあるとHDRにより塩基配列の置換が起こり，変異が修復される。やはりオフターゲット効果が起こってしまうが，その簡便さから考えて今後のゲノム編集はCRISPR/Cas9法が主流になると考えられ，この方法をいかに改良するのかが今後の課題である。

2. 遺伝子破壊による治療応用

現在，臨床研究に用いられているのは，変異遺伝子の修復ではなく，ゲノム編集技術を用いた特定の遺伝子の破壊による治療である。

ZFN技術の開発を行ってきた米国のベンチャー企業であるSangamo社は当初，レトロウイルスベクターによる白血病誘発が問題となっていたX-SCIDの遺伝子治療への応用を計画していた。しかし全ゲノムシーケンスを行ったところ非標的部位にもゲノム編集が起こっている（オフターゲット効果）ことがわかり，遺伝性疾患治療への応用は難しいと判断された。そこで遺伝子修復ではなく遺伝子破壊をめざし，ヒトで初めての応用がAIDS（acquired immunodeficient syndrome）の治療で実施された[7]。AIDSを起こすHIV（human immunodeficiency）に感染しても発症しない人のT cellを調べた結果，HIVの感染時のレセプターの1つであるCCR5遺伝子に32 bpの欠失があり（CCR5 delta32），この欠失は有害ではないことがわかっていたので，CD4$^+$ T cellのCCR5をZFNで破壊してCCR5 delta32の自己のCD4$^+$ T cellが構築され，$0.5 \sim 1.0 \times 10^{10}$

のCD4⁺ T cellが患者に輸注された。ほとんどの患者でHIVのDNAは検出されず，4人のうち1名でHIV RNAも検出限界以下となった。有害事象としては1名で輸注にともなう発熱や疼痛などがあった。現在は末梢のCD4⁺ T cellではなく，自己の造血幹細胞での$CCR5$を同様に破壊してHIV感染を抑制する臨床試験も実施されている。

イギリスでは，急性リンパ性白血病の小児に他人のT cellを改変したCAR-T法による白血病治療を行うためゲノム編集技術が用いられた。他人のT cellが患者の正常組織を攻撃しないように，CAR-T cellのT cell receptorの遺伝子がTALENを用いて破壊された。さらに白血病治療抗体を用いた治療からの攻撃を受けないようにするため，そのターゲットのCD52の遺伝子もTALENを用いて破壊された。このCAR-T cellの投与によって，患者の状態は安定するようになった。

3. 遺伝子変異の修復

ゲノム編集技術は遺伝子変異の修復が可能であるために，一躍注目されるようになった。しかし，この目的のための臨床応用はまだなされていない。それは遺伝子破壊とは異なり，正常配列を含む鋳型DNAを入れて，そこで相同組換えで修復するという方法の確率がまだ十分高くはないと判断されているからと考えられる。しかし動物実験では，多くの報告がなされている。例えば，遺伝性高チロシン血症Ⅰ型（hereditary hypertyosinemia typeⅠ：HTⅠ）マウスの肝臓へのCRISPR/Cas9システムの遺伝子導入によって症状の改善が認められている[8]。HTⅠのマウスモデルではチロシン代謝の最終段階に関与する *fumarylacetoacetate hydrolase*（*FAH*）遺伝子のexon 8のpoint mutation（G→A）によってexon 8 skippingが起こりFAHが機能しなくなる。その結果，血中のチロシンレベルが上昇し急性の肝臓障害や体重減少が起こる。このマウスモデルでは，肝細胞の1万個に1個でも正常のFAHを発現すれば症状が改善することが知られている。そこで，point mutation部位に結合できるguide RNAとCas9をもつプラスミドを構築し，さらにpoint mutationを修復する鋳型となる正常のDNA断片（199塩基の一本鎖）を同時に，マウス肝臓にhydrodynamic gene delivery法で導入した。約250個の幹細胞に1個の割合で正常のFAHが発現し，この正常FAHをもつ肝細胞が選択的に増殖し，肝障害や体重減少の症状を改善した。オフターゲット効果としては，コンピュータ上の検索では3～4ヵ所が想定されたが，実際にCas9によって切断されず，シーケンス上も非標的部位の挿入欠失(indel)率は0.3％未満であった。しかしこれは特にゲノム編集を用いずとも，従来の遺伝子治療（正常遺伝子の強発現）でも十分治療効果が得られると考えられる。従来法では不可能な遺伝子治療をゲノム編集で可能にするところに意義がある。その観点から，上述したレーバー黒内障の別タイプへの応用が考えられている。上述のタイプ2は，*RPE65*遺伝子が短く，AAVベクターに入れて網膜に直接注入することで成果が収められた。しかし，この遺伝病には15も変異のタイプがあり，LCA10（Leber's congenital amaurosis 10）が原因のタイプでは，この遺伝子が7.5 kbとAAVベクターに入れるには大きすぎる。そこで，この変異をゲノム編集で修復するということが試みられている[6]。

4. ゲノム編集による新たな遺伝子治療

遺伝子治療の研究者は，遺伝子変異の修復よりも，ゲノムの特定領域へ遺伝子を自在に挿入できるというゲノム編集の能力に限りない可能性を感じている。それは遺伝子変異を修復しても，遺伝子導入法の能力から判断して組織全体の細胞で修復が起こるわけではなく，むしろ非常に低い確率（せいぜい10％程度）であり，それでは疾患の治療は多くの場合，成功しない。そのためには受精卵でのゲノム編集ということになるが，これは禁止されている。体細胞に限れば，もっと別のアプローチが必要である。現在進められているのは，肝臓で非常に強く発現するアルブミンのプロモーター下に治療遺伝子を挿入する方法である。アルブミンは正常の1％でも生体機能には影響はないと考えられている。もし肝臓の10％の肝細胞でアルブミン遺伝子が別の治療遺伝子に置換されても副作用は起こらず，治療遺伝子が強力に発

現し分泌すると期待される。そこで血友病Bやライソゾーム代謝酵素変異による糖脂質の蓄積疾患（ハーラー病，ハンター病など）に対し，それぞれの治療遺伝子をアルブミンゲノムのプロモーターの下流に挿入すると，安定に長期間（マウスで8週間以上），欠損していたタンパク質が分泌されている[9]。

またDuchenne型筋ジストロフィーは変異をもつ遺伝子のジストロフィンが巨大で，mRNAで約14000塩基あり，ウイルスベクター（特に筋肉への遺伝子導入に優れているAAVベクター）には入らない。しかし筋ジストロフィーのモデルマウスmdxではジストロフィンのexon 23のCAAがTAAになっているためにストップコドンが生じてジストロフィンが作られない。そこでexon 23をゲノム編集法で切除し，exon 22と24を連結させたジストロフィンを作ることができる。このジストロフィンは完全ではないが，十分機能し筋肉の分解を防ぐことができる。この遺伝子をマウスの全身の筋肉に遺伝子導入が可能なAAV9ベクターに搭載してマウス静脈内に投与すると，骨格筋ばかりでなく心臓や横隔膜も含めたマウスの全身の筋肉でジストロフィンの発現が認められ，マウスは筋力が回復し，1回の投与で6ヵ月以上は筋力が保持された[10]。

おわりに

遺伝子治療は長いトンネルから抜け出し，ようやく実際の治療に用いられるようになってきた。この流れは，今後ますます加速されると思われる。将来の発展を支える新たな技術の1つはゲノム編集技術であろう。この技術を駆使した遺伝子治療は，今後ますます広範囲に用いられ，更なる技術革新とともに遺伝子治療の可能性をますます大きく発展させると思われる。体細胞を対象にする限り，今までの遺伝子治療と同じ範囲内での規制で対応できる。しかし問題は，受精卵でのゲノム編集である。現在わが国では，生殖細胞や胚での遺伝子改変による臨床研究はガイドラインで禁止されているが，2015年4月の中国でのヒト受精卵を用いたゲノム編集の報告[11]以来，ヒト受精卵への応用について世界中で議論が沸騰している。臨床応用は禁止されるべきという提言が多くの支持を得ているが，基礎研究としてどこまで認めるかは見解が様々である。ゲノム編集技術のリスクとベネフィット，現状の技術レベルなどについて一般市民が十分考え，議論を幅広く深く行いながら，社会全体のコンセンサスを作っていくことが極めて重要である。

用語解説

1. **ゲノム編集技術**：ゲノムDNA上の標的とした塩基配列に対して欠失，挿入，置換を導入することによる遺伝子改変技術。近年，ZFN，TALEN，CRISPR/Cas9など，任意のDNA配列（20～30塩基対）を認識して切断するゲノム編集技術が急速に進歩し，これらの方法を用いて標的とする遺伝子の改変効率が格段に上昇した。その結果，様々な生物種での遺伝子の改変が可能になり，さらにヒトの遺伝子治療への応用も期待されている。一方，現在の技術では，標的配列以外の類似配列の改変（オフターゲット効果）により有害事象が起こる危険性があり，このことは特に治療への応用において懸念されている。

2. **AAVベクター**：パルボウイルスに属する一本鎖DNAをゲノムにもつウイルス（アデノ随伴ウイルス：AAV）のゲノムを改変した遺伝子導入ベクター。AAVは直径20 nmの最小のウイルスで，ヒト19番染色体の長腕領域（AAVS1）に入り込み，アデノウイルスの感染がない限りウイルス増殖は起こさない。AAVベクターでは治療遺伝子組み込みのためRepタンパク質を除去するので，AAVS1領域への挿入能力は失われており，導入された遺伝子は核内の染色体外で長期に存在し，徐々にゲノム内に入り込むと考えられている。長期の遺伝子発現が可能である。ヒトやサルで様々な血清型が見つかっており，それぞれ組織嗜好性（神経，肝臓，筋肉など）があり，目的によって使い分けが可能である。

3. **レンチウイルスベクター**：HIV（human immunodeficiency virus）の遺伝子を組換えたRNAをゲノムにもつウイルスベクター。HIVはリンパ球など感染細胞が限られるが，多くの細胞への遺伝子導入を可能にするため，VSV（vesicular stomatitis virus）のGタンパク質をウイルスエンベロープにもつように組換えられている。従来用いられてきたガンマーレトロウイルスとは異なり，非分裂細胞の核内への遺伝子導入が可能である。またレトロウイルスベクターとはゲノムの挿入部位が異なっており，現在のところ導入細胞のがん化は報告されていない。

参考文献

1) Cicalese MP, Ferrua F, et al : Blood 128, 45-54, 2016.
2) Cartier N, Hacein-Bey-Abina S, et al : Science 326, 818-823, 2009.
3) Naldini L : Nature 526, 351-360, 2015.
4) Davila ML, Sadelain M : Int J Hematol 104, 6-17, 2016.
5) Andtbacka RHI, Kaufman HL, et al : J Clin Oncol 33, 2780-2788, 2015.
6) Maeder ML, Gersbach CA : Mol Ther 24, 430-446, 2016.
7) Tebas P, Stein D, et al : N Engl J Med 370, 901-910, 2014.
8) Yin H, Xue W, et al : Nat Biotechnol 32, 531-553, 2014.
9) Sharma R, Anguela XM, et al : Blood 126, 1777-1783, 2015.
10) Nelson CE, Hakin CH, et al : Science 351, 403-407, 2016.
11) Liang P, Xu Y, et al : Protein Cell 6, 363-372, 2015.

参考ホームページ

・Japan Society of Gene Therapy
http://jsgt.jp/info.htm

・American Society of Gene and Cell Therapy
http://www.asgct.org/

・European Society of Gene and Cell Therapy
http://www.esgct.eu/

・Division of Gene Therapy Science, Graduate School of Medicine, Osaka University
http://www.med.osaka-u.ac.jp/pub/gts/index.html

金田安史

1980 年	大阪大学医学部卒業
1984 年	同大学院医学研究科博士課程修了（医学博士取得） 大阪大学細胞工学センター助手
1988 年	文部省長期在外研究員（UCSF 医学部生化学部門）（～ 1990 年）
1992 年	大阪大学細胞生体工学センター助教授
1998 年	大阪大学医学部遺伝子治療学教授
1999 年	同大学院医学系研究科遺伝子治療学教授（現在に至る）
2013 年	同大学院医学系研究科研究科長・医学部長（～ 2014 年）（2017 年～）

専門は，遺伝子導入ベクター開発，遺伝子発現制御機構の解明，腫瘍治療学

第3章 難病の治療法（総論）

2．酵素補充療法の現状と今後の展開

奥山虎之

　多くの先天性疾患では，酵素などの機能性タンパク質の先天的欠損が原因となる．酵素補充療法が治療に応用されている疾患のほとんどは，ライソゾーム病である．例外的に，低ホスファターゼ症などがある．ライソゾーム病は，ライソゾーム内に局在する50種類くらいの酵素の先天的欠損により生じる先天代謝異常症である．この欠損している酵素を製剤にして定期的に投与する方法が酵素補充療法である．8種類のライソゾーム病に対して，10種類の酵素製剤が使用可能である．酵素補充療法が開発され10年が経過し，その効果とともに限界も明らかになってきた．酵素製剤は，血液脳関門を超えることができないため，神経細胞やグリア細胞に酵素を供給することができない．そのため，多数のライソゾーム病に認める中枢神経症状を改善することができない．中枢神経症状に効果的な酵素治療の開発が進んでいる．

I．ライソゾーム病について

　ライソゾーム病は，ライゾゾーム内に局在する加水分解酵素の先天的欠損により，糖タンパクや糖脂質の蓄積が起こり，細胞機能が障害される稀な遺伝病である．ライソゾーム（リソゾームとも呼ばれる）は細胞内小器官の1つであり，膜により外界（細胞質）と隔離された内部はpH4.5の酸性領域である．ライソゾーム内の加水分解酵素（ライソゾーム酵素）は，pH4.5前後で加水分解という触媒機能を発揮する．

　ライソゾーム酵素は，糖タンパクである．マンノース6リン酸残基をもつものが多い．粗面小胞体（ER）で作られたライソゾーム酵素は，ゴルジ体でマンノース6リン酸残基を付加された後，一部は細胞外に分泌されるが，大部分はマンノース6リン酸受容体と結合してライソゾームに運ばれる．

　ライソゾーム病は，蓄積する物質の種類により分類される．スフィンゴリピドーシスは，セラミドの誘導体であるグルコセレブロシド，ガングリオシド，スフィンゴミエリンなどが蓄積する疾患であり，ゴーシェ病，ファブリ病，異染性白質ジストロフィー，ニーマンピック病などがある．ムコ多糖症では，グリコサミノグリカンが蓄積する．そのほかに，グリコーゲンが蓄積するポンペ病，コレステロールエステルが蓄積するウォルマン病などがある．ライソゾームは体のほとんどすべての細胞に存在するが，臓器・組織により主に機能している酵素に違いがある．例えば骨や関節では，ムコ多糖の分解が盛んに行われているためムコ多糖の分解過程が障害されているムコ多糖症では，関節拘縮や骨の変形が生じることになる．また，筋肉におけるグリコーゲンの分解が障害されているポンペ病では心筋や骨格筋の障害を認める[1]．

　ライソゾーム病の原因が，ライソゾーム内の分解できない高分子物質の過剰な蓄積であることは明らかであるが，過剰蓄積がどのようなメカニ

key words
ライソゾーム病，酵素補充療法，血液脳関門

ムで細胞障害を引き起こすかは不明な点が多い。近年の研究で、副次的に生じるオートファジーの機能異常が細胞障害や細胞死と関連することを示唆する成績がみられている。ライソゾームの蓄積による細胞障害の機序を解明することは、単に学問的興味にとどまらない。新たな治療の開発につながる可能性があり、研究の進展が望まれる[2]。

Ⅱ．酵素補充療法の原理

先に述べたように細胞内で産生されたライソゾーム酵素は、ゴルジ体からマンノース6リン酸受容体を介して、ライソゾームの中に輸送される。マンノース6リン酸受容体は、細胞表面の膜にも局在し、細胞が分泌したライソゾーム酵素は再び細胞内に取り込まれ、効率的にライソゾームに輸送される。この細胞表面のレセプターによるライソゾーム酵素の取り込みとライソゾームへの輸送のメカニズムの存在が、酵素補充療法の原理となっている（図❶）。酵素補充療法は、細胞内に先天的に欠損している酵素を補充して蓄積物質の分解を促進する。

Ⅲ．酵素補充療法の現状

現在、8種類のライソゾーム病（ゴーシェ病、ポンペ病、ファブリ病、ムコ多糖症Ⅰ型、Ⅱ型、ⅣA型、Ⅵ型、酸性リパーゼ欠損症）に対して、酵素補充療法が行われている。わが国で承認されている製剤は、ファブリ病とゴーシェ病で2剤、その他の6疾患では1剤ずつの計10種類ある（表❶）。投与は、点滴静注で、投与間隔は、2週間に1回（ゴーシェ病、ポンペ病、ファブリ病）と1週間に1回（ムコ多糖症Ⅰ型、Ⅱ型、Ⅵ型）のいずれかである。治療は一生続けなければならない。経静脈的に投与するので、血流の豊富な肝臓や脾臓への効果は高いが、心臓弁や骨、角膜などの臓器への効果は乏しい。また、血液脳関門を通過できないことから、経静脈的に投与された酵素は体内で多くの臓器に酵素を供給するが、脳内の神経細胞やグリア細胞に酵素を供給することはできない。現在、脳内に到達できる酵素製剤の開発が進んでいる。以下、酵素補充療法が適応される主な疾患について説明する。

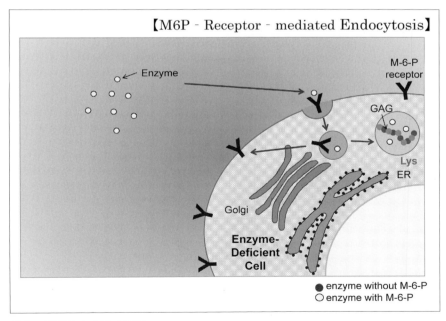

図❶　酵素補充療法の原理
　血管内に投与された酵素は細胞膜にあるマンノース6リン酸受容体を介してエンドサイトーシスされ、ライソゾームに輸送され、ライソゾーム内に蓄積する物質を分解する。

表❶ 日本で承認されている酵素製剤とその対象疾患および酵素補充療法を受けている日本人患者数

疾患名	酵素製剤名	患者数
ムコ多糖症Ⅰ型	アウドラザイム®	50
ムコ多糖症Ⅱ型	エラプレース®	150
ムコ多糖症ⅣA型	ビミジム®	12
ムコ多糖症Ⅵ型	ナグラザイム®	6
ゴーシェ病	セレザイム® ビプリブ®	100
ポンペ病	マイオザイム®	90
ファブリ病	ファブラザイム® リプレガル®	600
酸性リパーゼ欠損症	カヌマ®	2

1. ゴーシェ病

グルコセレブロシダーゼの欠損により，肝臓，脾臓，骨髄，神経にグルコセレブロシドが蓄積する常染色体劣性遺伝病である。セレザイム®の60単位/kgを隔週投与する。速やかに肝脾腫は改善するが，神経症状への効果は期待できない。投与による過敏反応は少ない[3]。

2. ファブリ病

α-ガラクトシダーゼの欠損により主に血管内皮細胞にグルボトリアシルセラミド（GL-3）が蓄積する。X連鎖劣性遺伝形式を示すが，女性ヘテロ接合体でも症状を呈することが稀ではない。典型的な症例（古典型）では，小児期に手・足に痛みを訴え，汗をかかず，被角血管腫と呼ばれる赤い小さな斑点を認めるなどの症状が出現する。その後，10歳代でタンパク尿が出現し，30代から腎障害，脳血管障害，肥大型心筋症などの症状が順次出現する。古典型のほかに，肥大型心筋症を主に認める心臓型や，腎障害を主に認める腎臓型に分類される[4]。ファブリ病を発症する女性ヘテロ接合体では，一般的に男性ヘミ接合体に比べて軽症のことが多い。酵素治療は，ファブラザイム® 1mg/kg，あるいはリプレガル® 0.2mg/kgを2週間に1回投与する。手足の痛みには有効であるる。腎症状は，病初期では進行を遅らせることが可能であるが，病態が進行した症例では治療の効果はほとんど期待できない[5]。心病変には効果が認められる。酵素補充療法により脳梗塞の発症リスクが軽減するという報告がある。男性患者では，投与による過敏反応をしばしば認める。女性患者での過敏反応は稀である。

3. ポンペ病

α-グルコシダーゼの欠損によりグリコーゲンが骨格筋や心筋に蓄積し，筋肉が傷害される常染色体劣性遺伝病である。特に，発症の早い乳児型症例では，生後1から3ヵ月に心不全を呈し酵素補充を行わないと2歳までにほとんどの症例が死亡する重篤な疾患である。このほか，乳児型より発症時期が遅く経過も長い小児型や成人型があるが，これらでは心筋障害よりも近位の骨格筋症状としての重篤な呼吸不全を呈することが多い。

マイオザイム® 20mg/kgを隔週投与する。病初期の症例には効果があるが，筋組織が破壊された進行症例では治療効果が乏しい[6]。新生児スクリーニング検査などの早期あるいは発症前診断システムの導入が酵素補充療法を有効活用するためには必要である[7]。

4. ムコ多糖症

ムコ多糖症は，ムコ多糖を分解するために必要なライソゾーム酵素の1つが先天的に欠損するために起こる遺伝性疾患で，欠損する酵素あるいは蓄積するムコ多糖の種類により7つの病型に分類される（**表❷**）。遺伝形式は，ムコ多糖症Ⅱ型（ハンター症候群）がX連鎖劣性遺伝形式であるが，その他は常染色体劣性遺伝形式である。

酵素補充療法は，4つの病型で実用化されている。ムコ多糖症Ⅰ型ではアウドラザイム®，Ⅱ型ではエラプレース®，ⅣA型ではビミジム®，Ⅵ型ではナグラザイム®を毎週投与する。肝臓，脾臓サイズの正常化，皮膚毛髪の硬化の軽減，関節可動域の改善，閉塞性呼吸障害の改善などの効果を認める。一方，骨変形，心臓弁膜症，角膜混濁，中枢神経症状に対する効果は期待できない。しかし，呼吸状態や運動状態が改善し，上気道感染や中耳炎の頻度も減少するため，患者および家族の生活の質（QOL）が向上することが個々の症状の改善以上に大きな意味があるといえる。また，骨変形，角膜混濁，心臓弁膜症などについては，発症後の酵素補充療法の効果は期待できないが，発症前の予防的な効果は認められる[8)9)]。

表❷ ムコ多糖症の病型と欠損酵素名および蓄積物質，遺伝形式

	病型	欠損している酵素名	蓄積物質	遺伝形式
ⅠH	Hurler			
ⅠH/S	Hurler/Scheie	α-L-Iduronidase	DS, HS	AR
ⅠS	Scheie			
Ⅱ	Hunter, severe			
	Hunter, intermediate	Iduronate sulfatase	DS, HS	XR
	Hunter, mild			
Ⅲ	Sanfilippo A	Heparan N-sulfatase		
	Sanfilippo B	α-N-Acetylglucosaminidase	HS	AR
	Sanfilippo C	Acetyl CoA : α-glucosaminidase acetyltransferase		
	Sanfilippo D	N-Acetylglucosamine 6-sulfatase		
Ⅳ	Morquio A	Galactose 6-sulfatase	KS	AR
	Morquio B	β-Galactosidase		
Ⅵ	Maroteaux-Lamy	N-Acetylgalactosamine 4-sulfatase (arylsulfatase B)	DS	AR
Ⅶ	Sly	β-Glucuronidase	DS, HS, CS	AR

DS：デルマタン硫酸，HS：ヘパラン硫酸，KS：ケラタン硫酸，CS：コンドロイチン硫酸，
AR：常染色体劣性遺伝，XR：X連鎖劣性遺伝

Ⅳ．ライソゾーム病以外の酵素療法

　酵素補充療法はライソゾーム病の根治的治療の1つとして発展してきた．それは，マンノース6リン酸受容体を介した細胞内輸送経路が利用できるというメリットがあるからである．ライソゾーム病以外で，酵素製剤が開発されている疾患としては，低ホスファターゼ症とアデノシンデアミナーゼ欠損症がある．低ホスファターゼ症は，組織非特異型アルカリホスファターゼの先天的な欠損により骨の石灰化が障害される疾患である．酵素製剤は承認され使用可能である[10]．アデノシンデアミナーゼ欠損症は，複合型免疫不全症候群の1つであり，ポリエチレングリコール抱合型のウシの酵素製剤の治験がわが国では進行中である[11]．

Ⅴ．酵素補充療法の課題と今後の展望

　酵素補充療法は，多くのライソゾーム病患者の生活の質の改善に寄与してきた．すでに，10年以上の使用経験のある酵素製剤も存在する．効果とともに，限界も明らかとなってきている．重要な課題は，経静脈的な投与法では脳内に酵素を供給することはできず，中枢神経症状に対する治療効果が望めないことである．この問題を解決するために，①酵素製剤の投与経路を変更する，および②血液脳関門を通過できるような修飾型酵素製剤を開発し静脈内投与する，という2つの方法が検討されている．

1. 酵素製剤の投与経路を変更する方法

　酵素製剤を脳室内に投与する方法と髄腔内に投与する方法が検討されている．脳室内に投与する場合は，脳室内にリザーバーを留置し，定期的に酵素製剤を投与する．この方法で，筆者らのグループでは，ムコ多糖症Ⅱ型に対する酵素製剤イデュルスルファーゼβ（韓国製薬企業グリーンクロス社が製造している酵素製剤）を28日に1回投与する治療法の医師主導治験を進めている．このほかに欧州ではセロイドリポフスチノーシスやムコ多糖症ⅢB型に対する酵素治療の企業治験が検討されている．髄腔内投与法では，異染性白質ジストロフィー，ムコ多糖症ⅢA型，ムコ多糖症Ⅱ型で企業治験が欧米で進行中であるが，わが国での治験は進んでいない[12]．本法の利点は，脳内に投与する酵素の量を調整できることであり，治療に十分な量の投与が可能になることである．デメリットは，デバイスを装着する必要があることで，デバイスの不具合やデバイスを介した感染症

の誘発などのリスクを伴うことである。

2. 修飾型酵素製剤を静脈内投与する方法

血液脳関門を通過するために「受容体を介したトランスサイトーシス」という方法が用いられる。インスリン受容体とトランスフェリン受容体を用いた方法が開発されている。いずれの方法も原理は同じである。ライソゾーム酵素と受容体と結合できる抗体を結合した複合タンパク製剤を合成し、これを静脈内投与する。酵素製剤の一部は、トランスサイトーシスという方法で血液脳関門を超えて脳内に到達する。すでに、米国の製薬企業である Armagen 社によりムコ多糖症Ⅰ型およびムコ多糖症Ⅱ型の酵素製剤とインスリン受容体抗体を結合させた製剤が開発され、米国およびブラジルで臨床試験が開始されている[13]。わが国においても、ムコ多糖症Ⅰ型製剤の臨床試験が検討されている。また、日本の製薬企業である JCR ファーマでは、トランスフェリン受容体抗体とムコ多糖症Ⅱ型酵素製剤を結合させたタンパク製剤を開発し、ムコ多糖症Ⅱ型の中枢神経治療を目的とした臨床試験を検討中である。本法の利点は、特別なデバイスを必要とせず、従来の酵素補充療法と同一の手技で実施できることである。デメリットは、脳内の移行する酵素量は静脈内に投与した酵素量のおよそ1％前後であり、治療に十分な量を確保できない可能性があることである。脳内に十分な酵素量を確保するために静脈内投与量を大量にした場合、新たな全身反応が出現する可能性もある。臨床試験における注意深い観察が不可欠である。

おわりに

わが国で酵素補充療法が開発されて10年が経過した。酵素補充療法は、ライソゾーム病患者の生活の質の改善に大きく寄与している。一方で、酵素補充療法の限界も次第に明らかになってきた。中枢神経症状の改善は今後の課題であり、脳室内投与や血液脳関門通過型酵素の開発などが期待されている。

参考文献

1) 奥山虎之：日小児会誌 115, 753-759, 2011.
2) Fukuda T, Ahearn M, et al : Mol Ther 14, 831-839, 2006.
3) Starzyk K, Richards S, et al : Mol Genet Metab 90, 157-163, 2007.
4) 小林正久：ライソゾーム病-最新の病態、診断、治療の進歩-（衞藤義勝，奥山虎之，他 編），149-153, 診断と治療社, 2011.
5) El Dib R, Gomaa H, et al : PLoS One 12, e0173358, 2017.
6) Matsuoka T, Miwa Y, et al : Mol Genet Metab Rep 9, 98-105, 2016.
7) Andersson HC : J Pediatr 166, 800-801, 2015.
8) Tajima G, Sakura N, et al : Mol Genet Metab 108, 172-177, 2013.
9) Furujo M, Kubo T, et al : Mol Genet Metab 104, 597-602, 2011.
10) Whyte MP, Madson KL, et al : JCI Insight 1, e85971, 2016.
11) Tartibi HM, Hershfield MS, et al : Pediatrics 137, e20152169, 2016.
12) Xie H, Chung JK, et al : PLoS One 10, e0122453, 2015.
13) Lu JZ, Boado RJ, et al : Biotechnol Bioeng 108, 1954-1964, 2011.

奥山虎之

1983 年	慶應義塾大学医学部卒業 同大学病院小児科研修医
1990 年	セントルイス大学分子生物学教室ポストドクトラルフェロー
1994 年	ワシントン大学医学部血液腫瘍科リサーチアソシエート
1995 年	国立小児病院（現 国立成育医療研究センター）小児科医長
2002 年	国立成育医療研究センター遺伝診療科医長
2007 年	同臨床検査部長（現在に至る）
2010 年	同ライソゾーム病センター長（現在に至る）

3. 核酸医薬

佐々木茂貴

　核酸医薬は数個〜数十個のヌクレオチドを連結したオリゴヌクレオチドで，がん，糖尿病などの多因子疾患や感染症など様々な疾患に対する治療薬の開発が進んでいる。最近では単因性遺伝子疾患の治療薬として，2013年には家族性高コレステロール血症治療薬が，2016年には筋緊張性ジストロフィー治療薬が認可された。核酸医薬はホスホロチオエート構造や糖部修飾体の開発によって代謝安定化の課題が解決され，siRNA医薬は脂質ナノ粒子など効果的な薬物送達システム（DDS）との技術融合によって全身投与が可能になっている。今後ますます多くの核酸医薬が臨床実用化されることが期待される。

はじめに

　核酸医薬は数個〜数十個のヌクレオチドを連結したオリゴヌクレオチド（オリゴ核酸）で，基本的にはDNAやRNAなどの標的に直接結合することによって作用する。ゲノム配列解読技術の急速な進歩によって病気に関係する遺伝子が多数決定され，さらにその数はますます増えてきている。核酸医薬は，がん，糖尿病などの多因子疾患や感染症など様々な疾患の治療や予防への利用が期待されている。さらに，希少難治性疾患とされるハンチントン病や筋緊張性ジストロフィーなどの遺伝性単因子疾患は，個別の患者数は少ないものの，疾患の種類は多岐にわたっている。2013年には家族性高コレステロール血症治療薬が，2016年には筋緊張性ジストロフィー治療薬が認可されるなど，核酸医薬の展開が加速している。本稿では核酸医薬の原理や開発の現状について概説する。

I. 核酸医薬の種類と対象疾患

　図❶[1]には疾患別に臨床開発中の核酸医薬の種類をまとめた。開発例が最も多いがんでは，アンチセンスとsiRNAがほぼ同数であるが，siRNA数が増えている。神経・筋に対してはアンチセンスのみが開発中であるが，このように疾患で異なる作用メカニズムに対応し，用いられる核酸医薬の種類が異なっている。一般的傾向としてsiRNAの開発例が増えてきている。核酸医薬の種類ごとの細胞内での作用部位・標的を図❷にまとめ，現在臨床実用化および開発中の主な核酸医薬を表❶[2]にまとめた。次にそれぞれの核酸医薬の概要と現状などを簡潔に記述する。

II. 核酸医薬の種類・課題・現状

　核酸医薬の臨床開発には，分解酵素への耐性，標的臓器・組織・細胞への送達（DDS），自然免疫の回避，治療標的の決定，副作用の克服，医薬品としての規制など，多くの課題がある。オリゴ

---

key words

核酸医薬，オリゴヌクレオチド，アンチセンス，miRNA，siRNA，デコイ，CpGオリゴ，ホスホロチオエート，モルフォリノ核酸

第3章 難病の治療法（総論）

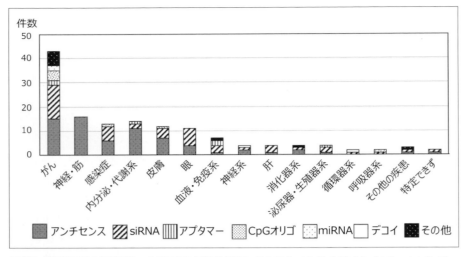

図❶ 核酸医薬の種類別‐疾患別臨床開発状況（2015年10月末時点）（文献1より改変）

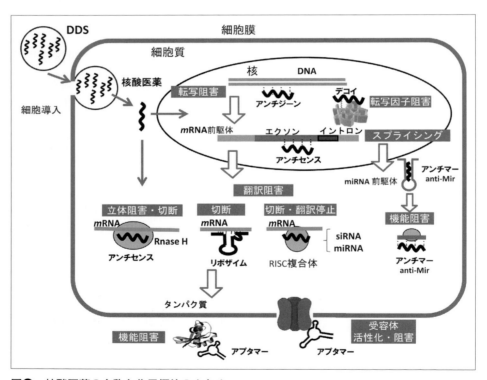

図❷ 核酸医薬の名称と作用標的のまとめ

ヌクレオチド（オリゴ核酸）に含まれるリン酸ジエステル結合は生体内の各種のヌクレアーゼによって加水分解を受けやすいため，核酸医薬研究では加水分解されにくいホスホロチオエート構造や核種の糖部修飾核酸が開発された（図❸）。ホスホロチオエート型アンチセンスはハイブリッドを形成したRNAのRNaseHによる加水分解を誘起する。一方，モルフォリノ型核酸医薬は加

表❶ 臨床試験中の代表的な核酸医薬（文献2より改変）

分類	化合物名	標的	臨床相	企業名
アンチセンス	Kynamro	ApoB	市販	IONIS-Genzyme
	Volanesorsen (APOCⅢRx)	ApoC-Ⅲ	3相	IONIS
	Drisapersen	DMD exon 51	3相	BioMarin
	Eteplirsen (AVI-4658)	DMD exon 51	市販	Sarepta
	Spinraza (Nusinersen)	SMN2 intron 7	市販	Biogen
	Custirsen (OGX-011)	clusterin	3相	IONIS-OncoGenex
	Mongersen (GED0301)	SMAD7	2相	Calgene
siRNA	Patisiran	TTR	3相	Alnylam-Genzyme
	QPI-1002	p53	3相	Quark-Novertis
	Borasiran (SYL040012)	ADRB2	3相	Sylentis
	RXI-109	CTGF	2相	RXi
Aptamer	Macugen	VEGF	市販	OSI-Pfizer
miRNA	Miravirsen	anti miR-122	2相	Roche (Santaris)
	RG-101	anti miR-122	2相	Regulus-GSK
Decoy	AMG0101	NF-κB	3相	Anges MG
CpG oligo	Heplisav (1018 ISS)	TLR9 agonist	3相	Dynavax

文献2からの変更内容は2016年に臨床試験が中止された3種と，迅速承認EteplirsenとSpinrazaの追加である．

図❸ 各種の化学修飾核酸の構造式

水分解を受けず，またRNaseHによるRNA切断を誘起しない．核酸医薬研究と関連し，DNAの2'-デオキシシチジン-2'-デオキシグアノシン部分（CpG）が細胞内TLR9に作用し，自己免疫を活性化し副作用の原因となることが見出された．免疫応答を回避するために核酸医薬では5-メチルシチジンが使用される．一方，CpGを含む核酸医薬は免疫賦活薬として展開され，Heplisav®（1018 ISS）はB型ウイルス肝炎の治療薬として第3相試験が進行中である[3]．siRNA医薬は脂質ナノ粒子（LNP）などのDDS技術を活用することによって全身投与が可能になっており，最適化された化

学修飾核酸と薬物送達システム（DDS）との組み合わせは核酸医薬開発の現在の潮流となっている．下記にそれぞれの核酸医薬の種類ごとに課題と現状を解説する．

1. アンチジーン（antigene）

2本鎖DNAに結合し3本鎖DNAを形成するオリゴ核酸は3本鎖形成オリゴヌクレオチド（triplex-forming oligonucleotide：TFO）と呼ばれ，転写によるRNA合成を阻害できる．プロモーターなどには標的となりうる配列は多数存在しているものの，安定な3本鎖DNA形成の課題などのため研究の進展が遅れており，現在臨床試験中のものはない．

2. デコイ（decoy）

転写因子が結合する2本鎖DNA配列をもつ短い2本鎖DNAで，転写因子にとって"おとり"（decoy）となる．NF-κBは炎症反応や細胞増殖に関係する遺伝子を活性化する転写因子であり，この阻害剤となるデコイ核酸がわが国のAnges-MGで開発され，現在臨床試験中である．

3. アンチセンス（antisense oligonucleotide：ASO）

メッセンジャーRNA（mRNA）にワトソン-クリック塩基対に基づき相補的な配列のアンチセンス核酸がハイブリッド錯体を形成し，タンパク質合成を阻害する．核酸医薬として歴史が最も長く，開発例は最多である（図❶）．阻害メカニズムとしてはアンチセンス/RNA錯体がリボソーム障害として作用する機構と，酵素（RNase H）によるmRNAの選択的切断を促進する機構がある．ホスホロチオエート修飾はRNase Hを誘発するが，リボース2'位修飾体やモルフォリノ体はmRNA切断を誘起しない．1998年に世界初のアンチセンス医薬品としてエイズ患者のサイトメガロウイルス性網膜炎用のVitravene®（fomivirsen sodium）が発売された[4]．Vitraven®はホスホロチオエートで連結された天然DNA型構造であり，分解を防ぐために眼球への局所注射により使用された．その後，低分子のエイズ治療薬の開発により対象疾患が減少したことから，2002年にはEUから，2006年には米国から撤退している[5]．Eteplirsen®（AVI-4658）は2016年にデュシェンヌ型筋ジストロフィー（DMD）治療薬として認可・市販されたモルフォリノ型アンチセンス医薬で，RNA分解を誘起しない性質がエクソンスキッピングに利用された[6]．米国FDAより希少小児疾患指定され，わが国初の核酸医薬として期待されているDMD治療薬（NS-065，日本新薬）もモルフォリノ型アンチセンス医薬である[7]．Spinraza®（nusinersen）は2016年12月にFDA承認された最初の脊髄性筋萎縮症（spinal muscular atrophy：SMA）治療薬で，4つ目の市販の核酸医薬である[8]．Spinraza®はリボース部分に2'-O-2-methoxyethyl基をもつヌクレオチドで，連結部はホスホロチオエート型のアンチセンス薬で，変異SMN2の異常スプライシング過程を克服し，正常なsurvival motor neuron（SMN）タンパク質を産生させることによって治療効果を発揮する．

4. ギャップマー

アンチセンス医薬の一種で，配列の中央部分に天然型DNAを用い，両末端に糖部2'位メトキシ基や架橋型LNA（BNA）など，加水分解酵素に耐性を示す糖部修飾核酸を導入している．糖部修飾核酸部分は代謝安定化をもたらし，中央DNAと対合するRNA部分がRNase H切断されるため，アンチセンス核酸に代謝安定性と高い阻害活性をもたせることができる．Kynamro®（mipomersen sodium）は2013年に米国で承認，発売された世界初のギャップマーアンチセンス医薬品で[9]，低密度リポタンパク質（LDL）と超低密度リポタンパク質（VLDL）の成分となるapolipoprotein B-100のmRNAのコード領域を標的にし，家族性高コレステロール血症の治療に用いられている．Kynamro®は標的臓器の肝臓に全身投与によって送達している点で革新的な核酸医薬であるが[10]，それはホスホロチオエート構造と，2'位メトキシエチル（MOE）糖構造である点と，血清中の85%がタンパク質と結合するなどにより血中での安定性が高まったためと考えられる[11]．また，自然免疫を回避するためシトシン塩基は5位メチル置換体が使用されている．

Kynamro® は米国では認可されたが，ヨーロッパでは長期投与時の循環器系に対する副作用により認可されていない[12]。このことや医薬品の効果とリスクの評価が社会によって異なることを示しており，医薬品規制の難しい点を示している。

5. エクソンスキッピング

デュシェンヌ型筋ジストロフィー患者はmRNA前駆体（pre-mRNA）からスプライシングによりタンパク質鋳型となる部分（エクソン）が抜き出されて合成される過程で停止コドンが発生し，正常なタンパク質が合成されないことにより発症する。mRNA前駆体にアンチセンス核酸を作用させると，異常の原因となるエクソンをスキップしてスプライシングを起こさせるエクソンスキッピングを誘起できる。正常型ではないものの機能をもつタンパク質が合成されるため，治療困難な筋ジストロフィーの治療法として有望視されている。この目的のためにはmRNA分解を誘起しないことが必要なため，アンチセンス医薬のみが開発対象となっている（図❶）。2016年に認可されたEteplirsen®はDMD exon 51を標的とするモリフォリノ型医薬である。わが国でも第一三共が糖部修飾核酸（ENA型核酸，DS-5141b）の第1相試験を行い，日本新薬がモルフォリノ型核酸（NS-065）の第2相試験を行っている。

6. リボザイム（ribozyme）

1980年代初めにRNAが触媒活性をもつことが確認されて以来，RNAスプライシングやRNA切断などの様々な活性が見出されている[13]。配列特異的なRNA切断活性に注目して核酸医薬への展開が検討されたが，現在臨床試験中のものはない。

7. ノンコーディングRNA（ncRNA）

ゲノムから転写されるRNAにはタンパク質合成の鋳型となるmRNAの他に，リボソームでのペプチド合成においてアミノ酸を転移させる転移RNAやリボソーム中でペプチド合成の触媒中心となるリボソームRNAなどタンパク質鋳型とならないノンコーディングRNA（非コードRNA，ncRNA）が以前から知られている。最近，これらとは異なる機能性ノンコーディングRNAが多種類発見され，タンパク質合成の場所とタイミングを調整する重要な役割を担っていることが明らかにされてきている。

8. miRMA

ノンコーディングRNAの中で，20-25塩基長の短いマイクロRNA（microRNA：miRNA）はタンパク質因子とRNA-induced silencing complex（RISC）と呼ばれる複合体を形成し，mRNAの翻訳を停止し，発現のタイミングを制御する。miRNAはmRNA配列と完全に相補的でない配列部分に結合するため，1つのmiRNAが複数の遺伝子を制御する特徴がある。miRNA異常はがんなどの疾患に見出されており，欠損疾患に対しては核酸医薬による補充療法が考えられている。また，miRNAはエクソソームと呼ばれる小胞によって細胞外に排出され血中を循環するため，新しい疾患マーカーとして新しい診断システム開発が進められている。2017年4月にClinicalTrials.govに登録されているmiRNA関連の臨床試験約200件の中で約半数はmiRNAを対象とする診断に関するものである。

9. アンチマー（anti-miR）

アンチセンス医薬の一種で，miRNAを標的にするもので，miRNAによる翻訳抑制を開放することにより翻訳活性を亢進する。Miravirsenは糖部架橋型LNAとホスホロチオエートを構成成分とし，肝臓で高発現しているmiR-122を標的とするアンチマー医薬である。miR-122は生理的役割では脂質代謝に関係する多数の翻訳を制御しているが，C型肝炎ウイルス（HCV）のRNAに結合し，その翻訳を亢進することによって，肝臓への感染に関与している[14]。Miravirsenは，pri-miRNA-122, pre-miR-122, miR-122のそれぞれに結合することによってmiR-122の生合成を阻害し，HCVの増殖を阻害する[15]。現在，長期投与による薬効と安全性に関する臨床試験が行われている。

10. siRNA

細胞外から投与する18-30塩基長の小さな2本鎖RNA（siRNA）によるRNA干渉法は極めて効果的に遺伝子をサイレンシングできる。2本鎖

siRNA は Dicer によって 2 本鎖が切断され，ガイド鎖と呼ばれる片方の鎖のみが RISC 複合体に取り込まれ，もう一方（パッセンジャー鎖）は取り除かれる。ガイド鎖と完全相補的な mRNA 標的部分が切断されるため，siRNA 医薬の開発ではガイド鎖の設計が重要である。Patisiran（ALN-TTR02）は肝臓でのトランスサイレチン（TTR）産生を阻害し，全身臓器にアミロイドが沈着するアミロイドーシスの治療効果が認められている siRNA 医薬である。siRNA を脂質ナノ粒子（LNP）に封入することで静脈内投与が可能になり，現在臨床第 3 相試験が順調に進行している。日東電工アビシア社が開発している siRNA 核酸医薬 ND-L02-s0201 は日本人肝線維化進行患者を対象として臨床第 1 相試験が行われている。Hsp47 は生合成されたコラーゲンを 3 本鎖線維に成形するタンパク質シャペロンであり，Hsp47 阻害により正常な線維形成が阻害され，肝硬変に対して治療効果が発揮される。ND-L02-s0201 は siRNA をビタミン A を表層にもつリポソームに封入したもので，全身投与により標的の肝星細胞に効果的に輸送される[16]。これらの例とは対称的にわが国のボナック社が開発している siRNA 医薬 BNC-1021 は，人工化合物はループ部分のプロリン誘導体のみで天然核酸に近い構造であるものの，DDS を使わず気管内投与により肺線維症の治療効果を発揮している[17]。

11. アプター

核酸はある立体構造をとることによって標的タンパク質に親和性をもつ。SELEX（systematic evolution of ligands by exponential enrichment）法ではタンパク質と結合した核酸を単離し，PCR により増幅し，さらにこのサイクルを繰り返すことで標的タンパク質に高親和性の核酸を得ることができる。このような核酸はアプターと呼ばれるが，他の核酸医薬と違い，塩基対形成ではなく立体構造によって標的と高い親和性をもつ。Macugen® は血管新生因子（VEGF）に結合し，加齢黄斑変性症の治療に用いられるアプター核酸医薬であり，核酸医薬としては 2 番目に認可・販売されたものである。

おわりに

核酸医薬の開発の歴史には，これまでいくつかの波と挫折が繰り返されてきた。核酸医薬の現状分析はいくつかの報告書が公開されているので，ぜひ参考にしていただきたい[18]。初期のアンチセンス医薬の課題であった代謝安定化のためにホスホロチオエートと糖部修飾体が開発された。対象疾患としてはがん関連 mRNA を標的とする開発例が最も多かったが，最近の核酸医薬の成功例から，miRNA 合成系やエクソンスキッピングなどがアンチセンス医薬の標的として相応しいのではないかと思われる。mRNA 標的的には siRNA 医薬が効果的であるが，作用の本質からアンチセンス医薬のように化学修飾体を多数利用することができない。しかし，脂質ナノ粒子など効果的な DDS との技術融合によって全身投与が可能になっている。現在は肝臓を標的とする開発例が多いが，DDS の展開により他の臓器への適用の道筋が見えてきた。Hsp47 阻害により肝硬変の治療の可能性を開いた siRNA 医薬も最適な DDS と斬新な治療標的の発見によって可能になったものと考えられる。近年の核酸医薬の進展から，今後ますます多くの核酸医薬が臨床実用化されることが期待され，核酸医薬品のガイドラインの策定が急がれる。2015 年に日本核酸医薬学会が設立され，アカデミア，規制当局および企業からの専門家が化学，生物，DDS，臨床，規制科学の 5 つのセッションのそれぞれに加わり，核酸医薬の実用化に向けた活動を活発化するための企画・運営を行っている。これらの活動から新しい核酸医薬の誕生を確信している。

参考文献

1) 平成 27 年度 特許出願技術動向調査報告書（概要），核酸医薬，平成 28 年 3 月，特許庁
 https://www.jpo.go.jp/shiryou/pdf/gidou-houkoku/h27/27_11.pdf
2) 小泉 誠：MedChem News 26, 38-42, 2016.
3) Eng NF, Bhardwaj N, et al：Hum Vaccin Immunother 9, 1661-1672, 2013.
4) Jiang K：Nat Med 19, 252, 2013.
5) Bubela T, McCabe C：Am J Manag Care 20, E3, 2014.
6) Railroading at the FDA：Nat Biotechnol 34, 1078, 2016.
7) www.ClinicalTrials.gov（NCT# NCT02740972）.
8) Ottesen EW：Transl Neurosci 8, 1-6, 2017.
9) http://www.kynamro.com/media/pdfs/Kynamro_Prescribing_information.pdf
10) Geary RS, Baker BF, et al：Clin Pharmacokinet 54, 133-146, 2015.
11) Crooke ST, Geary RS：Br J Clin Pharmacol 76, 269-276, 2013.
12) http://www.ema.europa.eu/ema/index.jsp?curl=pages/medicines/human/medicines/002429/smops/Negative/human_smop_000460.jsp&mid=WC0b01ac058001d127
13) Fedor MJ, Williamson JR：Nat Rev Mol Cell Biol 6, 399-412, 2005.
14) 福原崇介，松浦善治：ウイルス 62, 1-8, 2012.
15) Gebert LFR, Rebhan MAE, et al：Nucleic Acids Res 42, 609-621, 2014.
16) Sato Y, Murase K, et al：Nat Biotechnol 26, 431-442, 2008.
17) Hamasaki T, Suzuki H, et al：PLoS One 7, e42655, 2012.
18) HS レポート No.82 平成 25 年度 規制動向調査報告書，核酸医薬の開発と規制の動向，平成 26 年 3 月 25 日．
 http://www.jhsf.or.jp/paper/report/report_no82.pdf

佐々木茂貴
1977 年　東京大学薬学部卒業
　　　　同大学院薬学系研究科修士課程修了
1979 年　同博士課程修了　薬学博士
1982 年　米国インディアナ大学化学博士研究員
1984 年　東京大学薬学部助手
1990 年　九州大学薬学部，薬学研究院助教授
2002 年　九州大学大学院薬学研究院教授
2009 年　九州大学主幹教授

第3章 難病の治療法（総論）

4．難治性神経変性疾患における治療開発
〜疾患特異的 iPS 細胞を用いた神経疾患モデルの構築と治療薬の開発

岡田洋平・祖父江　元

　近年の科学技術の進歩により，疾患の発症や進展に関わる特定の分子やシグナルを特異的に抑える分子標的薬の開発が進められており，これまでなすすべがなかった難病に対する新たな治療薬の期待が高まっている。神経変性疾患においても，神経変性そのものを抑止する疾患修飾療法の開発が進められており，なかでも疾患特異的 iPS 細胞を用いた新たな疾患モデルの確立，および病態解析やドラッグスクリーニングへの応用が注目を集めている。近年の爆発的技術革新により，iPS 細胞による新たな創薬ストラテジーの確立が加速すると考えられる。

はじめに

　ゲノム科学をはじめとする科学技術の発展により，これまで治療薬のなかった様々な希少疾患や難病に対する新たな治療薬への期待が高まっている。特に近年では，難治性疾患の発症や進展の分子メカニズムが明らかになり，特定の分子やシグナルを特異的に抑える分子標的薬の開発が行われるようになってきた。正常と疾患の違いをゲノムレベル・分子レベルで解明し，疾患の発症や進展に必要な分子を特異的に抑えることで，高い効果が得られ，かつ副作用の少ない薬剤を開発することが可能になる。このような分子標的薬の開発は，がん治療薬を中心に進められており，1890年代のヒトがん遺伝子やがん抑制遺伝子の発見以来，これらの遺伝子産物を標的とした抗がん剤の創薬が活発に進められてきた。その成果として1997年以降，分子標的薬が多数承認され，実際に治療に用いられている。

　近年では，このような分子標的薬はがん領域にとどまらず，あらゆる疾患領域に広がっており，希少性疾患や難病に対してもその開発が試みられるようになっている。とりわけ難治性神経変性疾患では，これまでに有効な治療薬がないか，あってもパーキンソン病における L-DOPA のような症状改善薬しかないものがほとんどであったが，その病態機序の解明に伴い，病態を担う分子やシグナルを標的とした介入が可能になり，神経変性そのものを抑止する疾患修飾療法（disease modifying therapy：DMT）の開発が数多く進められている。しかし，神経変性疾患に対する分子標的薬，疾患修飾療法は，現在のところ臨床応用にまで至っているものは少ない。これは，患者の病態を忠実に再現しうる疾患モデルの作製が難し

key words
分子標的薬，疾患修飾療法，多能性幹細胞，疾患特異的 iPS 細胞，神経変性疾患，疾患モデル，病態解析，ドラッグスクリーニング，創薬，バイオマーカー

― 4. 難治性神経変性疾患における治療開発 〜 疾患特異的 iPS 細胞を用いた神経疾患モデルの構築と治療薬の開発

いためにその病態解明が進まないうえに，動物モデルで有効性や安全性が確認されても，いざ治験となると十分な有効性や安全性を確認できない，いわゆる「死の谷」の存在が1つの大きな理由になっている．近年，この問題を解決しうる重要なツールとして，患者由来体細胞から作製される疾患特異的人工多能性幹細胞（induced pluripotent stem cells：iPS 細胞）が用いられるようになってきた．疾患特異的 iPS 細胞から得られる患者由来神経系細胞を用いた新たな神経疾患モデルにより「死の谷」の克服，ひいては神経変性疾患の克服が期待される．本稿では，神経変性疾患における疾患特異的 iPS 細胞を用いた創薬に着目し，その現状と問題点を概説したい．

I. 疾患特異的 iPS 細胞によるヒト神経疾患モデル

病態解析や薬剤開発には，病態を再現する疾患モデルの開発が何より重要である．in vitro では，変異遺伝子や病態関連遺伝子を導入した培養細胞株が多く用いられてきたが，細胞種特異的な病態変化を捉えることは難しく，また in vitro での解析しかできない．一方で，in vivo での薬効を検証するモデルとして，線虫やショウジョウバエなどの無脊椎動物，魚類などのモデル生物を用いることができる．これらのモデル生物は，比較的低コストで大量に飼育できるうえにターンオーバーが早いため，多数の薬剤の迅速なスクリーニングに適しているが，種としてヒトとはかけ離れている．そこで，よりヒトに近いマウスを用いて様々な疾患モデルが作製されてきたが，同じ哺乳類であってもマウスは様々な面においてヒトとは異なる側面をもち，またヒト疾患の病態を忠実に再現できるわけではない．さらに，原因が解明されていない孤発性疾患では適切なモデル動物を作製することは難しく，病態を忠実に再現するヒト疾患モデルの確立は薬剤開発における最重要課題であるともいえる．

患者由来体細胞から作製される疾患特異的 iPS 細胞は，神経系細胞（疾患感受性細胞）へと分化誘導することで，これまで病理標本（患者剖検脳）でしか手に入らなかった患者由来の神経系細胞を入手することができる．さらに，iPS 細胞は無限に増殖する自己複製能と，個体を構成するすべての細胞に分化することができる全能性をもつため，解析に必要な様々な神経系細胞を自在にかつ大量に入手することができる．このため，患者の病態をより忠実に再現し，病態解析や治療薬スクリーニングにも応用可能な疾患モデルの作製が可能である．さらに，環境因子やエピジェネティクスが重要な役割を果たす一部の疾患を除けば，病因遺伝子が明らかにされていない疾患のモデルを作製できる可能性がある．また，患者剖検脳では疾患の終末像しか観察できなかったが，iPS 細胞から誘導した患者由来神経系細胞では，その分化過程を解析することで早期病態や病態進行をも再現しうると考えられる．これにより，疾患の発症機序や早期病態の解明，病態促進因子の探索にも応用することができる（図❶）．これまでは，患者やモデルマウスの脳で捉えられた病理学的変化に着目した治療標的の探索が主流であったが，疾患特異的 iPS 細胞を疾患モデルとして用いることで，病理学的変化よりも前の早期病態や，病態促進因子を標的とした治療開発を行える可能性がある．

II. iPS 細胞を用いた病態解析と創薬ストラテジー

動物モデルを用いた創薬と同様に，解析の最初のステップは疾患の表現型の検出と治療標的の同定である．患者由来 iPS 細胞（疾患特異的 iPS 細胞）から誘導した神経系細胞と健常者由来 iPS 細胞から誘導した神経系細胞とを比較し，疾患のある時点を輪切りで解析する横断的解析に加え，その分化誘導過程を解析することで疾患の発症や進行過程を縦断的に解析することも可能である．さらに iPS 細胞由来神経系細胞は，生化学的解析・分子生物学的解析が行いやすいことから，遺伝子発現などの網羅的解析を組み合わせることで，発症や進行の指標となる新たな分子マーカー（バイオマーカー）の探索にも応用することができる．CRISPR/Cas9 などによるゲノム編集技術を用い

第3章　難病の治療法（総論）

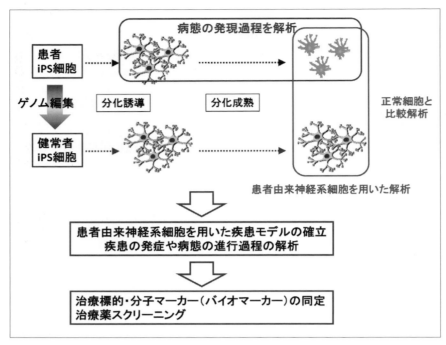

図❶　疾患特異的 iPS 細胞による疾患モデル作製と病態解析

れば，疾患の背後にある分子遺伝学的な要因の探索，遺伝子治療に向けた基礎的解析や治療標的となりうる分子病態の解明も可能である。また in vitro の培養系で解析できるため，培養細胞に候補薬を添加してその反応をアウトプットとしてスクリーニングする cell based assay を応用することができる。

　治療標的となるのは変異遺伝子から産生される遺伝子産物，病態に関与する分子やシグナル（受容体やプロテアーゼ，キナーゼやプロテアソームなど），そしてゲノム，エピゲノムなどが挙げられる。同定した標的分子に直接作用しうる化合物など（酵素阻害剤など）をスクリーニングすることで治療薬の候補を探索することができる（候補薬アプローチ）[1]。このアプローチでは，比較的少ないサンプル数で解析するため，少ない細胞数で，また複雑な表現型を指標として解析することも可能である。一方で，ハイスループットスクリーニング（high-throughput screening：HTS）では，大規模な化合物ライブラリーを用いて多数の化合物の効果を検証する[1]。広範囲の化合物を対象とするため，多くの細胞数を必要とし，複雑な表現型を指標とするのは難しい。また表現型の検出に長期間の分化誘導を必要とする場合もあり，十分量の分化細胞を得られないことやサンプル間のぶれが大きくなることがある。さらに大規模なスクリーニングのためには，測定と定量をいかに単純化・自動化できるかがカギとなる。最近では，イメージングサイトメーターにより神経突起伸長などの複雑な形態学的特長を自動解析する high content analysis（HCA）や，電気生理学的特性を一括解析可能な多電極アレイ（multielectrode array：MEA）などの技術が進歩してきており，HTS がカバーする範囲は広がってきている。また，既に他の疾患で認可されている医薬品や，過去に開発の途中で何らかの理由により脱落した化合物などの既存薬により標的分子を抑えることができれば，短期間で臨床応用を行うことができる（既存薬スクリーニング：drug repositioning）（図❷）。

— 4. 難治性神経変性疾患における治療開発 〜疾患特異的iPS細胞を用いた神経疾患モデルの構築と治療薬の開発

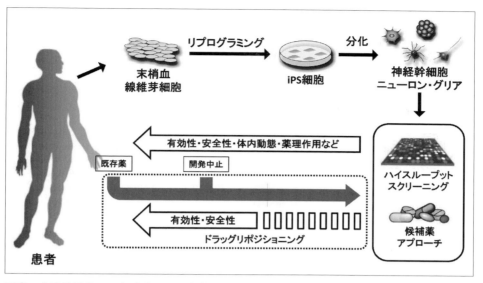

図❷ 疾患特異的iPS細胞を用いた創薬（文献10より）

Ⅲ. 疾患特異的iPS細胞を用いた神経疾患の病態解析とドラッグスクリーニング

　2007年にヒトiPS細胞が報告されて以来，疾患特異的iPS細胞を用いた疾患モデリングの報告が爆発的に増え，様々な疾患の病態を in vitro で再現できることが明らかになってきた。2008年にDimosらは家族性筋萎縮性側索硬化症（amyotrophic lateral sclerosis：ALS）患者からiPS細胞を樹立し，運動ニューロンへと分化誘導した。TDP-43（TAR DNA-binding protein 43）核内封入体を指標に薬剤スクリーニングを行い，新たな治療薬の候補としてジゴキシンを見出した[2]。2009年にはEbertらは脊髄性筋萎縮症（spinal muscular atrophy：SMA）患者由来iPS細胞から運動ニューロンを誘導し，バルプロ酸やトブラマイシンによりSMN（survival of motor neuron）タンパクの誘導と，その表現型の改善を示した[3]。同年，Leeらは常染色体劣性の3型遺伝性感覚性自律神経ニューロパチー（hereditary sensory and autonomic neuropathy type Ⅲ：HSAN-Ⅲ）の患者由来iPS細胞を用いてI-κ-B kinase complex-associated protein（IKBKAP）遺伝子の

スプライシング異常を再現し，またカイネチン（kinetin）によりそのスプライシング異常が改善することを見出した[4]。このグループは，2012年には自動RNA抽出・定量PCRシステムを用いて，IKBKAP遺伝子の発現量を指標とした6,912個の化合物のHTSを行い，表現型を改善しうる化合物としてSKF-86466を同定したことを報告している[5]。2013年には，京都大学の井上らは，TDP-43に変異をもつ家族性ALS患者由来iPS細胞から運動ニューロンを誘導して患者剖検組織と同様の異常タンパクの凝集や神経突起短縮などの表現型を再現するとともに，これらの表現型を改善する化合物としてアナカルジン酸を同定した[6]。さらに2017年には，SOD1変異をもつ家族性ALS患者由来iPS細胞から誘導した運動ニューロンにおいて，細胞死を指標とした1,416個の化合物のHTSを行って有効な化合物を27個同定，Src/c-Ablシグナルが病態に関与することを示した。なかでも慢性骨髄性白血病の治療薬である既存薬ボスチニブは，オートファジーを促進して異常変異SOD1タンパクを減らすこと，TDP-43変異あるいはC9orf72リピート伸長を有する家族性ALS患者あるいは孤発性ALS患者由来iPS細胞から誘導した運動ニューロンでも細

113

胞死を抑制することが示された。さらには SOD1 変異をもつ ALS モデルマウスの生存を改善させたことから，ALS に対する新たな治療薬開発の可能性が示された[7]。

これらの解析は，いずれも主にニューロンを標的とした解析であったが，筆者らのグループはニューロンのみならず iPS 細胞由来グリア細胞を用いた解析を報告している。グリア細胞の 1 つであるオリゴデンドロサイトは，髄鞘形成に寄与することから脱髄性疾患をはじめとした様々な神経疾患の病態に関与している。しかし，ヒト iPS 細胞からオリゴデンドロサイトを誘導するには長く複雑な分化誘導プロトコルが必要で，また再現も難しかった。筆者らのグループでは運動ニューロンの分化誘導法を改変することで，典型的な形態の成熟オリゴデンドロサイトを誘導することに成功した。さらに，この方法を用いて先天性大脳白質形成不全症の患者由来 iPS 細胞からオリゴデンドロサイトを誘導し，in vitro で髄鞘形成不全が再現されること，またその病態に小胞体ストレスが関与することを示した[8]。

わが国における iPS 細胞創薬の中でも，神経疾患ではないが臨床応用に迫っているものもある。進行性骨化性線維異形成症（fibrodysplasia ossificans progressiva：FOP）の疾患特異的 iPS 細胞を用いた解析では，約 7,000 化合物の HTS が行われ，mTOR シグナルの活性化が異所性骨化を引き起こすこと，またその阻害剤であるラパマイシンが異所性骨化の抑制に有効であることが見出された[9]。2017 年 8 月にはラパマイシンを用いた医師主導治験が発表されており，わが国における iPS 創薬の先駆けとなっている。

これらの例にとどまらず，疾患特異的 iPS 細胞は，認知症をはじめとして様々な神経疾患の疾患解析や薬効評価へと応用されており[10]，今後の神経疾患の分子病態解明や創薬の強力なツールになると考えられる。

Ⅳ. iPS 細胞創薬における問題点

培養細胞株である iPS 細胞は一見，モデル動物に比べて短時間・低コストでかつ容易に解析を進められるようにみえるが，実際には必ずしもモデル動物に比べて簡便であるとはいえ，多くの問題点に直面する。特に疾患特異的 iPS 細胞を用いた解析では，わずかな表現型の差しか観察されないことも多く，この差を確かな差として捉えるための高感度の検出システムと十分な再現性を得ることが必要不可欠である。

1. 時間，コスト，エフォート

ヒト iPS 細胞の分化誘導は，煩雑な培養や長期間の分化誘導を必要とし，また高価な培地や組換えタンパク，サイトカインなどを用いることも多いため，実験にかけるエフォートやコストの問題が無視できない。そのため，分化誘導期間を短くするための工夫や，組換えタンパクの代わりに低分子化合物を用いるプロトコルが開発されている。神経分化誘導では，dual Smad inhibition（BMP 阻害剤である Dorsomorphin や LDN-193189 などと TGF-β 阻害剤である SB431542 を併用する方法）が報告されており[11]，また筆者らのグループでもこの方法に GSK3β 阻害剤（BIO，CHIR99021）を併用することで，短期間で高効率にかつ安定的に神経系前駆細胞を誘導する簡便な培養方法を報告している[12]。

2. クローン間のばらつき，分化誘導の不均一性と遺伝的バックグラウンドの多様性

ヒト多能性幹細胞は，クローン間の分化指向性（propensity）の違いや，培養ごとのばらつきが大きいことが知られている。さらに，特定の系譜へと分化誘導したとしても，様々な細胞が混在しており，またその成熟度も様々な不均一な細胞集団として誘導されることが多い。したがって，複数の iPS 細胞クローンからコンスタントに同じ品質の分化細胞を作製するのがなかなか難しい。そのため，より分化誘導効率を上げるための工夫や，表面抗原や細胞種特異的レポーターを用いた特定の細胞の純化，iPS 細胞の樹立方法や品質の均一化などが試みられている。

また，異なる患者・健常者から作製されたヒト iPS 細胞は遺伝的多様性を有しているため，得られた結果が個人差やクローン間の範囲を出ないものなのか，疾患に特異的な所見といえるのか判断

が難しいことがある。遺伝的バックグラウンドの相違が表現型に影響を与えることもあり、このような場合は複数の患者・健常者から樹立したiPS細胞を解析して検証する必要がある。近年では、CRISPR/Cas9などのゲノム編集技術が急速に進歩していることもあり、患者における遺伝子変異の修復や正常細胞への遺伝子変異の導入などにより、同じ遺伝的バックグラウンドをもつiPS細胞（isogenic iPS細胞）を作製して比較解析が行われるようになってきており、クローン間のばらつきや解析ノイズの軽減が期待できる。

3. 遅発性疾患の疾患モデリング：iPS細胞由来ニューロンの分化成熟

多能性幹細胞（ES細胞やiPS細胞）は、胚発生初期の胚盤胞の内部細胞塊に相当する細胞であるため、ヒトの発生が10ヵ月かかることを考慮すると、分化誘導しても発症に足るほど十分に成熟しないことも多い。したがって、小児期の疾患では比較的容易に表現型を捉えられても、成人発症の疾患・遅発性の疾患ではなかなか表現型を捉えられないことがあり、より成熟・老化を促進する方法が試みられている。例えば、様々なストレスを加えることで疑似的に老化を再現し、表現型を検出できることがある。また、老化遺伝子であるprogerinの導入により老化を促進し表現型を捉えた報告もある[13]。筆者らのグループでも、様々な培養条件を工夫することで通常よりも迅速に分化成熟を進められる培養法を開発し、表現型の検出に成功している。また、逆に表現型を促進するストレスシグナルを同定することで、疾患の病態促進因子を捉えることができると考えており、新たな病態抑止療法の開発にもつながるものと考えている。

4. 機能的疾患モデルの構築

iPS細胞を用いた疾患モデルはあくまでも in vitro のモデルであり、二次元平面上で培養されたiPS細胞由来神経系細胞でみられた表現型が in vivo でも再現されるのかはわからない。また細胞間相互作用によりもたらされる非細胞自律的病態が重要な役割を果たしている場合は、適切な細胞間相互作用が再現されなければ本来の表現型が得られない可能性もある。そこで、より in vivo に近い環境、より生理的な環境における疾患モデルの作製や、神経疾患の解析において必要不可欠な機能的な病態解析が試みられている。筆者らのグループでは、運動ニューロンと骨格筋の相互作用が様々な神経筋疾患において重要な役割を果たしていることに着目し、ヒトiPS細胞から運動ニューロンと骨格筋をそれぞれ誘導し、機能的な神経筋接合部（シナプス）を形成し、タイムラプスイメージングやMEAによる解析が可能な神経・筋共培養システムを構築してきた[11]。近年では、自己組織化技術を用いた三次元培養により、ヒトiPS細胞から大脳皮質や眼球などの様々な神経組織構造を in vitro で再構築しうることが報告されており、実際に病態解析に応用されている[14)-17)]。

5. 孤発性疾患の解析

疾患特異的iPS細胞は、原因不明の孤発性疾患のモデルも作製できるという利点がある。しかし孤発性疾患はその原因も多岐にわたり、臨床診断は同一でも分子病態が全く異なることもありうるため、単純な患者・健常者の比較では、その病態の解明や治療開発までたどり着くのは容易ではない。現時点では、このような孤発性疾患に対する取り組みとしては、多数の患者由来の細胞を解析し、集団として解析する方法がとられているが、実際に多数の患者のiPS細胞の樹立と分化誘導、解析を1つのグループだけで行うのは現実的ではない。現在、The New York Stem Cell Foundation, California Institute for Regenerative Medicine（CIRM）や European Bank for induced pluripotent Stem Cells（EBiSC）などにおいて疾患特異的iPS細胞バンクの構築が進められており、孤発性疾患解析のためのiPS細胞のレポジトリーとしての役割が期待される。

おわりに

近年の爆発的な技術革新により、iPS細胞は創薬研究において重要な役割を果たすようになってきている。特に神経変性疾患における創薬研究では、これまでの「死の谷」を克服するための切り

札になることが期待される。疾患特異的iPS細胞から誘導した患者由来細胞を用いて治療標的を同定する，あるいは既存薬スクリーニングで効果が得られた薬剤を速やかに治験に持ち込むことで，いち早く新規治療法を患者へ還元しうるストラテジーの形成が期待される。iPS細胞創薬にはまだ多くの問題点が残されているが，いずれも近いうちに克服され，難治性疾患の疾患修飾療法，分子標的治療の開発につながることを期待したい。

参考文献

1) Avior Y, Sagi I, et al : Nat Rev Mol Cell Biol 17, 170-182, 2016.
2) Dimos JT, Rodolfa KT, et al : Science 321, 1218-1221, 2008.
3) Ebert AD, Yu J, et al : Nature 457, 277-280, 2009.
4) Lee G, Papapetrou EP, et al : Nature 461, 402-406, 2009.
5) Lee G, Ramirez CN, et al : Nat Biotechnol 30, 1244-1248, 2012.
6) Egawa N, Kitaoka S, et al : Sci Transl Med 4, 145, 2012.
7) Imamura K, Izumi Y, et al : Sci Transl Med 9, eaaf3962, 2017.
8) Numasawa-Kuroiwa Y, Okada Y, et al : Stem Cell Reports 2, 648-661, 2014.
9) Hino K, Horigome K, et al : J Clin Invest 127, 3339-3352, 2017.
10) 伊藤卓治，岡田洋平：神経疾患治療ストラテジー, 368-379, 中山書店, 2017.
11) Chambers SM, Fasano CA, et al : Nat Biotechnol 27, 275-280, 2009.
12) Shimojo D, Onodera K, et al : Mol Brain 8, 79, 2015.
13) Miller JD, Ganat YM, et al : Cell Stem Cell 13, 691-705, 2013.
14) Lancaster MA, Renner M, et al : Nature 501, 373-379, 2013.
15) Kadoshima T, Sakaguchi H, et al : Proc Natl Acad Sci USA 110, 20284-20289, 2013.
16) Nakano T, Ando S, et al : Cell Stem Cell 10, 771-785, 2012.
17) Dang J, Tiwari SK, et al : Cell Stem Cell 19, 258-265, 2016.

岡田洋平

1997年	名古屋大学医学部卒業
	名古屋第一赤十字病院臨床研修医/神経内科医師
2001年	慶應義塾大学医学部生理学教室共同研究員
2004年	名古屋大学大学院医学系研究科博士課程修了
	慶應義塾大学医学部生理学教室特別研究助手
2006年	日本学術振興会特別研究員（PD）
2008年	慶應義塾大学医学部総合医科学研究センター/生理学教室特任講師
2013年	愛知医科大学医学部内科学講座（神経内科）准教授

第3章 難病の治療法（総論）

5．先天代謝異常症のタンパク質ミスフォールディングに対する治療：薬理学的シャペロンとタンパク質恒常性制御因子

大野耕策

多くの先天代謝異常症では原因遺伝子のミスセンス変異によって，原因タンパク質の三次元的高次構造に異常（ミスフォールディング）をきたし，不安定となって小胞体関連分解システムで分解される場合がある．薬理学的シャペロンは低分子化合物をミスフォールドしたタンパク質に結合させ，三次元的構造を改善して，そのタンパク質を安定化・活性化して機能を回復させることを目的とした治療法である．一方，タンパク質恒常性制御因子は細胞内のタンパク質の合成，フォールディングや分解の過程に作用し，タンパク質の恒常性維持能を高めてミスフォールドしたタンパク質を安定化・活性化することを目的としている．いずれの治療法も経口投与可能な低分子化合物を用いており，中枢神経系へ移行することから先天代謝異常症の中枢神経症状の治療法として期待される．

はじめに

リボソームで合成されたタンパク質がその機能を発揮するためには細胞内の折りたたみ酵素や熱ショックタンパク質などの分子シャペロンの助けによって三次元的高次構造を形成し，機能状態に成熟する．あるタンパク質は自然に折りたたまれるが，多くのタンパク質，特に大きなタンパク質はあまり効率よく折りたたまれずミスフォールディングを起こしやすい．疎水性基を露出しやすい複雑な構造をもつ大きいタンパク質は相互作用を受けやすく，凝集しやすくなる．タンパク質のミスフォールディングとその後の凝集を防ぐため，多数のシャペロンが折りたたみの制御やミスフォールドしたタンパク質の分解に関わっている．タンパク質の折りたたみと分解のバランスはタンパク質品質管理システムと呼ばれ，細胞内タンパク質恒常性維持（proteostasis）に関わる過程の1つである．タンパク質恒常性維持のネットワークの基盤は，タンパク質の濃度，構造，局在と分解の制御である．1つの変異で細胞内のタンパク質の恒常性維持ができなくなった場合，タンパク質の機能喪失（loss-of-function）またはタンパク質の機能獲得（gain-of-function）疾患に分類される病気になる．先天代謝異常症の多くではミスセンス変異によって異常なアミノ酸配列ができ，タンパク質のミスフォールディングを起こしたタンパク質が小胞体関連分解（ERAD：

---

key words

薬理学的シャペロン，pharmacological chaperone，タンパク質恒常性制御因子，proteostasis regulators endoplasmic reticulum associated degradation) システムによって急速に分解除去され，そのタンパク質の機能喪失の結果，細胞内で種々の代謝異常を起こすことによって起こる．タンパク質の恒常性維持ネットワークやタンパク質品質管理システムの知見の増加によって，低分子化合物によるミスフォールディング病に対する新しい治療法が開発されるようになった．鈴木らは，ライソゾーム蓄積病の中で，Fabry 病[1]，G_{M1} ガングリオシドーシス[2]，Gaucher 病[3] の変異酵素の中に，酵素がうまく折りたたまれず ERAD システムで分解されてしまう酵素があり，低分子の基質類似体がそれぞれの変異したタンパク質を安定化することを明らかにした．鈴木はこれらの低分子化合物を化学的シャペロン (chemical chaperone) と呼んでいるが，薬理学的シャペロンと呼ばれることが多くなっている．タンパク質の恒常性維持能力を高める低分子化合物をタンパク質恒常性制御因子と呼び，これらによる治療の可能性も報告されてきている．低分子化合物は 500 Da 以下の化合物で，血液脳関門を通過し，神経症状の治療に有効であることが期待されている[4]．実際，Gaucher 病の変異酵素である β-グルコセレブロシダーゼ（以下 GCase と略す）の薬理学的シャペロンであるアンブロキソールが神経型 Gaucher 病の神経症状に有効であることを，われわれが初めて報告した[5]．

本稿ではタンパク質のミスフォールディングによって起こる先天代謝異常に対する薬理学的シャペロンとタンパク質恒常性維持制御因子による治療法開発の現状について記載する．

I. 薬理学的シャペロン (Pharmacological Chaperones)

1. 薬理学的シャペロンの種類
(1) 競合的阻害薬（抑制性シャペロン）

薬理学的シャペロンは小胞体でミスフォールドした酵素タンパク質の活性化部位に中性の環境で特異的かつ可逆的に結合してタンパク質を安定化させ，ライソゾームに運ばれた後，酸性の環境下で結合が弱くなって酵素の活性化部位から離れ，基質と結合できるようになる競合的酵素阻害剤である．主に基質類似体，Gauher 病の場合はグルコース類似体の中から，試験管内で GCase 活性を濃度依存的に抑制する薬剤をスクリーニングし，生きている細胞の培地に添加し，変異酵素活性を上げる薬剤をスクリーニングすることで見出されてきた[3]．多くのシャペロンは大量では生細胞の酵素活性を低下させることが多い．

(2) 非抑制性シャペロン

酵素の補酵素の量を増やすことでミスフォールドした酵素タンパク質を安定化させる．この薬理学的シャペロンの 1 つの例はフェニルケトン尿症で，補酵素であるテトラヒドロビオプテリン（BH4）[6]はミスセンス変異したフェニルアラニン水酸化酵素を安定化する．その他，原発性高しゅう酸尿症へのピリドキサールリン酸による活性化[7]，メチルマロン酸尿症でのコラバミンによる活性の上昇が報告されている[8]．

(3) アロステリックリガンド

このシャペロンは酵素タンパク質の機能を損ねることなく酵素の活性部位ではないポケットに結合し，酵素タンパク質を安定化させる．トランスサイレチン（transthyretin：TTR）型家族性アミロイドポリニューロパチーに対するタファミディス（ビンダケル®）[9][10]が承認されている．また Gaucher 病ではピラゾロピリミジン[10]が，Pompe 病では N-アセチルシステイン[11]が，アロステリックシャペロンとして働くことが報告されている．

2. 薬理学的シャペロンの開発状況
(1) ライソゾーム病

Gaucher 病では酵素補充療法による治療が行われている．しかし神経型 Gaucher 病にはほとんど効果がない．全世界では神経型 Gaucher 病は 6％であるのに対し，日本では 62.6％と神経型の頻度が高く[12]，神経型に有効な治療が望まれていた．われわれは Gaucher 病のシャペロンとして N-オクチルバリエナミン[3]や二環型ノジリマイシン[13]などを見出してきた．アンブロキソールは市販薬のムコソルバンで，市販薬のスクリーニングから Gaucher 病の患者細胞でシャペロン

活性を示すことが報告された[14]。アンブロキソールはヒトでの大量使用の報告があり，副作用が少なく安全であり，われわれは正常マウスへ経口投与した時，脳のGCaseが23 mg/kg/day～65 mg/kg/day投与で有意に上昇することを確認し，5例の神経型Gaucher病の患者に6ヵ月から4年間，25 mg/kg/dayから35 mg/kg/dayを投与し，明らかな副作用なく，ミオクローヌス，対光反射，眼球運動などの改善など神経症状に顕著な効果があることを確認した[5]。アンブロキソールの効果がないミスセンス変異もあるが，神経型の60％以上にこの治療法が適応になると考えている。現在，医師主導治験を準備中である。イソファゴミンも変異GCaseを活性化させることが報告された[15]。イソファゴミンは高濃度でも細胞への毒性が少なく，Amicus社はイソファゴミン誘導体のAT3375を開発しているが[16]，その後の報告はない。

Fabry病の欠損酵素である α-ガラクトシダーゼ活性を上昇させる1-デオキシノジリマイシンが薬理学的シャペロンとして初めて報告された[1]。その後Amicus社によって酵素補充療法とAT1001（1-デオキシノジリマイシン，migalstat）併用でFabry病モデルマウスへの有効性が確認され，2015年，欧州でFabry病治療薬として承認され，2017年に日本でも承認される可能性がある[17]。

その他のライソゾーム病の薬理学的シャペロンは，Pompe病[11)18]，G_{M1}-ガングリオシドーシス[2]，G_{M2}-ガングリオシドーシス[19)20]，Krabbe病[21)22]などで報告されているが，まだ臨床治験の段階ではない。

(2) フェニルケトン尿症

フェニルアラニン水酸化酵素の補酵素であるテトラヒドロビオプテリン（BH4）の経口投与で血中フェニルアラニンが低下するBH4反応性フェニルケトン尿症がKureら[23]によって報告された。その後，天然型BH4（サプロプテリン塩酸塩）がBH4反応性フェニルケトン尿症の経口治療薬として米国（2007年）や日本・欧州（2008年）で承認されてきた。フェニルケトン尿症患者のおよそ30％から50％で，天然型BH4の効果がある

ことが報告されており[24)25]，また天然型BH4に反応する例は，フェニルアラニン水酸化酵素の残存酵素活性が高く，臨床的に重症度が軽度から中等度の例であることが知られている[25)26]。BH4の作用機序は明らかではなかったが，フェニルケトン尿症はタンパク質の不安定化によるloss of functionによるコンフォメーション病で，BH4は薬理学的シャペロンとして，ミスフォールドしたフェニルアラニン水酸化酵素タンパク質を安定化させることが示され[27]，いくつかの化合物が新しい薬理学的シャペロンとして報告された[28)29]。このうち細胞レベルとモデルマウスでBH4より2倍の効果のある化合物も報告されたが[29]，その後の進展の報告はない。

(3) トランスサイレチン型家族性アミロイドポリニューロパチー

トランスサイレチン（transthyretin：TTR）型家族性アミロイドポリニューロパチーは*TTR*遺伝子の変異により，末梢神経障害（感覚障害，筋力低下，筋萎縮），自律神経障害，心筋障害などをきたす優性遺伝形式を示す進行性の神経変性疾患である。*TTR*遺伝子変異によって天然構造である四量体が単量体に解離し，解離した単量体が変性することで繊維状に凝集してアミロイド繊維が形成され蓄積することで神経障害を起こす。タファミディスはTTR四量体に結合し，四量体を安定化するアロステリックシャペロンとして作用し，単量体への解離を抑制してアミロイド沈着を阻害する[30]。日本では2013年に家族性アミロイドニューロパチーの治療薬としてタファミディス（ビンダケル®）が承認された。副作用がなく，神経症状の進行を抑制し，QOLを維持できることが報告されている[31]。

(4) 薬理学的シャペロンが見出されているその他の遺伝性疾患

囊胞性線維症（cystic fibrosis）への非抑制性シャペロン[32)33]，原発性高しゅう酸尿症に対する非抑制性（補酵素）シャペロン[7]，ホモシスチン尿症に対する非抑制性シャペロン[34]，メチルマロン酸尿症に対する非抑制性シャペロン[8]，Zellweger病に対する非抑制性シャペロン[35]など多数の疾

患で報告されている[4)36)37)]。

II．タンパク質恒常性制御因子（Proteostasis Regulators）

1. タンパク質恒常性制御因子の種類

loss of function を引き起こす遺伝子変異によってタンパク質のミスフォールディングが起こった場合，細胞内のタンパク質恒常性維持機能を高めることによって，ミスフォールディングを軽減することができる。loss of function によるミスフォールディング病に対するタンパク質の恒常性維持制御には，①タンパク質合成の制御，②シャペロンタンパク質の増強，③シャペロンタンパク質の修飾，④ミスフォールドしたタンパク質の分解促進などがある。タンパク質恒常性制御因子として，プロテアソーム阻害剤とカルシウム制御因子が知られている[36)38)]。

2. 低分子タンパク質恒常性制御因子による治療法の開発状況

（1）プロテアソーム阻害剤

Gaucher 病について，小胞体関連分解（endoplasmic reticulum associated degradation：ERAD）によって急速に分解される変異 GCase が，熱ショック転写因子活性化因子1（HSF-1）であるセラストールやプロテアソーム阻害剤の MG-132 によって活性化されることが Gaucher 病患者細胞を用いて明らかにされた[39)]。また，Tay-Sachs 病の原因酵素である β-ヘキソサミニダーゼ A の α サブユニットの変異で顕著に小胞体関連分解されることが明らかになっている患者細胞でも，MG-132 は β-ヘキソサミニダーゼ A 活性を増強することも確認された。さらに，薬理学的シャペロンとプロテアソーム阻害剤を併用することで共同して酵素活性を増強させることが明らかにされた。

Niemann-Pick 病 C 型では60％が *NPC1* 遺伝子のミスセンス変異で発症し，小胞体関連分解によって急速に NPC1 タンパク質が減少している例があることが推察されていた。分子標的治療薬として多発性骨髄腫に対して用いられているプロテアソーム阻害剤であるボルテゾミブが患者細胞の NPC1 タンパク質レベルを増加させ細胞内のコレステロールの蓄積を少なくすることが報告された[40)]。

ホモシスチン尿症の多くの患者はシスタチオニン合成酵素（CBS）のミスセンス変異で起こることが知られており，マウス CBS が欠損しヒト変異 CBS を発現しているモデルマウスにボルテゾミブを投与すると CBS 活性が増加し，ホモシステインが正常レベルになることが確認された[41)]。

（2）カルシウム制御因子

カルシウムイオン，特に小胞体（1mM）と細胞質（100nM）のカルシウムイオン勾配が小胞体でのタンパク質のフォールディングを含む，細胞の基本的機能に重要な役割をしていることが知られている。クルクミンはカルシウムポンプ阻害剤で小胞体品質管理機構を停止させ，小胞体内の Ca イオン濃度を低下させ，細胞質のカルシウムを増加させる。嚢胞性線維症の患者細胞やモデルマウスで変異した cystic fibrosis transmembrane conductance regulator タンパク質をクルクミンが安定化して増加させることが報告された[42)]。Niemann-Pick 病 C 型ではエンドソーム/ライソゾームのカルシウムの低下があり，カルシウムの恒常性維持機構の障害がスフィンゴ脂質やコレステロールの蓄積を起こしている。クルクミンで細胞質のカルシウムを増加させることでコレステロールの蓄積が減少し，モデルマウスの寿命が延びることが報告された[43)]。Gaucher 病ではグルコシルセラミドがライソゾーム内に蓄積し，小胞体のカルシウムイオンの低下があり，欧米で高血圧治療薬として使われている L 型カルシウムチャネル拮抗薬のラシジピンが小胞体カルシウムの流出を抑制し，変異 GCase のフォールディングを改善し，活性を上昇させることが報告された[44)]。

サポシン（SAP）C は Gaucher 病の欠損酵素である GCase の活性化因子として働いている。Sap C 欠損症は Sap C を作るプロサポシン遺伝子の変異で起こり，GCase 活性が正常レベルであるにもかかわらず，グルコシルセラミドの蓄積を起こし，Gaucher 病と同じ症状を起こす。Sap C 欠損症の線維芽細胞ではカテプシン B と D の活性が低下

―― 5. 先天代謝異常症のタンパク質ミスフォールディングに対する治療：薬理学的シャペロンとタンパク質恒常性制御因子

し，オートファジーの欠陥があることが知られていたが，この異常がクルクミン誘導体とシクロデキストリン（2-hydroxypropyl-β-cyclodextrin）の添加で改善し，グルコシルセラミドやコレステロールの蓄積が改善することが報告された[45]。

おわりに

ライソゾーム病ではこれまで酵素補充療法などの治療法はあったが，中枢神経症状には効果がなかった。中枢神経系の症状に効果のある低分子化合物による薬理学的シャペロン療法とタンパク質恒常性制御因子を活性化する新しい治療法の可能性が出てきている。ライソゾーム病以外でも新しい治療法の開発が進んでいる現状について報告した。

参考文献

1) Fan JQ, Ishii S, et al : Nat Med 5, 112-115, 1999.
2) Matsuda J, Suzuki O, et al : Proc Natl Acad Sci USA 100, 15912-15917, 2003.
3) Lin H, Sugimoto Y, et al : Biochim Biophys Acta 1689, 219-228, 2004.
4) Suzuki Y, Ohno K, et al : Curr Bioinform 11, 241-249, 2016.
5) Narita A, Shirai K, et al : Ann Clin Transl Neurol 3, 200-215, 2016.
6) Pey AL, Perez B, et al : Hum Mutat 24, 388-399, 2004.
7) Cellini B, Mattioli R, et al : Biochim Biophys Acta 1814, 1577-1584, 2011.
8) Jorge-Finnigan A, Brasil S, et al : Hum Mol Genet 22, 3680-3689, 2013.
9) Mauer MS, Grogan DR, et al : Cir Heart Fail 8, 519-526, 2015.
10) Patnaik S, Zheng W, et al : J Med Chem 55, 5734-5748, 2012.
11) Porto C, Ferrara MC, et al : Mol Ther 20, 2201-2211, 2012.
12) ライソゾーム病（Fabry 病を含む）に関する調査研究班．ゴーシェ病．厚生労働省難治性疾患等政策研究事業. http://www.japan-lsd-mhlw.jp/lsd_doctors/gaucher.html
13) Luan Z, Higaki K, et al : Chembiochem 10, 280-292, 2009.
14) Maegawa GH, Tropak MB, et al : J Biol Chem 284、23502-23516, 2009.
15) Steet RA, Chung S, et al : Proc Natl Acad Sci USA 103, 13813-13818, 2006.
16) Khanna R, Pellegrino L, et al : Mol Genet Metab 105, s40, 2012.
17) Amicus Therapeutics : Amicus therapeutics to submit Japanese new drug application for Migalastat for Fabry disease in 1H17, Aug 3, 2016. http://ir.amicusrx.com/releasedetail.cfm?releaseid=982605.
18) Okumiya T, Kroos MA, et al : Mol Genet Metab 90, 49-57, 2007.
19) Tropak MB, Mahuran D : FEBS J 274, 4951-4961, 2007.
20) Clarke JT, Mahuran DJ, et al : Mol Genet Metab 102, 6-12, 2011.
21) Lee WC, Kang D, et al : J Neurosci 30, 5489-5497, 2010.
22) Hossain MA, Higaki K, et al : J Hum Genet 60, 539-545, 2015.
23) Kure S, Hou DC, et al : J Pediatr 135, 365-368, 1999.
24) Lindegren ML, Krishnaswami S, et al : JIMD Rep 8, 109-119, 2013.
25) Keil S, Anjema K, et al : Pediatrics 131, e1881-1888, 2013.
26) Tao J, Li N, et al : Pediatr Res 78, 691-699, 2015.
27) Gersting SW, Kemter KF, et al : Am J Hum Genet 83, 5-17, 2008.
28) Pey AL, Ying M, et al : J Clin Invest 118, 2858-2867, 2008.
29) Santos-Sierra S, Kirchmair J, et al : Hum Mol Genet 21, 1877-1887, 2012.
30) Bulawa CE, Connelly S, et al : Proc Natl Acad Sci USA 109, 9629-9634, 2012.
31) Ando Y, Sekijima Y, et al : J Neurol Sci 362, 266-271, 2016.
32) Brown CR, Hong-Brown LQ, et al : Cell Stress Chaperones 1, 117-125, 1996.
33) Gelman MS, Kopito RR : J Clin Invest 110, 1591-1597, 2002.
34) Pey AL, Majtan T, et al : Biochem J 449, 109-121, 2013.
35) Zhang R, Chen L, et al : Proc Natl Acad Sci USA 107, 5569-5574, 2010.
36) Muntau AC, Leandro J, et al : J Inherit Metab Dis 37, 505-523, 2014.
37) Suzuki Y : Proc Jpn Acad Ser B 90, 145-162, 2014.
38) Matalonga L, Gort L, et al : J Inherit Metab Dis 40, 177-193, 2017.
39) Mu TW, Ong DS, et al : Cell 134, 769-781, 2008.
40) Macias-Vidal J, Giros M, et al : FEBS J 281, 4450-4466, 2014.
41) Gupta S, Wang L, et al : Hum Mutat 34, 1085-1093, 2013.
42) Egan ME, Pearson M, et al : Science 304, 600-602, 2004.
43) Lloid-Evans E, Morgan AJ, et al : Nat Med 14, 1247-1255, 2008.
44) Wang F, Chou A, et al : Chem Biol 18, 766-776, 2011.
45) Tatti M, Motta M, et al : Hum Mol Genet 15, 4198-4211, 2015.

第3章 難病の治療法(総論)

大野耕策
1974年　鳥取大学医学部医学科卒業
　　　　神奈川こども医療センタージュニアレジデント
1976年　鳥取大学医学部附属病院脳神経小児科
1993年　同医学部生命科学科神経生物学講座教授
2001年　同医学部脳神経小児科部門教授
2013年　鳥取大学名誉教授
　　　　独立行政法人労働者健康安全機構山陰労災病院院長

第3章 難病の治療法（総論）

6．同種造血幹細胞移植

矢部普正

　同種造血幹細胞移植は難治性白血病や重症再生不良性貧血に対し，根治を期待しうる治療として開発されたが，原発性免疫不全症や先天代謝異常にも広く行われている．白血病に対しては超大量の抗がん剤や全身放射線照射を可能とし，さらに同種免疫細胞治療としての効果を発揮する．再生不良性貧血に対しては造血幹細胞，原発性免疫不全に対しては免疫担当細胞の補充・置換によってそれぞれ造血能・免疫能を再構築し，治癒に導く．先天代謝異常に対しては欠損酵素・タンパクの補充を行うほか，遊走する単球系細胞が全身諸臓器の修復に貢献する．

はじめに

　同種造血幹細胞移植（allogeneic hematopoietic stem cell transplantation：allo-HSCT）は移植関連合併症が多く，その一部は致命的になることもあるため，移植適応の判定に始まり，適切なドナーの選定，移植前処置の選択やドナーに応じた移植片対宿主病（graft-versus-host disease：GVHD）予防の選択，感染症など合併症対策が重要である．本稿ではHSCTの適応となる疾患とHSCTの方法について概説する．

I．同種造血幹細胞移植の適応

1．白血病

（1）急性リンパ性白血病
（acute lymphoblastic leukemia：ALL）

　小児ALLに対する化学療法の進歩はめざましく，近年では70～85％の無イベント生存率，80～90％の全生存率が得られており，第一寛解期でHSCTの適応となるのは超高危険群に限られる[1]．再発例であっても晩期再発例など化学療法の感受性が保たれている場合には，化学療法による長期生存が可能であり，移植適応は微小残存腫瘍（minimal residual disease：MRD）[用解1]陽性例に限られる．

　MRDは治療に対する反応性の指標であり，初回治療での寛解不能例やステロイドなどの初期治療反応不良例なども同様に超高危険群となる．ALLの生物学的特性として移植適応になるのは，フィラデルフィア染色体陽性ALL（PhALL）あるいは *BCR-ABL* 陽性ALLや低二倍体（hypodiploid），t(4;11)あるいは *MLL-AF4* 陽性ALL，*MLL* 遺伝子再構成陽性乳児ALL，t(17;19)あるいは *TCF-HLF* 陽性ALLであるが[2]，PhALLではチロシンキナーゼ阻害剤（TKI）など分子標的薬剤の導入によりMRD消失例が増えて移植適応が限定されてきた．

（2）急性骨髄性白血病
（acute myeloid leukemia：AML）[3]

　小児AMLにおいても化学療法の進歩がみられ，近年では50～65％の無イベント生存率，65～75％の全生存率が得られているが，ALLに比較すると予後不良である．しかし，染色体や遺伝子変異などの予後因子から層別化治療が行われる

---

key words

移植片対宿主病，微小残存腫瘍，骨髄破壊的前処置，骨髄非破壊的前処置，移植片対白血病効果

に至り，初回寛解期での移植適応は monosomy 7, 5q-, t (16;21) (p11;q22) あるいは *FUS-ERG* 陽性 AML，Ph 染色体あるいは *BCR-ABL* 陽性 AML，*FLT3-ITD* 陽性 AML などの高リスク群に限られるようになった．ALL と同様，治療反応性も重要で，初期治療で寛解に入らなかった例や MRD 陽性例は移植適応となる．また，小児 AML ではすべての再発例は移植適応である．

2. 再生不良性貧血

再生不良性貧血は骨髄不全の程度によって重症度が分類され，HLA 適合血縁ドナーがいる場合の HSCT の適応は，①輸血依存状態の中等症（好中球数 1000/μL 未満，血小板数 5 万/μL 未満，網状赤血球数 6 万/μL 未満，の 3 つのうち 2 つ以上を満たし，最重症，重症でないもの），②重症（好中球数 500/μL 未満，血小板数 2 万/μL 未満，網状赤血球数 2 万/μL 未満，の 3 つのうち 2 つ以上を満たし，最重症でないもの），③最重症（重症でかつ好中球数 200/μL 未満）とされている．HLA 適合血縁ドナーがいない場合は抗胸腺細胞グロブリン（anti-thymocyte globulin：ATG）とシクロスポリン（cyclosporine A：CyA）を中心とした免疫抑制療法を行い，6 ヵ月後の判定で無効であれば，HLA 適合～1 アレル不一致非血縁骨髄を用いた HSCT が考慮される．移植細胞ソースとして臍帯血やハプロ一致の両親も考慮される場合もあるが，生着不全や重症 GVHD の合併に注意し，適応は慎重に判断する．

3. 原発性免疫不全[4]

原発性免疫不全には 300 種類以上の疾患があり，疾患によって病態や感染の原因となる病原体も異なるが，重症の免疫不全では致命的感染を起こすため，HSCT の適応となる．

(1) X 連鎖重症複合免疫不全（X-linked severe combined immunodeficiency：X-SCID）

X-SCID は X 連鎖遺伝形式をとり，T 細胞，NK 細胞が欠損し，B 細胞は通常正常範囲を示すが免疫グロブリン産生能は認められない．*JAK3* は X 染色体上にコードされている共通ガンマ鎖からのシグナル伝達に必須の分子であり，JAK3 欠損症では IL-7 レセプターなどのサイトカイン受容体へのシグナル伝達が行えないために X-SCID と同じ臨床像を呈する．JAK3 欠損症は常染色体劣性遺伝形式をとる．これらの疾患では生後数ヵ月以内に繰り返す感染症や重症感染症を発症し，BCG やロタウイルスワクチンで重症感染症を起こす．また出生後，母体の T 細胞が患児に移行し，広範囲の紅斑や紅皮症などの皮膚病変を呈することもある．以上から，診断後はできるだけ早期に HSCT を行う．

(2) ウィスコット-アルドリッチ症候群（Wiskott-Aldrich syndrome：WAS）

WAS は *WASP* 遺伝子の異常による X 連鎖劣性遺伝性疾患で，通常は男性に発症する．臨床的には易感染性，血小板減少，難治性湿疹を 3 主徴とするが，血小板減少のみの病型（X 連鎖血小板減少症）から自己免疫疾患や悪性腫瘍を合併する病型まで存在する．WAS に対する HSCT では拒絶の頻度が比較的高く，また混合キメラは自己免疫疾患の再発につながることがあり，比較的強力な前処置を用いられるため，通常は 1 歳以上，4 歳未満に移植が行われる．

(3) 慢性肉芽腫症（chronic granulomatous disease：CGD）

CGD は NHDPH オキシダーゼの欠損により好中球が活性酸素を産生できず，カタラーゼ陽性菌の殺菌ができなくなる一方で，過剰な炎症が遷延して肉芽腫を形成する疾患である．ブドウ球菌，大腸菌，セラチアやアスペルギルス，カンジダなどの感染症が重症化するほか，播種性 BCG 感染症なども起こる．症例により重症度が異なるため移植時期の決定が難しいが，重症感染症の反復，炎症性腸疾患が難治，適切な骨髄ドナーがいる場合に移植が行われる．

4. 先天代謝異常

現在，わが国で HSCT が多く施行されている先天代謝異常はライソゾーム病であるムコ多糖症 I 型（mucopolysaccharidosis：MPS-I）と MPS-II 型，ペルオキシソーム病である副腎白質ジストロフィー（adrenoleukodystrophy：ALD）である．MPS-I，MPS-II に対してはそれぞれアウドラザイム®，エラプレース® などの酵素補充

療法も開発されているが，酵素は血液脳関門を通過しないために精神発達遅滞に対しては効果が期待できずに，関節拘縮などに対しても効果はHSCTより劣るとされている。また週1回の点滴投与を生涯続けなくてはならず，年間数千万円以上の高額な医療費とアレルギー反応などの副作用も問題となる。

(1) MPS-I

MPS-Iはα-L-iduronidaseの欠損により全身にムコ多糖が沈着する疾患で，重症型（MPS-IH：Hurler病），軽症型（MPS-IS：Scheie病），中間型（MPS-IH/S：Hurler/Scheie病）に分類される。軽症型では5歳以降に症状が発現するが精神発達遅延を伴うことはなく，重症型では6ヵ月から2歳までに骨格変形や関節拘縮，さらに精神発達遅滞や水頭症などを認め，10歳までに死亡，中間型は両者の中間的な重症度を示す。MPS-IHではHSCTが標準治療であり，診断後速やかに移植すべきである。特に精神発達遅滞に対する効果を期待するためには2歳未満，発達指数（IQ/DQ）が70以上であることが求められる[5]。

(2) MPS-II

MPS-IIは発達遅延のない軽症型と発達遅延のある重症型に分けられるが，実際には発症時期などにより，軽症型は学童期以降に発症する軽症と就学前に発症する中等症，重症型は2歳以降に発症する重症と2歳未満に発症する最重症とに分類される。最重症例では遺伝子欠失，ナンセンス変異，フレームシフトなどの遺伝子変異を有し，高率に抗エラプレース®抗体を産生することが知られている。高力価の抗体産生例では酵素補充療法の有害事象が増加し，HSCTを行っても効果発現が遅れてしまうため，遺伝子診断に基づいて早期のHSCTを判断すべきである。重症でも精神発達遅滞に対する効果を期待するためには早期のHSCTが望ましく，中等症でも脳の萎縮に対してはHSCTでのみ有効性が期待される[6]。

(3) ALD

ALDは*ABCD1*遺伝子異常により極長鎖脂肪酸が蓄積して神経障害をきたす疾患で，10歳以下に発症する小児大脳型，11〜21歳に発症する思春期大脳型，22歳以上の成人大脳型，そのほか副腎脊髄ニューロパチー（aderenomyeloneuropathy：AMN），小脳・脳幹型，Addison病，症候性女性保因者に分類される。大脳型では視力・聴力障害，学業成績低下，性格変化などで発症し，進行性で遷延性意識障害に至り，臥床生活から数年で死亡する。唯一の治療法はHSCTであるが，進行例では無効であり，MRIでの病期評価であるLoes scoreが9点未満かつ視力・聴力などをはじめとした神経学的障害が1つ以下の場合に移植すべきとされている[7]。しかし，実際には発端者で病初期に診断されることは稀であり，それ以降の進行期であっても適切な移植細胞ソースが見つかれば速やかな移植が試みられる。

II．HSCTの方法

HSCTは，患者由来の造血能・免疫能を根絶する移植前処置，造血幹細胞の輸注，GVHD予防，および様々な合併症の予防および治療としての支持療法により成立する（図❶）。

1．ドナーの選定

HSCTのドナーの条件はHLAの適合性と健康面でのドナー適格性を最優先に，移植対象疾患，移植時期，患者の合併症の有無，移植後の合併症の可能性を考慮して選択する。HLAの適合性は通常HLA-A，HLA-B，HLA-C，HLA-DRB1の8アレル中8ないし7アレル一致までを適格とするが，時に1抗原不一致までのドナーを選択することもある。移植成績は若干劣る可能性はあるが，2アレル不一致までのドナーから移植されることもある。移植細胞ソースが臍帯血の場合には，現在臍帯血バンク登録時に行われているタイピングからHLA-A，HLA-B，HLA-DRB1までの6抗原中4抗原以上の一致が求められる。臍帯血の場合には保存時の細胞数も重要で，一般的には患者体重あたり2×10^7/kg以上（CD34陽性細胞として$0.5\sim1\times10^5$/kg以上）の保存細胞数があるものが選択される。ABO血液型の一致は問わない。

白血病，再生不良性貧血，原発性免疫不全では，

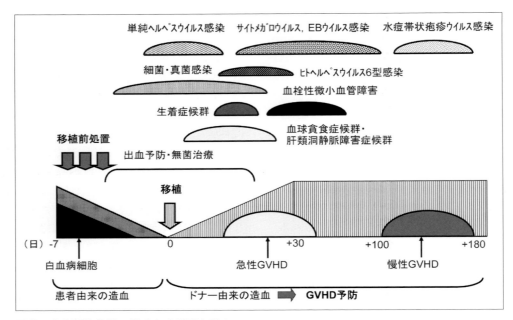

図❶ 造血細胞移植の構成と時期別合併症

機能的に問題のない造血幹細胞，免疫担当細胞が移植されれば原疾患の改善につながるが，遺伝性疾患の一部では血縁でHLAが一致しても，さらにドナー適格性の検討が求められる場合がある。移植対象例がファンコニ貧血などの遺伝性骨髄不全症候群ではドナーが未発症の同疾患である可能性を否定することや，副腎白質ジストロフィーやムコ多糖症ではドナーが未発症あるいは保因者であることを否定する必要がある[8]。

2．移植前処置の方法

HSCTの成功の第一歩は移植造血幹細胞の生着を得ることであり，そのためにはレシピエントの造血能および免疫能を極度に抑制して拒絶を防ぐ必要がある。その目的で行われるのが移植前処置であり，通常は大量の抗がん剤を中心に，疾患やドナーの種類によって放射線や抗体などを組み合わせて投与される。対象疾患が血液腫瘍の場合には一定以上の抗腫瘍効果が求められ，その強度によって骨髄破壊的前処置（myeloablative conditioning：MAC）と骨髄非破壊的前処置（non-myeloablative conditioning：NMAC）あるいは強度減弱型前処置（reduced-intensity conditioning：RIC）に分けられる。MACの代表的な前処置は12Gyの全身放射線照射（total body irradiation：TBI）と，シクロホスファミド（CY）120 mg/kgの組み合わせで，放射線を用いない非照射前処置としてはブスルファン（Bu）16 mg/kgの内服とCY 120 mg/kgの組み合わせが広く行われてきた。Buはその後注射製剤が開発され，成人では12.8 mg/kg，小児では体重別の投与量が設定されている。小児は一般的により強力な前処置に耐えられることが多く，TBIとCYにさらにエトポシド（VP-16）を追加したり，CYの代わりにより抗腫瘍効果が高いとされるメルファラン（L-PAM）を投与する方法も行われている[9]。

NMAC/RICは成人で比較的高齢な患者や臓器障害を有する患者の移植関連死亡を減らすために考案されたが，小児においては成長発達や妊孕能の保護など，移植後の生活の質（quality of life：QOL）の維持のために応用されるようになった。NMAC/RICは様々な方法が報告されているが，具体的には免疫抑制効果に優れ毒性の低いフルダラビン（Flu）を中心に，組み合わせとしてCY，L-PAM，少線量の放射線（TBIあ

いは thoracoabdominal irradiation：TAI や total lymphoid irradiation：TLI など），抗胸腺細胞グロブリン（antithymocyte globulin：ATG）などが用いられる．わが国では現在製造承認がないが，海外では thiotepa（TEPA）や treosulfan（Treo）なども用いられている．

NMAC，RIC の定義は曖昧なままに多くの移植前処置が報告されたため，2009 年に Bacigalupo ら[10] によって MAC を含めた三者の定義が次のように提唱された．MAC は不可逆性かそれに近い骨髄抑制を起こし，骨髄機能の回復や骨髄無形成関連死亡を防ぐために造血幹細胞の輸注が必須であるもの，NMAC は骨髄抑制が軽度で造血幹細胞の輸注なしで投与しうるもの，RIC は MAC と NMAC の定義を満たさないものとした．RIC では様々な期間の骨髄抑制を伴い，造血幹細胞輸注を行うべきものであるが，骨髄抑制は必ずしも非可逆的ではない．以上の三者を模式図で示すと図❷のようになるが，RIC のカバーする範囲は広く，今までに報告された主な移植前処置を定義に従って分類すると図❸のようになる[11]．

3. GVHD 予防

GVHD はドナーの T 細胞が患者の組織適合抗原との差異を認識して発症する合併症であり，適切な予防法を講じても重症化し致命的になることもあるが，白血病などの腫瘍性疾患においては移植前処置施行後に残存する腫瘍細胞を傷害し移植片対白血病効果（graft-versus-leukemia effect：GVL 効果）[用解2]，治癒率の向上につながることもある．非腫瘍性疾患においては GVL 効果が不要なため，GVHD は完全に予防するのがよいと考えられているが，同種免疫反応の欠如はレシピエント由来造血の増大を抑制しないため，混合キメラや拒絶につながる可能性は否定できない．また，過剰な免疫抑制はウイルスや真菌などの重症感染症のリスクにもなるため，注意を要する．このように，GVHD の予防と対応は移植の成否を左右する重要な判断が必要である．

GVHD 予防法は主にドナーの種類によって選択されるが，患者の年齢と疾患も考慮に入れることもある．HLA 一致同胞間移植の場合の GVHD 予防は短期メトトレキサート（MTX：15 mg/m²，＋1 日，10 mg/m²，＋3 日，＋6 日，＋11 日）と CyA（3 mg/kg/日を 2 回に分けて 2 ないし 3 時間で点滴静注）の併用で行われ，それ以外の代替ドナーの場合は短期 MTX とタクロリムス（TAC：0.02 ～ 0.03 mg/kg/日を 24 時間で持続点滴）の併用が選択される．HLA 一致同胞間移植で患者の年齢が 10 歳未満の場合には，grade III 以上の GVHD の頻度が少ないことが知られており[12]，MTX（上記と同様に開始，原法では＋102 日まで）あるいは CyA のどちらか単独で行うことも多い．わが国ではほとんどの臨床研究で代替ドナー移植の GVHD 予防として短期 MTX と TAC の併用が用いられているが，目標血中濃度を 10 ～ 15

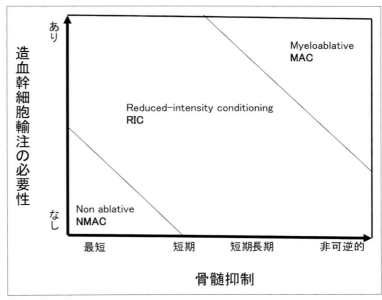

図❷　骨髄抑制期間と造血幹細胞輸注の必要性に基づく前処置の定義
（文献 10 より改変）

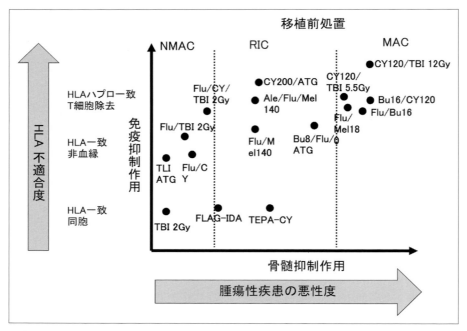

図❸ 骨髄抑制作用，免疫抑制作用による前処置の分類（文献11より改変）

ng/mL に保つと，ほとんどの場合に grade Ⅲ 以上の急性 GVHD を予防することが可能で，移植関連死亡の減少に貢献しているとされている。

おわりに

わが国における HSCT の歴史は約 40 年となり，この間に移植対象疾患や移植可能年齢が拡大し，多様な移植細胞ソースの利用も可能となった。これらに対応した移植方法がめざましい進歩を遂げているものの，一方で移植後の白血病の再発や GVHD をはじめとする難治性の合併症は今なお大きな課題であり，今後の研究の蓄積が必要である。

用語解説

1. **微小残存腫瘍（minimal residual disease：MRD）**：白血病に対する化学療法が奏効して完全寛解という状態になっても，体内にはわずかに白血病細胞が残存して再発の原因になりうる。この残存白血病を微小残存腫瘍といい，フローサイトメトリーや特異的遺伝子異常を PCR 法で増幅して検出し，治療法の選択に利用することができる。

2. **移植片対宿主病効果（graft-versus-leukemia effect：GVL 効果）**：GVHD はドナーの T 細胞が患者の組織適合抗原の差異を認識して患者組織を傷害する免疫反応であるが，患者の体内に残存する白血病細胞に対しても組織適合抗原の差異を認識して傷害し，再発予防に働く。

参考文献

1) Pui CH, Mullighan CG, et al：Blood 120, 1165-1174, 2012.
2) Pulsipher MA, Peters C, et al：Biol Blood Marrow Transplant 17（1 Suppl），S137-S148, 2011.
3) Tsukimoto I, Tawa A, et al：J Clin Oncol 27, 4007-4013, 2009.
4) Griffith LM, Cowan MJ, et al：J Allergy Clin Immunol 138, 375-385, 2016.
5) Peters C, Shapiro EG, et al：Blood 91, 2601-2608, 1998.
6) Tanaka A, Okuyama T, et al：Mol Genet Metab 107, 513-520, 2012.
7) Peters C, Charnas LR, et al：Blood 104, 881-888, 2004.
8) Wynn RF, Wraith JE, et al：J Pediatr 154, 609-611, 2009.

9) Kato M, Ishida H, et al : Pediatr Blood Cancer 62, 1844-1850, 2015.
10) Bacigalupo A, Ballen K, et al : Biol Blood Marrow Transplant 15, 1628-1633, 2009.
11) Storb R, Sandmaier BM : Haematologica 101, 521-530, 2016.
12) Neudorf S, Sanders J, et al : Blood 103, 3655-3661, 2004.

矢部普正
1982 年　三重大学医学部卒業
　　　　東海大学医学部小児科学教室入局
1989 年　東海大学大学院卒業（医学博士号取得）
1994 年　東海大学細胞移植医療センター細胞移植室室長
2012 年　東海大学さい帯血バンク室長
2016 年　東海大学医学部再生医療科教授

第3章 難病の治療法（総論）

7．再生医療 iPS ES

梅澤明弘

　再生医療は，ヒトの臓器や組織の確保が難しいわが国の医療状況下において強く期待されており，研究の進歩に伴う技術的な実現可能性の高まりとともに，製品開発を望む声がますます強くなっている。なかでも，ヒト胚性幹細胞加工製品（ヒトES細胞加工製品）やヒト人工多能性幹細胞加工製品（ヒトiPS細胞加工製品）を原料とした再生医療等製品に対する期待は大きい。それに伴い整備された2つの法律，再生医療等安全性確保法および医薬品医療機器等法のもとで，臨床試験および臨床研究における成功例を提示していく必要がある。

はじめに

　平成25年（2013年）11月20日の国会で「薬事法」が「医薬品，医療機器等の品質，有効性及び安全性の確保等に関する法律」として改正されたことに伴い，再生医療製品（細胞・組織加工医薬品等）は遺伝子治療製品とともに，医薬品からも医療機器からも独立した第3のカテゴリー「再生医療等製品」として分類され，治験により有効性の推定と安全性の確認が行われれば条件および期限付きで製造販売承認を得ることができるようになるなど，特別な規制を受けることになった。再生医療等製品を用いた医療は，重篤・致死的ないしQOLを著しく損なう疾病・損傷に対して，極めて有効な治療法になると期待されており，その早期実用化が強く望まれている。なかでも，ヒト胚性幹細胞加工製品（ヒトES細胞加工製品）やヒト人工多能性幹細胞加工製品（ヒトiPS細胞加工製品）を原料とした再生医療等製品に対する期待は大きい。多能性幹細胞は体の中のすべての細胞になれる能力をもっている。ヒト多能性幹細胞のうち，再生医療に実現可能であり，最も多分化能を有している細胞がiPS細胞およびES細胞である。ES細胞は胚盤胞期の胚の一部に属する内部細胞塊より作られ，生体外にてすべての組織に分化する多能性分化能を保持し，かつ無限に増殖させることができる幹細胞株である。ヒトでは1998年Thomsonら（ウィスコンシン大学）が，不妊治療を受けていた夫婦から提供された受精卵由来の胚盤胞からヒトES細胞を樹立した。また，山中が2007年に開発したヒトiPS細胞はES細胞と同等の性質を有していることより，iPS細胞を原料とする再生医療が同時に注目を浴びている。本稿では，難病に対する多能性幹細胞を用いた治療の可能性について，それにかかる法令とともに概説する。

Ⅰ．再生医療にかかる法令

　再生医療に対する法令には，2種類ある。1つは医療技術に対する法律であり，もう1つは製品

---

key words

再生医療等製品，多能性幹細胞，iPS細胞，ES細胞，再生医療，
「再生医療等の安全性の確保等に関する法律（安全性確保法）」，
「医薬品，医療機器等の品質，有効性及び安全性の確保等に関する法律（医薬品医療機器等法）」

の流通に対する法律である。医療技術に対する医師法の特別法として，「再生医療等の安全性の確保等に関する法律（安全性確保法）」が平成25年（2013年）に公布された。従来の「ヒト幹細胞を用いる臨床研究に関する指針〔平成18年（2006年）7月3日施行，平成22年（2010年）11月1日全部改正，平成25年（2013年）10月1日全部改正〕」の元で，臨床研究として109件が承認された。安全性確保法においては，審査は厚生労働省から特定認定再生医療等委員会または認定再生医療等委員会に委ねられた。また平成26年（2014年）11月には薬事法が改正され，「医薬品，医療機器等の品質，有効性及び安全性の確保等に関する法律（医薬品医療機器等法）」が施行され，対象範囲に医薬品，部外品，化粧品，医療機器に加え，「再生医療等製品」が追加された[1]。薬事法が改正された背景には，再生医療は革新的な医療として実用化に向けた国民の期待が高い一方で，安全面の課題が存在することがある。このため，再生医療製品については，安全性を確保しつつ，迅速な実用化が図られるよう，その特性を踏まえた制度などを設けることが必要と考えられた。医薬品および医療機器とは別に「再生医療等製品」を新たに定義し，再生医療等製品の「章」を設けるにあたり，その範囲は「人の細胞に培養等の加工を施したものであって，①身体の構造・機能の再建・修復・形成や，②疾病の治療・予防を目的として使用するもの，又は遺伝子治療を目的として，人の細胞に導入して使用するもの」となった。そのような状況下で，旧薬事法下においては製品として2品目が承認を受け，医薬品医療機器等法の下で2品目が承認された。なお，旧薬事法下において承認された2品目も現在は再生医療等製品とされている。

II. 安全性確保法下での難病治療

再生医療等安全性確保法においては，医師法の下で自由診療として行われてきた美容などに対する新たな規制がかかった。同時に，難病治療研究に対しても，厚労省における審査のみであったのに対して，特定認定再生医療等委員会または認定再生医療等委員会における審査が加わった。再生医療等安全性確保法においては，再生医療等の分類について，人の生命および健康に与える影響の程度に応じ，「第一種」，「第二種」，「第三種」に3分類して，それぞれ必要な手続を定める[1]。分類は，細胞や投与方法などを総合的に勘案し，厚生科学審議会の意見を聴いて厚生労働省令で定めることとなっており，第一種：iPS細胞等，第二種：体性幹細胞等，第三種：体細胞等を想定しているものの，分類は再生医療のリスクに応じて分類される。リスクが最も高いとする第一種再生医療等技術は人の生命および健康に与える影響が明らかでない，または相当の注意をしても人の生命および健康に重大な影響を与えるおそれがあることから，その安全性の確保等に関する措置その他のこの法律で定める措置を講ずることが必要としている。現状での具体例として，①ES細胞，iPS細胞を用いるもの，②細胞内にタンパクを導入するもの，③遺伝子導入を用いるもの，④異種動物細胞を用いるもの，⑤同種細胞を用いるものが挙げられる。第一種では，提供計画について，特定認定再生医療等委員会の意見を聴いたうえで，厚生労働大臣に提出して実施する。現時点では，iPS細胞およびES細胞を原料とする細胞製品は第一種に分類される。

安全確法における医療機関の遵守事項として，再生医療等提供基準の遵守と再生医療等提供基準に基づいた再生医療等提供計画の提出がある。再生医療等提供基準の例としては，医療機関が有すべき人員・構造設備・施設に関する事項，細胞の入手の方法・細胞加工物の製造および品質管理方法に関する事項，インフォームドコンセントや個人情報の取扱いに関する事項，健康被害の補償に関する事項がある。また，再生医療等を提供する医療機関は，再生医療等提供計画を作成し，認定再生医療等委員会へ提出し，意見を聴取し，厚生労働大臣への提出が必要となる。認定再生医療等委員会として医療機関が提供する再生医療等の審査を行うためには，一定の基準を満たしたうえで厚生労働大臣の認定が必要となる。ES細胞を原料とする細胞製品が審査対象となる第一種の

特定認定再生医療等委員会では，高度な審査能力・第三者性を有することが必要となる．

Ⅲ. 医薬品医療機器等法での難病治療

医薬品医療機器等法の対象範囲に医薬品，部外品，化粧品，医療機器に加え，「再生医療等製品」が追加された．医薬品医療機器等法においては，医薬品，医療機器等の安全かつ迅速な提供の確保を図るため，添付文書の届出義務の創設，医療機器の登録認証機関による認証範囲の拡大に加え，再生医療等製品に関して条件および期限付承認制度の創設等の所要の措置を講じている．細胞を培養するプロセスにより化学物質のように高度に均質で再現性の高い製品を製造することは容易でないことより，この再生医療等製品の特性を踏まえた規制を構築するに当たって，「再生医療等製品」を新たに定義するとともに，その特性を踏まえた安全対策等の規制を設けた．均質でない再生医療等製品について，有効性が推定され，安全性が認められれば，特別に早期に，条件および期限を付して製造販売承認を与えることを可能とするといった，新しい考え方が提示された．その考え方は，患者が再生医療製品により早くアクセスできることを意図している．また，患者にリスクを説明し同意を得，市販後の安全対策を講じることが求められている．条件および期限については，販売先を専門的な医師や設備を有する医療機関に限定する条件や，原則として7年を超えない範囲内の期限を想定しており，承認を受けた者は期限内に使用成績に関する資料等を添付して，再度承認申請を行い，最終的に承認されるかまたは条件・期限付承認の失効が決定される．また安全対策として，医師は製品の使用に当たって患者に対して適切な説明を行い，使用の同意を得るようにし，使用成績に関する調査，感染症定期報告や使用の対象者に係る記録と保存，市販後の安全対策を講じることとなる．早期の実用化に対応した承認制度は，患者へのアクセスをより早くといった観点とともに，①有効性については，一定数の限られた症例から，従来短期間で有効性を推定できる，②安全性については，急性期の副作用等は短期間で評価を行うことが可能であるという考え方に基づいている．

Ⅳ. ヒトES細胞由来再生医療製品

ヒトES細胞を原料とする再生医療製品を用いた臨床試験は開始されている．Asterias Biotherapeutics社（旧Geron社）がES細胞由来のオリゴデンドロサイト前駆細胞製品「GRNOPC1」の臨床試験を脊髄損傷の患者に開始し，安全性に関し問題がなかったと報告された．また，Astellas Institute for Regenerative Medicine (AIRM) 社は，以前はOcata Therapeutics社という名の企業であった．また，その以前は，Advanced Cell Technology社と呼ばれた．AIRM社は，その名のとおり日本のアステラス製薬の関連会社であり，ボストン郊外にある．ヒトES細胞を用いた加齢黄斑変性症およびスタッガード病の治療について，米国FDAから新薬治験申請の許可を得ることができ，米国UCLAをはじめとする複数の医療機関で，フェーズⅠ/Ⅱを行っている[2]．さらに，ViaCyte社がⅠ型糖尿病に対する臨床試験を開始した．ES細胞の細胞医療への応用においては，ES細胞が有する多分化能と無限増殖能の性質を利用して，一定の特性と品質をもつ細胞を大量に供給するシステムを構築し，細胞医療への応用が期待されている．わが国では，京都大学と国立成育医療研究センターにて合計12株のヒトES細胞が樹立されている．また，2010年にヒトES細胞の使用に関する指針が改正され，樹立・分配の指針と分かれたことに伴い，多くの基礎研究が施行されている．

ヒトES細胞を原料とする細胞製剤の開発において，まずproof of conceptの取得が必要となる．効力または性能を裏づける試験を行い，有効性を試験管内および生体にて検証する必要がある[3]．ES細胞製剤のアンモニア除去能について，疾患モデルに投与し生化学的解析，病理学的検討を行う．また，原材料および製造関連物質，製造工程，加工した細胞の特性解析をできる限り行うことで，有効性および安全性にかかる規格を決定していく．また，原材料および製造関連物質，製造工

程，加工した細胞に関する特性解析項目を設定するとともに，試験系を確立する必要がある．臨床研究スケールの培養システムのデザインを行い，基礎データを取得し，品質に関する規格設定が肝要となる．次に，ヒトES細胞は不死であることより，体細胞に比較しても腫瘍化にかかる否定試験を行う必要があると思われる．さらに，腫瘍化の否定試験は，免疫不全動物を含めた動物モデルを利用し，良性腫瘍を含む腫瘍形成およびがん化の可能性に関して検討・考察し，ヒトES細胞製剤の腫瘍化否定試験が必要となる．多能性幹細胞製剤の腫瘍化に関して，医薬品医療機器総合機構の科学委員会にて充実した議論がされており，参考になる[4]．投与方法に準じた腫瘍化否定試験が必要かどうかはケースバイケースとなる．またさらに，無菌試験およびマイコプラズマ否定試験について全製造工程を通じて無菌性を確保できることを評価するため，一般細菌否定試験，真菌否定試験，ウイルス否定試験およびマイコプラズマ否定試験を実施することが求められる．製造工程で混入する可能性を否定する必要もある．ヒトES細胞においては，体細胞とは異なり，原材料ないしはシーズストックにおいても，すべてのウイルス混入を否定する必要がある．ヒトES細胞は受精胚から作製することより，細胞に感染するウイルスの存在は想定されない．

V．ヒトiPS細胞由来再生医療製品

ES細胞に加え，現在では最も注目されている細胞として，山中が開発したiPS細胞がある．具体的には，iPS細胞から，表皮，軟骨，角膜，筋芽細胞，骨髄間質細胞，間葉系幹細胞，脂肪細胞，膵β細胞，食道上皮，樹状細胞，血液細胞（赤血球，血小板），骨芽細胞，肝臓細胞，神経細胞が作製されてきている．ヒトiPS細胞由来の肝内胚葉細胞を材料として血管内皮細胞と間葉系細胞との共培養によるヒト器官原基の人為的創出法を開発した[5)6)]．iPS細胞からヒト肝を創出するためのマイルストーンとして設定したのが，器官原基（臓器の芽，肝芽）を誘導し，原基（肝芽）の出芽という，肝発生において極めて重要なイベントを人為的に再現する．すなわち，ヒトiPS細胞由来肝内胚葉細胞，ヒト血管内皮細胞，ヒト間葉系細胞を至適な支持体上で共培養することにより，直径数mm大のボール状の三次元的立体組織を48時間以内に自立的に形成させる．iPS細胞から三次元的な臓器の芽を創出し，それらを移植するという独自の手法により「臓器」を生み出す技術である．器官原基移植療法として，ヒト器官原基を移植することにより，レシピエントの生体内における機能的な臓器創出が有効な治療手法となる．未分化iPS細胞から肝細胞に誘導し，肝細胞およびES細胞同様に先天代謝異常症，肝炎および肝不全を対象疾患とした再生医療となる．

おわりに

ヒトES細胞は，身体のすべての臓器や組織の細胞になりうる能力を有すると考えられている．この分化能を利用して，種々の薬効を有する細胞製品の開発が進んでいる．そのような世界的な状況の中で，ES細胞から製品開発が試みられている．平成26年（2014年）11月に施行された再生医療等安全性確保法および医薬品医療機器等法で定められたルールを順守することが求められる．原材料および製造関連物質，製造工程，加工した細胞の特性解析，感染性物質の安全性評価，最終製品の品質管理法，細胞・組織加工医薬品の非臨床安全性試験，疾患モデル動物を用いた細胞・組織加工医薬品等の効力を裏づける試験，細胞・組織加工医薬品等の体内動態に関する事項等を検討したうえで治験を開始したい．平成25年（2013年）8月には先行研究となるヒト肝細胞移植治療が国立成育医療研究センターで実施され，生体肝移植に至るまでの橋渡し治療としての役割を果たしうる良好な結果が得られた．肝細胞移植の有効性を踏まえ，ES細胞を原料とする細胞製品を用いた臨床試験への到達を早期にめざす．iPS細胞は山中ら（京都大学）によって樹立され，その有用性よりわが国を中心に前臨床研究が進んでいる．臨床応用に向けて培養法の確立および標準化が国家プロジェクトとして進められ，iPS細胞，ES細胞の臨床応用化へ向けた着実な歩みが進め

られている。安全性を検討するうえで技術的課題もあり，具体的な検査方法にも対象疾患により個別の考え方があるが，製品の相対的リスクと特徴から合理的試験の内容・程度・評価を考慮することが肝要である。非臨床試験に関する戦略を明確にし，個々の安全性にかかる要素，特にリスク軽減要素・対策を総合的に勘案し，臨床試験および臨床研究において成功例を提示していく必要がある。

参考文献

1) 梅澤明弘：日本医事新報 4689, 24-29, 2014.
2) Schwartz SD, et al：Lancet 385, 509-516, 2014.
3) 早川堯夫，梅澤明弘，他：再生医療 9, 166-180, 2010.
4) 独立行政法人医薬品医療機器総合機構 科学委員会報告書：『iPS細胞等をもとに製造される細胞組織加工製品の造腫瘍性に関する議論のまとめ』
5) Takebe T, et al：Nature 499, 481-484, 2013.
6) Takebe T, et al：Nat Protoc 9, 396-409, 2014.

梅澤明弘

1985年	慶應義塾大学医学部卒業
1989年	同大学院医学研究科病理学専攻課程修了（単位取得） 慶應義塾大学医学部病理学助手
1991年	米国カリフォルニア大学サンディエゴ校内科学教室研究員
1992年	米国ラ・ホヤ癌研究所研究員
1994年	慶應義塾大学医学部病理学助手
1995年	同専任講師
1999年	同助教授
2002年	国立成育医療センター研究所生殖医療研究部長
2009年	同生殖・細胞医療研究部長
2011年	独立行政法人国立成育医療研究センター研究所副所長，再生医療センター長，生殖・細胞医療研究部長
2015年	国立研究開発法人国立成育医療研究センター研究所副所長，再生医療センター長，細胞医療研究部長

第3章　難病の治療法（総論）

8．ゲノム編集

高橋　智

　ゲノム編集は，ゲノムDNAを切断する人工ヌクレアーゼを用いて，生物のゲノムDNAを非常に効率よく改変する方法であり，培養細胞だけでなく，これまで不可能であった生体内細胞や受精卵のゲノムDNA改変が可能となった。ゲノム編集技術の登場により，生命科学研究や遺伝子治療の方法が大きく変わろうとしている。一方で，人工ヌクレアーゼの配列認識の特異性や編集効率の問題など，技術的にさらなる改良が必要な部分もあり，その使用には倫理的な問題に加えて技術的な限界を十分考慮する必要がある。

はじめに

　ゲノム編集は生物のゲノムDNAを非常に効率よく改変できる方法であり，ゲノム編集技術の登場により生命科学研究，遺伝子治療は大きく変貌した。本稿ではゲノム編集の概要を解説したい。

I．ゲノム編集技術の概要

1．ゲノム編集とは

　ゲノム編集とは，特定のゲノム[用解1]DNA配列を特異的に切断する人工ヌクレアーゼを使用することで，ゲノム上の特定の場所に変異を誘導する技術の総称である。人工ヌクレアーゼは2つの機能的要素で構成されている。1つは特異的に特定のゲノムDNA配列を認識する機能であり，もう1つはDNA鎖を切断する機能である。これら2つの機能により，膨大な長さがあるゲノムDNAの中の特定の配列を切断し，変異を導入することが可能となっている。これまでの遺伝子改変技術と異なり，ゲノムに余分な配列を挿入することなしに改変できるので，「編集」と呼ばれている。

2．現在ゲノム編集に使用されている主な人工ヌクレアーゼ

　ゲノム編集では以下の3つの人工ヌクレアーゼが使用されている（図❶）。

(1) ZFN：Zinc Finger Nuclease [1]

　ZFNは，人工的に合成したフィンガードメイン[用解2]と一本鎖DNA切断活性を有する酵素であるFok1ヌクレアーゼ[用解3]を使用している。1つのフィンガードメインがDNA鎖内の3塩基を認識することを利用し，フィンガードメインをつなぎ合わせることによりゲノムの特定の配列にFok1ヌクレアーゼを作用させ，片側のDNAを切断することができる。二重鎖切断を誘導するためには一対のタンパク質が必要である。

(2) TALEN：Transcription Activator-Like Effector Nuclease [2]

　TALE（transcription activator-like effector）とは植物の病原菌で発見されたDNA結合タンパク質で，34アミノ酸が1塩基を認識するように働くものである。1塩基を認識する34アミノ酸をつなぎ合わせることにより，ゲノムの特定の配列

---

key words

ゲノム，人工ヌクレアーゼ，ZFN，TALEN，CRISPR/Cas，非相同末端結合，相同組換え修復，遺伝子改変，遺伝子治療

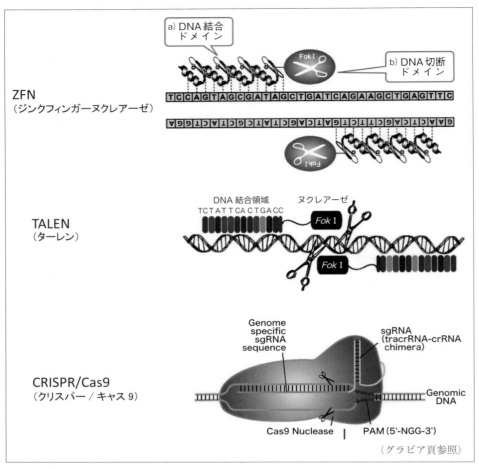

図❶ ゲノム編集に用いられる3つの人工ヌクレアーゼ

を認識させることができ，このTALEにFokⅠヌクレアーゼを融合させたTALENを作用させることによりゲノムの特定配列の一本鎖DNAを切断させることができる。ZFNと同様に，二重鎖切断を誘導するためには，一対のタンパク質が必要である。

(3) CRISPR/Cas：Clustered Regularly Interspaced Short Palindromic Repeat/CRISPR associated [3]

CRISPRは，現九州大学教授の石野が1987年に発見した細菌のゲノム配列であるが[4]，その後の研究により，細菌が有する獲得性免疫システムの構成要素であることが明らかにされた[5]。CRISPR/Casは，任意のDNA配列を認識するRNA（CRISPR RNAとtracrRNAの複合体，それを1本に融合したものはguideRNAと呼ばれている）と二重鎖DNAを切断するCasタンパク質より構成されている。Casタンパク質の中でもCas9タンパク質が多く利用されており，本稿ではCas9で説明する。この仕組みを改良することにより，任意のゲノム配列に効率よく変異を導入することが可能となった。CRISPR/Cas9によるゲノム編集は，他の2つの方法と比較して技術的に簡便であることから，基礎研究から臨床応用まで爆発的に普及した。

Ⅱ．ゲノム編集の特徴

ゲノム編集では，人工ヌクレアーゼを細胞に導

入することで，特定のゲノムDNAに変異を導入することができる。人工ヌクレアーゼにより二重鎖切断されたゲノムDNAは，細胞が有するゲノムDNA複製機構である非相同末端結合（NHEJ: non-homologous end-joining）か，相同組換え修復（HDR：homology-directed repair）により修復される。NHEJによるゲノム修復では，ある程度の頻度で塩基の欠損や挿入が起こり，遺伝子機能が不活化される。ゲノム編集を用いることにより，同時に複数の遺伝子機能を不活化することが可能である。また頻度は低いものの，HDRでゲノムDNAの修復が行われた場合は，挿入したい任意の配列と相同領域を有するDNAを細胞に同時に供給することにより，特定のゲノムDNAに任意の配列を導入することができる（図❷）。ゲノム編集が開発される以前は，ゲノムの特定の配列を改変する場合は，改変効率が低いため，ES細胞[用解4]やiPS細胞[用解5]などの多能性幹細胞[用解6]を用いて，意図した改変が導入された細胞を非常に多くの細胞の中から単離する必要があった。しかしゲノム編集技術では，改変効率が非常に高いために，そのような幹細胞を用いずに受精卵で直接改変することが可能となった。別な見方をすると，操作可能な受精卵や生殖細胞が入手できれば，どのような生物でもゲノムDNAの改変が可能になった。これまでは，ES細胞やiPS細胞が確立されている生物のみでゲノムDNAの改変が可能であったが，ゲノム編集技術の登場で状況は一変したと言える。

III．ゲノム編集技術の応用

1．動物モデルへの活用

医学研究では，動物モデルでの遺伝子機能解析は重要な研究手段の1つである。ゲノム編集技術は，マウスやラットでの遺伝子改変モデル作製効率を驚異的に向上させた（図❸）。これまで1年単位の時間が必要であった遺伝子改変マウス作製は月単位となり，実際われわれが行ったアルビノマウス作製の場合には，1ヵ月以内に結果が得られている[6]（図❹）。また複雑な改変も受精卵で可能で，内在性のタンパク質にFlagタグなどの修飾を加え，単離を可能にしたり[7]，Mbにわたる大きなゲノムDNAの欠損を導入することも可能になっている[8]。このようにゲノム編集の登場により，マウスやラットの遺伝子改変は非常に身近なものになった。さらに，前述のように遺伝子改変に多能性幹細胞を必要としないため，中動物モデルであるブタの遺伝子改変モデルが容易とな

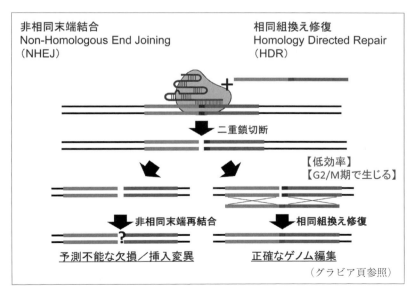

図❷　ゲノムDNA二重鎖切断後の2つの修復経路

第3章　難病の治療法（総論）

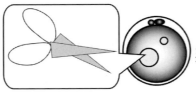

人工制限酵素を受精卵に導入するだけで，遺伝子欠損動物（KO）が作製できる。

	Tg動物	KO動物 （遺伝子ターゲティング）	KO動物 （ゲノム編集）
作出目的	人工外来遺伝子の導入	内在性遺伝子の改変	内在性遺伝子の改変
ゲノム上の 変異部位	ランダム	特異的	特異的
作出方法	受精卵へのDNAの インジェクション	遺伝子ターゲティング （ES細胞での相同組換え→ キメラ動物作製→ 生殖系列への移行）	受精卵へのDNAの インジェクション
作業・時間	簡便・半年	煩雑・1年以上	簡便・半年
動物種	多種 マウス・ラット・ブタ・サル （受精卵が体外培養可能）	限定的 マウス・（ラット） （生殖系列移行可能なES細胞）	多種 マウス・ラット・ブタ・サル

図❸　ゲノム編集による遺伝子改変動物作製

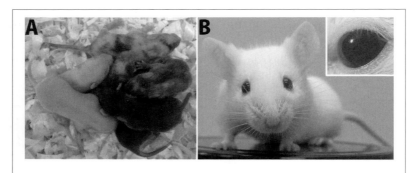

（グラビア頁参照）

図❹　CRISPR/Cas9による白色C57BL/6Jマウスの作製（文献6より）

ゲノム編集で作製したアルビノ（白色毛）マウス
A．ゲノム編集によりチロシナーゼ遺伝子に一塩基置換および欠失を導入して，黒色毛マウスからアルビノマウスを作製した。7匹の新生児の中で2匹がチロシナーゼホモ変異となりアルビノとなった。3匹が白黒のモザイクとなっている。
B．成長したアルビノマウスは赤目を示し，色素を欠失している。チロシナーゼ遺伝子に一塩基置換および欠失が確認された。

り，疾患研究や再生医療研究の分野での応用が期待されている。また霊長類でも，ゲノム編集技術によるモデル動物作製が報告されている。ヒト疾患のマーモセットモデルは，臨床に向けたトランスレーショナルリサーチにおける貢献が期待されている[9]。

2. 疾患研究への展開

多能性幹細胞は，試験管内で疾患を再現することができ，発症機序や疾患病態の解明に有用であることが報告され[10)-12)]，多能性幹細胞を用いた疾患研究が世界的に活発になった。患者組織由来のiPS細胞（疾患iPS細胞）の疾患責任遺伝子の変異を修正することで，疾患との関係性を実証する研究が行われている[13]。加えて，疾患責任遺伝子のゲノム構造異常と疾患との関連や，一塩基多型（SNP）[用解7]と疾患との関連を解析する研究においても，ゲノム編集技術が活用されている[14)15)]。このような研究は，診断や治療法，創薬開発などへも展開が可能である。

3. 治療法開発への活用

遺伝性疾患を対象に，責任遺伝子の一部の変異による遺伝子の機能の回復から新たな遺伝子治療の開発を進めることも期待されている。実際にデュシェンヌ型筋ジストロフィーの治療法開発が進められており，大変期待されている[16)17)]。詳細は治療法の各論を参照されたい。

IV．ゲノム編集の限界および問題点

ゲノム編集技術は長足の進歩を遂げており，より標的配列特異的で，変異導入効率のよいものが開発されているが[18]，現段階では以下のような限界および問題点が存在する。まずゲノム編集では，任意のゲノムDNA部位を特異的に変異させることができるが，目的としないゲノムDNA部位に変異が入る（オフターゲット変異）可能性が残されている。オフターゲット変異により，新たな遺伝子異常が導入される可能性があることは，ゲノム編集技術を使用するうえで最も配慮すべき点である。また，ある細胞集団にゲノム編集に必要な成分が導入されても，すべての細胞で目的の変異が導入されない場合（モザイク）がある。変異が一部の細胞に導入されれば効果が期待される場合は問題がないが，すべての細胞に導入されなければならない場合は注意が必要である。また，HDRの効率はいまだに低く，遺伝子変異の修復は難しい。

前述のように，ゲノム編集は人工ヌクレアーゼを用いたゲノムDNAを改変する方法として開発されたが，その応用として，ゲノムDNAの切断活性がない人工ヌクレアーゼを使った使用法が開発されている。この場合，特定のゲノムDNAを標識したり，特定のゲノムDNAからの遺伝子発現の増強や抑制が可能である[19)20)]。また，ゲノムDNAを切断せずに塩基を置換するAID/APOBECファミリーのシチジンデアミナーゼ[用解8]を使用したゲノム編集方法も開発されている[21]。

おわりに

本稿で概説したように，ゲノム編集を用いることにより遺伝子改変動物や改変細胞が効率よく作製できるようになった。また遺伝子治療の可能性も飛躍的に高まっている。一方で，ヒト受精卵や生殖細胞に対するゲノム編集の可能性など倫理的・社会的に重要な新たな課題も提示されている。ゲノム編集技術の臨床応用にあたっては，メリット，デメリットについての十分な検討が必要である。

用語解説

1. ゲノム（genome）：生物の生活機能を営むうえで必要な遺伝子を含む1組の染色体。
2. フィンガードメイン：DNAに結合するタンパク質の部分。特異的な塩基を認識するフィンガードメインを組み合わせることにより，特異的な塩基配列のDNAに結合できるようにすることができる。
3. Fok1ヌクレアーゼ：II型制限酵素。DNA切断酵素の1つで，一本鎖のDNAも切断することができる。
4. ES細胞（embryonic stem cell）：胚性幹細胞。受精後の胚盤胞期と呼ばれる初期胚の内部細胞塊から樹立された多能性幹細胞。体のすべての細胞に分化することができる。

5. **iPS細胞（induced pluripotent stem cell）**：人工多能性幹細胞。皮膚や血液などの細胞に特定の遺伝子を導入し，ES細胞と同様の多能性を獲得させた細胞。
6. **多能性幹細胞**：生体の様々な組織に分化する能力（分化万能性）を潜在的にもつ細胞。具体的には，内胚葉，中胚葉，外胚葉のすべてに分化可能である細胞を指す。
7. **一塩基多型（SNP：single nucleotide polymorphism）**：ある生物種集団のゲノム塩基配列中に1塩基が変異した多様性がみられ，その変異が集団内で1%以上の頻度でみられる時，これを一塩基多型と呼ぶ。
8. **シチジンデアミナーゼ**：シチジンをウリジンに変換する酵素。DNAを切断することなしに置換できる。

参考文献

1) Kim YG, Cha J, et al : Proc Natl Acad Sci USA 93, 1156-1160, 1996.
2) Christian M, et al : Genetics 186, 757-761, 2010.
3) Jinek M, et al : Science 337, 816-821, 2012.
4) Ishino Y, et al : J Bacteriol 169, 5429-5433, 1987.
5) Barrangou R, et al : Science 315, 1709-1712, 2007.
6) Mizuno S, et al : Mamm Genome 25, 327-334, 2014.
7) Funato H, et al : Nature 539, 378-383, 2016.
8) Mizuno S, et al : Sci Rep 5, 13632, 2015.
9) Sato K, et al : Cell Stem Cell 19, 127-138, 2016.
10) Di Giorgio FP, et al : Nat Neurosci 10, 608-614, 2007.
11) Dimos JT, et al : Science 321, 1218-1221, 2008.
12) Di Giorgio FP, et al : Cell Stem Cell 3, 637-648, 2008.
13) Park CY, et al : Cell Stem Cell 17, 213-220, 2015.
14) Guo Y, et al : Cell 162, 900-910, 2015.
15) Hendriks WT, Warren CR, et al : Cell Stem Cell 18, 53-65, 2016.
16) Li HL, et al : Stem Cell Reports 4, 143-154, 2015.
17) Tabebordbar M, et al : Science 351, 407-411, 2016.
18) Slaymaker IM, et al : Science 351, 84-88, 2016.
19) Gilbert LA, et al : Cell 154, 442-451, 2013.
20) Hilton IB, et al : Nat Biotechnol 33, 510-517, 2015.
21) Komor AC, et al : Nature 533, 420-424, 2016.

高橋　智
1987年	東北大学医学部卒業
1991年	同大学院医学研究科修了 スイスジュネーブ大学ポストドクタルフェロー
1995年	東北大学医学部医化学第二講座助手
1996年	筑波大学基礎医学系分子発生生物学講師
2000年	同基礎医学系解剖学・発生学教授
2001年	筑波大学生命科学動物資源センター資源開発分野教授（兼任）
2009年	筑波大学生命科学動物資源センター センター長（兼任）（～2014年）
2017年	筑波大学トランスボーダー医学研究センター センター長（兼任）

第4章

難病の治療法（各論）

第4章 難病の治療法（各論）

1. 遺伝子治療
1）慢性肉芽腫症

小野寺雅史

　慢性肉芽腫症（CGD）は食細胞の機能異常により体内に侵入した病原体を殺菌できず，感染が持続する疾患である。一方，これまでのキャリア解析から10％程度の機能的好中球が存在すれば重篤な感染症は起こらないことが知られ，CGDは遺伝子治療開始当初より適当な対象疾患と考えられていた。ただ，成功の要因となる遺伝子導入細胞の増殖優位性や生着に必須な骨髄間隙が欠如し，さらには慢性的な炎症状態から遺伝子導入細胞が排除されやすく，現時点で有効な遺伝子治療の報告はない。今後もCGD遺伝子治療の開発は遺伝子治療全体の開発につながる重要な研究テーマである。

はじめに

　慢性肉芽腫症（chronic granulomatous disease：CGD）は好中球や単球などの食細胞の機能異常により発症し，生体に侵入した病原体を殺菌するのに必要な活性酸素が産生できず，生下時より重篤な感染症を罹患し，その治癒が遷延する疾患である。起炎菌としてはブドウ球菌やクレブシェラ菌，大腸菌などのカタラーゼ陽性菌ならびにカンジダ，アスペルギルスなどの真菌が主であるが，最近ではアスペルギルスに対して有効なアゾール系抗真菌剤の開発によりアスペルギルス以外のムーコル目に属する *Rhizopus* spp. や皮膚糸状菌に属する *Trichosporon* spp. の感染症も報告されている[1]。また，このような持続する感染症により慢性的な炎症状態が惹起され，肝臓，肺，消化管などの主要臓器に非感染性の肉芽腫を形成し，これにより重篤な臓器不全を併発することがある。原因遺伝子としては活性酸素産生に関与するNADPH oxidase構成要素 gp91^{phox}, p22^{phox}, p67^{phox}, p47^{phox}, p40^{phox} のコードする遺伝子変異が報告されているが，わが国ではその約8割がX連鎖劣性遺伝形式をとる gp91^{phox} 欠損症（CYBB遺伝子変異）で，その臨床症状は最も重篤である（表❶）。一方，最近報告された p40^{phox} 欠損症の主な症状は消化管症状であり，感染症の頻度は他のCGDと比べて少ない[2]。治療法としては感染症のコントロールが第一で，通常よりスルファメトキサゾール・トリメトプリム（ST）合剤やイトラコナゾールの抗菌剤，抗真菌剤の予防投与がなされ，感染症が顕在化した際には入院加療による抗菌剤などの静脈内投与が行われる。ただ，これら加療にても症状が改善しないことが多く，通常は抗菌剤，抗真菌剤の多剤併用療法を長期間行う。感染症の予防として活性酸素産生能を増加させるインターフェロンガンマ（IFNγ）の皮下投

> **key words**
> 慢性肉芽腫症，活性酸素，NADPH oxidase，造血幹細胞移植，遺伝子治療，増殖優位性，骨髄間隙，挿入変異，白血病

1) 慢性肉芽腫症

表❶ 慢性肉芽腫症の病型分類

欠損タンパク	遺伝子	遺伝形式*	活性酸素産生能	割合
gp91^{phox}	*CYBB*	XR	0%	80%
p22^{phox}	*CYBA*	AR	0%	数〜10%
p47^{phox}	*NCF1*	AR	0〜1%	数〜10%
p67^{phox}	*NCF2*	AR	0〜1%	10%
p40^{phox}	*NCF4*	AR	0〜1%	不明

*XR：X連鎖劣性遺伝，AR：常染色体劣性遺伝

与も行われている。

Ⅰ．造血幹細胞遺伝子治療の成功要因

およそ小児難治性疾患の多くが単一遺伝子病であり，その遺伝形式として劣性形式をとることから正常遺伝子を患者細胞に導入し，その機能を回復させる遺伝子治療は患者臨床症状を改善させることは想像に難くない。事実，これまでに行われてきた原発性免疫不全症に対する遺伝子治療では，治療を受けた患者の多くが臨床症状を劇的に改善し，通常の日常生活を送れるほど回復している。さらに，安全性・有効性の観点からアデノシンデアミナーゼ（ADA）欠損症に対する造血幹細胞遺伝子治療が2016年5月に欧州医薬品委員会よりStrimvelis®として医薬品の承認を受け，今後も他の遺伝性疾患に対する遺伝子治療が医薬品として承認されていくと思われる。ただ，ここに至る過程は決して平易ではなく，ベクターの改良や至適培養系の開発など数多くの問題・課題が取り上げられ，検討されてきた。特に，造血幹細胞遺伝子治療の成功の鍵と思われる遺伝子導入細胞の増殖優位性と生着に関わる骨髄間隙の観点は極めて重要であり，ここで若干の説明を加える（図❶）。

通常，劣性遺伝形式をとる遺伝病の原因遺伝子は細胞の増殖や分化に関わるものが多く，その機能を回復させることで細胞は増殖能あるいは生存能を獲得する。つまり，遺伝子治療によって患者細胞に正常遺伝子を導入することは，遺伝子導入細胞に増殖能を付与することになり，たとえ最初は少数の細胞集団であっても時間の経過とともにその割合が増加し，最終的にはその細胞系譜すべてが遺伝子導入細胞に置き換わることになる。これを遺伝子導入細胞の増殖優位性と呼び，自然発生的に変異遺伝子が正常遺伝子に置換されたrevertantが観察される疾患で起こりうる現象である[3]。次に骨髄間隙であるが，これはnicheとも呼ばれ，移植された細胞が骨髄腔で生着し，増殖する場所を指す。例えば，X連鎖重症複合免疫不全症（X-SCID）ではT細胞が完全に欠失しているので，前処置なしに造血幹細胞移植を行ってもドナー由来T細胞は完全に生着する。一方，B細胞は移植前より患者体内に存在しているためドナー由来B細胞の生着は起こりにくく，このため最近では軽度な前処置を行うことで骨髄間隙を創出し，ドナー由来B細胞の生着を促す場合が多い。このことは造血幹細胞遺伝子治療においても当てはまり，前処置を行わないX-SCIDに対する造血幹細胞遺伝子治療では遺伝子導入T細胞の出現は確認できるが，遺伝子導入B細胞の割合は極めて低く，たとえ自己細胞を用いる遺伝子治療であってもブスルファン（BU）などを用いた前処置は必要であると考えられている。

Ⅱ．CGDに対する遺伝子治療

CGDに対する根治療法は造血幹細胞移植のみで，HLA一致ドナーからの移植ではその生存率は8割を超える。ただ，至適ドナーが見つかる確率は約3割で，また移植時に重度の感染症に罹患している場合が多く，現時点で造血幹細胞移植が必ずしもCGDに対する最適な治療法とは言えない状況にある。このようなことから，CGDに対する遺伝子治療は遺伝子治療開始当初より検討されてきた（表❷）。最初にCGDに対する遺伝子治療を行ったのは米国国立衛生研究所のMalechらであり，彼らはp47^{phox}欠損型CGDに対し，

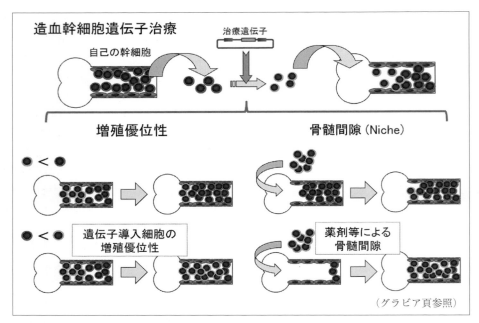

(グラビア頁参照)

図❶　造血幹細胞遺伝子治療成功の要因

造血幹細胞遺伝子治療では患者造血幹細胞を骨髄などから採取し，ウイルスベクターにて治療遺伝子を導入し，再び患者に投与するが（上段），遺伝子導入細胞が非遺伝子導入細胞より増殖能が強ければ，時間の経過とともにその割合を増大させ，最終的にはその細胞系譜のほぼすべてを遺伝子導入細胞が占めることになる（下段左図）。一方，骨髄腔に遺伝子導入細胞が生着する場所を骨髄間隙（niche）と呼び，遺伝子導入細胞投与時に抗がん剤などによる前処置にて骨髄間隙を創出する（下段右図）。

表❷　慢性肉芽腫症に対する遺伝子治療

開始年	実施国	症例数	タイプ	前処置*	ベクター	治療効果	造血異常
1995	米国	5	p47^{phox}	なし	MLV・RV	なし	なし
1999	米国	5	gp91^{phox}	なし	MLV・RV	なし	なし
2003	ドイツ	2	gp91^{phox}	BU 8mg/kg	SFFV・RV	あり	あり
2003	スイス	1	gp91^{phox}	BU 8.8mg/kg	SFFV・RV	あり	あり
2003	英国	4	gp91^{phox}	Mel 140mg/m^2	SFFV・RV	あり	なし
2006	米国	3	gp91^{phox}	BU 10mg/kg	MLV・RV	あり	なし
2007	韓国	2	gp91^{phox}	Flu 120mg/m^2 + BU 6.4mg/kg	MLV・RV	?	なし
2008	スイス	1	gp91^{phox}	BU 8.8mg/kg	SFFV・RV	あり	あり
2013	英国	1	gp91^{phox}	BU（MAC）	LV	なし	なし
2015	日本	1	gp91^{phox}	BU 10mg/kg	MLV・RV	あり	なし

*BU：ブスルファン，Mel：メルファラン，Flu：フルダラビン，MAC：骨髄破壊的前処置

患者末梢血由来CD34陽性細胞を標的細胞として遺伝子治療を行った[4]。その後もgp91^{phox}欠損型CGD（X-CGD）に対し同様の遺伝子治療を行ったが，いずれにおいても遺伝子導入細胞は患者体内で短期間（6ヵ月以内）のうちに消失し，長期的な治療効果を発揮するには至らなかった。

この原因はCGD特有の病態背景が関与する。まず，CGDの原因遺伝子が活性酸素産生に関わるNADPH oxidase関連遺伝子であり，遺伝子治療によりこれら遺伝子が正常化することで細胞内に活性酸素が産生され，細胞増殖に対して負の影響を与え，遺伝子導入細胞の増殖優位性は発揮

されない．次に，CGD の原因が食細胞の機能異常で，食細胞数に関しては健常人と同等かそれ以上であり，遺伝子導入細胞が生着するための骨髄間隙がこれら細胞により占拠され，生着のための十分な骨髄間隙は存在しない．さらに患者は持続的な感染症により慢性的な炎症性サイトカイン産生状態にあり，この状況では移植された遺伝子導入細胞は容易に排除されやすい．この解決法として，CGD 遺伝子治療では他の遺伝子治療と比べて比較的強力な前処置が採用され，Grez らのグループは体重 1kg あたり 8mg のブスルファンを使用し[5]，前述の Malech らは体重 1kg あたり 10mg のブスルファンを前処置として使用している[6]．さらに，最近では myeloid specific promoter を用いて活性酸素産生を好中球などの食細胞に限定し，造血幹細胞レベルの活性酸素による細胞障害を減少させる工夫もとられている[7]．

Ⅲ．CGD 遺伝子治療における有害事象

さて，前述の Grez らと Malech らの遺伝子治療では感染症治癒（短期的治療効果）に関しては両試験とも良好な成績を示したが，感染予防につながる遺伝子導入細胞の長期的生体内維持（長期的治療効果）に関して大きな差を認め，前者では遺伝子導入細胞が比較的高率で長期間生体内で維持されたのに対し，後者では半年以内に 1% 以下まで減少した．実は，この長期にわたる遺伝子導入細胞の高い生体内維持はクローナルな細胞増殖によるもので，使用したベクターが MDS1-EVI1, PRMD16, SETBP1 のいずれかの遺伝子近傍に組み込まれ，細胞（CD15 陽性細胞）がその大半を占めていた．特に，EVI1 はヒト 3;21 染色体転座による AML1/EVI1 急性骨髄性白血病（AML）の発症に関与することが知られ，事実，1 例目の患者では MDS1-EVI1 遺伝子挿入クローンから 7 番染色体欠失（monosomy 7）細胞が出現し，最終的には骨髄異形成症候群（MDS）/AML と進行した症例であった[8]．一方，Malech らの遺伝子治療ではこのような有害事象を示した症例は 1 例もなく，この違いは使用したベクターの違いによるものと考えられた．つまり，Grez らはマウスにおいて急性骨髄性白血病を発症する spleen focus forming virus（SFFV）由来のベクターを使用し，Malech らはマウスにおいて急性リンパ性白血病を発症する Moloney murine leukemia virus（MoMLV）由来のベクターを使用している．そして，その転写活性能は前者のほうが数十倍高く，EVI1 遺伝子内に挿入された SFFV 由来ベクターがその上流に位置する MDS1 遺伝子と EVI1 遺伝子の融合タンパク（MDS1-EVI1; PRMD3）の発現を誘導し，結果，挿入変異によるクローナルな細胞増殖，monosomy 7 細胞の出現，MDS/AML への進展が連続して起こったと考えられている．このため，最近では使用するベクターをレンチウイルスベクターに変更し，さらに導入遺伝子の発現を myeloid specific promoter にて制御することで周囲遺伝子への発現影響を極端に減少させたベクターが採用されている．

Ⅳ．当センターでの CGD 遺伝子治療

当センターにおいても前述の NIH Malech らと共同で CGD に対する遺伝子治療を実施しており，2014 年 7 月に gp91^{phox} 欠損症患者に対して造血幹細胞遺伝子治療を行った．その方法は，患者に対して 5 日間の G-CSF を投与した後，アレフェーシスにて末梢血単核球を採取し，CliniMACS を用いて CD34 陽性細胞を分離する．そして，得られた造血幹細胞を CO_2 透過性バッグにて培養し，これら細胞をウイルス上清液内で浮遊させることで治療遺伝子導入操作を 3 日にわたり 3 回行い，培養 6 日目に末梢静脈より患者に投与するものである（図❷）．なお重要な点としては，無菌性を担保するため患者細胞の採取から細胞培養，遺伝子導入，洗浄を経て，患者投与まですべてバッグ内で行うことと，骨髄間隙創出のために患者に対してはブスルファンを体重あたり 10mg 投与することである．結果は比較的良好であり，治療前に存在していた頸部リンパ節炎や肺膿瘍は軽快して，これまでのところ重篤な感染症を罹患していない．ただ，NIH の症例と同様に遺伝子導入細胞の割合は極めて低値であり，今後も患者状態を注意深く観察していく必要がある．

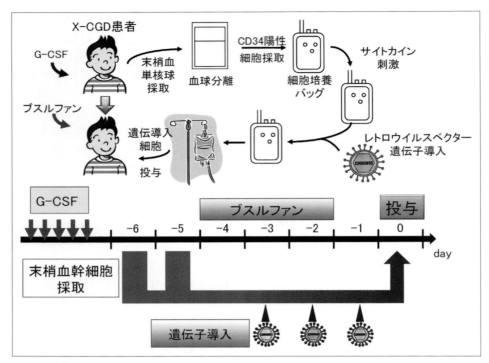

図❷ 造血幹細胞遺伝子治療の概略図

患者に G-CSF を 5 日間投与し，アレフェーシスにて末梢血単核球を採取する。抗 CD34 抗体を用いた磁気ビーズにて CD34 陽性細胞を分離し，CO_2 透過性バッグにて培養する。遺伝子導入はウイルス上清に細胞を浮遊させることで行い，この操作を 3 日間行う。培養 6 日目にブスルファンを投与した患者の静脈より遺伝子導入細胞を投与する。

最後に

この十余年で遺伝子治療は急速に進歩し，多くの難治性遺伝性疾患に対する有効な治療法としてその地位を確立した。ただ，これまで述べてきたように CGD に対する遺伝子治療はいまだ有効性は乏しく，また安全性の面でも十分とは言えない。ただ前述したように，活性酸素の産生を食細胞に限定するような myeloid specific promoter の利用や最近の CRISPR/Cap9 などのゲノム編集技術の応用は CGD 遺伝子治療の新たな展開を予想させるものであり，今後は，その成果を基に遺伝子治療がさらなる遺伝性疾患に対する画期的な治療法として発展していくことを祈念している。

参考文献

1) Dotis J, Pana ZD, et al : Mycoses 56, 449-462, 2013.
2) Matute JD, Arias AA, et al : Blood 114, 3309-3315, 2009.
3) Davis BR, Candotti F : Science 330, 46-47, 2010.
4) Malech HL, Maples PB, et al : Proc Natl Acad Sci USA 94, 12133-12138, 1997.
5) Ott MG, Schmidt M, et al : Nat Med 12, 401-409, 2006.
6) Kang EM, Choi U, et al : Blood 115, 783-791, 2010.
7) Santilli G, Almarza E, et al : Mol Ther 19, 122-132, 2011.
8) Stein S, Ott MG, et al : Nat Med 16, 198-204, 2010.

小野寺雅史

1986 年	北海道大学医学部卒業
1994 年	米国国立衛生研究所 visiting fellow
1998 年	科学技術振興事業団研究員
2001 年	筑波大学臨床医学系血液内科講師
2008 年	国立成育医療センター研究所成育遺伝研究部室長
2009 年	同部長
2010 年	国立成育医療研究センター病院免疫科医長（併任）

第4章　難病の治療法（各論）

1. 遺伝子治療
2）AADC欠損症に対する遺伝子治療

山形崇倫・小島華林・中嶋　剛・村松慎一

　AADC欠損症は，ドパミン，セロトニンの合成障害により，臥床状態で，眼球偏位発作，ジストニアなどをきたす疾患である．2型AAVベクターにAADC遺伝子を搭載したベクターを作製し，両側被殻に注入する遺伝子治療を患者5人に実施した．全例，運動機能が改善し，一時的な舞踏病様運動以外の大きな有害事象はなかった．重症型2例は歩行器歩行が可能に，中間型1例は歩行や会話が可能になった．神経疾患に対するAAVベクターを用いた遺伝子治療が有効で安全なことが確認された．今後，早期診断，早期治療導入の体制を作る．また，他疾患の遺伝子治療法開発も進めている．

はじめに

　近年，アデノ随伴ウイルス（AAV）ベクターやレンチウイルスベクターの開発・改良により，遺伝子治療法開発が急速に進んでいる．われわれは，小児神経疾患に対する遺伝子治療として日本初の，AADC欠損症患者に対する遺伝子治療臨床研究を2015年から開始し，2017年3月時点で5例に実施した．全例，運動機能が改善し，大きな有害事象もなく，AAVベクターを使用した遺伝子治療は有効で安全であった．

I．AADC欠損症

1. AADC欠損症とは

　芳香族Lアミノ酸脱炭酸酵素（aromatic L-amino acid decarboxylase：AADC）は，L-dopaをドパミンに，また5-ハイドロキシトリプトファン（5-HT）をセロトニンに代謝する酵素である（図❶）．AADC欠損症（OMIN608643）は，このAADCをコードする遺伝子の変異による酵素機能欠損により発症する，常染色体劣性遺伝性疾患である[1]．ドパミンからは，ノルエピネフリンとエピネフリンが合成されるため，これらのカテコールアミン全体とセロトニンが低下する．セロトニンから合成されるメラトニンも低下する．

　現在，世界中で報告例は百数十症例で，日本人では6例診断されている[2)-4)]．

2. AADC欠損症の症状[1]

　ドパミン，カテコールアミンとセロトニンの合成障害により，重度の運動障害，知的障害，自律神経機能障害や睡眠障害などを呈する．典型例は，新生児期から乳児期早期に発症する．重度運動障害と筋緊張低下により，随意運動がほとんどできず，頸定が得られない．発作的に眼球が上方，

---

key words

遺伝子治療，アデノ随伴ウイルス（AAV）ベクター，眼球偏位発作（oculogyric crisis：OGC），芳香族Lアミノ酸脱炭酸酵素（aromatic L-amino acid decarboxylase：AADC），AADC欠損症，ジストニア，ドパミン，セロトニン，カテコールアミン，定位脳手術

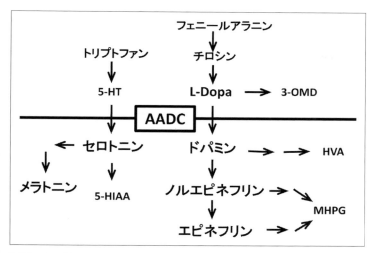

図❶ ドパミン，セロトニンの代謝経路と AADC
AADC は 5-OH tryptophan（5-HT）からセロトニンの合成，および L-dopa からドパミンを合成する．AADC の欠損により，セロトニン，ドパミンが低下する．
5-HIAA：5-hydroxyindoleacetic acid, 3-OMD：3-O-methyl-dopa,
MHPG：3-methoxy-4-hydroxyphenyglycol, HVA：homovanillic acid

時に側方に変異する眼球偏位発作（oculogyric crisis：OGC）と四肢のジストニアが特徴的である．また，心拍・血圧の調整障害，発汗過多，体温異常，唾液分泌増加などの自律神経機能障害，低血糖，情緒不安定，睡眠障害もみられる．てんかん合併例もある．ほとんどの患者が生涯臥床状態である．嚥下困難や呼吸障害から，経管栄養・胃瘻が必須になり，気管切開を要する例もある．座位あるいは歩行可能な軽症例が少数報告されている．ジストニア，構音障害，易疲労性，睡眠障害などを伴い，歩行可能でもぎこちない歩行である．重症型と考えられていたが，monoamine oxydase（MAO）阻害薬に反応し支持歩行までの発達が得られた中間型ともいうべき症例も経験した．

3．AADC 欠損症の検査と診断

髄液中で，ドパミン代謝産物の homovanilic acid（HVA）とセロトニン代謝産物の 5-hydroxyindoleacetic acid（5-HIAA）が著明低値，L-dopa と 5-HT が高値を示す（図❶）．頭部 MRI は正常だが，大脳萎縮，白質変性，脳梁の菲薄化などの異常が 2 割ほどで報告されている．診断は，臨床症状から疑った例に対し，髄液検査，酵素活性測定，遺伝子変異検査などで確定診断する．髄液検査では，HVA や 5-HIAA の低値とともに，L-dopa や 5-HT 高値の確認が，他のカテコールアミン代謝異常症との鑑別に有用である．血漿中やリンパ球の AADC 活性低下や AADC 遺伝子変異検出が確定診断になる．当科で，酵素活性測定や遺伝子変異解析の系も立ち上げている．

AADC 遺伝子は染色体 7q12.1 に局在し，変異部位は多様である．スプライス部位の変異である IVS6+4A＞T が 45％の患者で検出され，この変異をホモにもつ患者は，遺伝子発現がほとんどなく，重症である．台湾では，創始者効果により 80％以上の患者がこの変異である．他の変異は特定の集積がない．

4．薬物治療

カテコールアミンとセロトニンを代謝する MAO の阻害薬，ドパミン作動薬のロチゴチン経皮吸収型製剤が，ジストニアの軽減や運動などにやや効果を示す例があるが，基本的に臥床状態であることは変わらない．酵素活性が少し残存していると考えられる軽症例では，MAO 阻害薬やドパミン作動薬が運動機能を一定程度改善させる．AADC の補酵素のビタミン B6，抗コリン薬，L-dopa なども試みられているが，効果はない．典型例に対する治療薬はない状態であった．

II．AADC 欠損症に対する遺伝子治療の方法

1．治療用ベクター：AAV-hAADC-2

2 型 AAV ベクターを基に作製された．AAV 両端の遺伝子複製に関係する inverted terminal repeat（ITR）以外のウイルス遺伝子を除去し，サイトメガロウイルス（CMV）プロモーター，ヒト AADC 遺伝子と poly A シグナルを挿入した

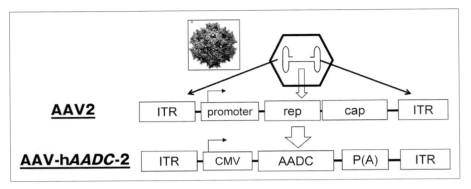

図❷　治療用ベクター AAV-hAADC-2 の構造

AAV 由来の塩基配列は両端の ITR (inverted terminal repeat) 以外を除去し，ヒト AADC 遺伝子と置換した。
CMV : cytomegalovirus promoter/enhancer，P(A) : Poly A signal form human growth hormone

ベクター（AAV-hAADC-2）を作製した（図❷）。臨床研究に用いた GMP レベルのベクターはタカラバイオ社で作製された。

2. 定位脳手術による遺伝子導入

AAV-hAADC-2 を，定位脳手術により両側被殻の各 2 ヵ所に導入した。各部位に 50 μL ずつ，計 200 μL（$2×10^{11}$vg）を特製のシリンジポンプとカテーテルを用いて，3 μL/min の速度で，1 ヵ所 17 分かけて注入した（図❸）。

遺伝子治療後は，小児集中治療室（PICU）の陰圧個室でウイルス拡散防止措置を徹底した。術後は，3 日間，血液・尿で PCR 法によりウイルスゲノムの検出を行ったが，一度も検出されず，ウイルス排出がないことが確認され，一般病棟へ移動した。

Ⅲ. AAV-hAADC-2 ベクターを用いたこれまでの遺伝子治療

1. Parkinson 病に対する遺伝子治療[5]

AAV-hAADC-2 ベクターは，最初，村松らにより Parkinson 病の遺伝子治療のために開発された。2007 年から 2009 年に Parkinson 病患者に上記と同様の方法で遺伝子導入した結果，L-dopa からドパミンへの代謝が促進され，運動機能改善，振戦の軽減が得られた。

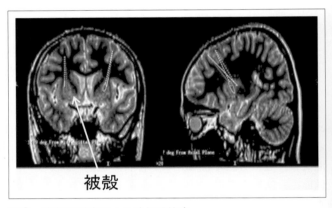

図❸　定位脳手術による遺伝子治療

MRI 画像を用いた術前の target planning 画像。治療ベクター（AAV-hAADC-2）を両側被殻の各 2 ヵ所に，それぞれ 50 μL（計 200 μL，$2×10^{11}$ vector genome），特性のシリンジポンプとカテーテルを用いてゆっくり注入した。

2. 台湾での AADC 欠損症に対する遺伝子治療[6]

上記，Parkinson 病での遺伝子治療結果を受けて，AADC 欠損症で本来欠失している AADC 遺伝子を導入する治療として，AAV-hAADC-2 ベクターを用いた遺伝子治療が台湾で実施された。2009 年から重症典型例 4 名（4～6 歳）に実施し，運動機能の改善が得られたと 2012 年に報告された[2]。現在までに 18 人に実施され，運動機能の改善効果が得られている。有害事象として，脳内カテコールアミン環境の変化に伴うものと考えられる一時的な不随意運動と無呼吸があったが，ベ

IV. 日本におけるAADC欠損症に対する遺伝子治療

1. 対象患者

2015年6月から5例に遺伝子治療を実施した。遺伝子治療実施時の年齢は5歳から19歳（**表❶**）。4例は日本人で，1例はオーストラリア人。

症例1, 2, 4および5は典型例で，筋緊張が低下し，随意運動はほとんどなく臥床状態で，頻回のOGC，ジストニア発作あり。流涎が多く，多汗，睡眠障害などあり。症例1, 2, 5は胃ろう，症例4は経鼻経管栄養を行い，症例1は喉頭気管分離施行。全例，運動機能の低さに比較し，認知機能は比較的保たれ，人や状況の理解は可能で，相手に応じて時折笑顔もみられていた。症例3は，3歳時にAADC欠損症と診断された。診断時まで頸定なく全身の筋緊張が著明に低下し臥床状態で，診断後，MAOB阻害薬内服で発達し，5歳時には不安定だが介助歩行が可能になった。内服治療に反応がみられた中間型と考えている。しかし，全身の筋緊張は低下し，自分で座る，立位保持などは不可能であった。発語は不明瞭だが数単語あり，夕方疲労時にはOGCがみられた。

5例とも，髄液でL-dopa上昇，ドパミンや5-HIAAの低下などAADC欠損症に特徴的所見があった。また，血漿AADC酵素活性が低下しており，遺伝子変異も確認されていた。

2. 遺伝子治療実施後の経過

(1) 臨床経過

遺伝子治療を行った患者5人の経過をそれぞれ示す（**表❶**）。

症例1は，治療2ヵ月後から四肢の随意運動が出現しはじめ，左上肢を少しずつ動かせるようになった。その頃から，軽度の舞踏病様運動がみられはじめた。4ヵ月時には支えての坐位が，6ヵ月頃からは電動車椅子を操作して移動ができるようになり，1年5ヵ月後には歩行器を用いた歩行訓練を開始した。症例2は，治療2ヵ月で頸定し，寝返りが，4ヵ月後には支えての坐位保持が可能になり，歩行器での歩行訓練を開始した。1年5ヵ月後には，歩行器歩行がよりよくなり，車椅子の自走の練習を行っている。また，手に持って食べることもできつつある。2人とも，ジストニア発作は消失し，OGCは著減した。苦痛は消失し，QOLも改善している。笑顔が多く気分の安

表❶ AADC欠損症遺伝子治療効果のまとめ

	症例1（15y男子）		症例2（12y女子）		症例3（5y女児）		症例4（19y男性）		症例5（10y男児）	
遺伝子変異	p.Ala110Glu 不明		p.Ala110Glu 不明		p.Trp105Cys p.Pro129Ser		p.Try369Cys IVS6+4A>T		IVS6+4A>T IVS6+4A>T	
	治療前	16ヵ月後	治療前	15ヵ月後	治療前	12ヵ月後	治療前	6ヵ月後	治療前	1ヵ月後
運動機能										
頸定	−	＋	−	＋	＋	＋	−	＋	−	−
坐位	−	＋ 支持	−	＋ 支持	＋ 支持	＋	−	−	−	−
歩行器歩行	−	±	−	＋	−	−	−	−	−	−
独歩	−	−	−	±	±	＋	−	−	−	−
嚥下	−	±	−	＋	＋	＋	−	−	−	−
不随意運動										
ジストニア	+++	−	+++	−	−	−	＋	−	+++	±
OGC	+++	＋	+++	−	++	±	+++	＋	+++	＋
自律神経										
汗	++	±	++	−	−	±	++	−	++	＋
唾液過剰	+++	＋	+++	−	−	−	+++	＋	+++	＋
認知・気分										
言葉	−	−	−	喃語	単語	会話可	−	−	−	−
気分	不安定	良好	不安定	良好	安定	良好	安定	良好	不安定	やや良

定も得られた．症例 3 は，治療 1～2ヵ月時点では舞踏病様運動が出現したが，3ヵ月以降は軽快し，独歩が可能になり，長距離歩けるようになり，自転車練習を開始している．発語も増え，会話可能になった．症例 4 は，治療 8ヵ月時点では頸定し，体幹の筋力が増加し支持坐位が可能になった．自発呼吸がしっかりしてきた．症例 5 は，治療後 1ヵ月で大きな変化はないが，随意運動が出はじめ，舞踏病様運動も出てきている．

(2) 有害事象

全例に，遺伝子治療実施 2 週間後くらいから，四肢や頭部を動かす舞踏病様運動が出現しはじめ，2ヵ月頃をピークに徐々に改善していった．ドパミンが急激に増加したための反応と考えているが，原因は不明である．台湾例で報告のある無呼吸はなく，手術侵襲による出血や炎症，ウイルスベクターに起因する有害事象もなかった．

(3) FMT-PET

AADC の特異的トレーサーである 6-[18F] fluoro-m-tyrosine（FMT）を用いた FMT-PET 検査で，健常人では線条体に FMT の強い取り込みがみられ，AADC の発現が確認できる．全例，治療前は被殻を含め全脳での AADC 発現がほとんどなかったが，全例，治療後に被殻に AADC の発現が確認された．

3. 治療の評価と課題

AAV ベクターを用いた中枢神経系に対する遺伝子治療は，有効で，かつ安全であることが示された．われわれが治療を行った重症例は，台湾での実施例（2～8 歳）より年長だが，全例で運動機能が改善した．しかし，兄妹でも妹が治療効果が大きく，より早期，若年での治療実施が有効性が高いと考えられる．また，遺伝子変異によっても治療効果が異なると考えられる．台湾の例はスプライス変異でタンパクができない変異であるのに対し，症例 1，2 はミスセンス変異で，酵素活性がわずかでもある可能性が考えられる．さらに症例 3 は，遺伝子変異部位が基質結合部位から離れた部位にあり，酵素活性が軽度残存していると考えられる[4]．症例 3 は，期待した運動機能の改善のみならず，認知・言語機能も改善していることは特筆すべき点である．

今後，患者の早期診断，早期治療実施のためのスクリーニングシステムを構築中である．

おわりに

サルでの研究などで，非分裂細胞である神経細胞では AAV ベクターによる遺伝子発現は 15 年以上持続していたという報告があり[7]，長期治療効果が期待できる．今後，神経細胞をターゲットとした AAV ベクターを用いた遺伝子治療が，多くの難治性神経疾患に対して開発されることが期待される．実際，欧米を中心に研究が進められており，臨床応用が開始された疾患も出てきている．われわれも，いくつかの疾患で治療法開発研究を行っている．

参考文献

1) Brun L, Ngu LH, et al : Neurology 75, 64-71, 2010.
2) Ito S, Nakayama T, et al : Dev Med Child Neurol 50, 876-878, 2008.
3) Ide S, Sasaki M, et al : Brain Dev 32, 506-510, 2010.
4) Kojima K, Anzai R, et al : Brain Dev 38, 959-963, 2016.
5) Muramatsu S, Fujimoto K, et al : Mol Ther 18, 1731-1735, 2010.
6) Hwu WL, Muramatsu S, et al : Sci Transl Med 4, 134-161, 2012.
7) Sehara Y, Fujimoto KI, et al : Hum Gene Ther Clin Dev 28, 74-79, 2017.

参考ホームページ

・自治医科大学小児科学教室 AADC 欠損症に対する遺伝子治療
　http://www.jichi.ac.jp/usr/pedi/aadc/index.html

山形崇倫

1986 年	岐阜大学医学部卒業
1996 年	自治医科大学小児科学講師
1997 年	米国ベイラー医科大学分子遺伝学教室留学（～ 2000 年）
2004 年	自治医科大学小児科学准教授
2010 年	同小児科学発達医学部門教授
2013 年	同小児科学主任教授
2014 年	自治医科大学とちぎ子ども医療センターセンター長（併任）

第4章 難病の治療法（各論）

2．タンパク質・酵素補充療法
1）ライソゾーム病に対する酵素補充療法

井田博幸

　酵素補充療法は対症療法しか存在しなかったライソゾーム病患者に対して画期的な治療法である。すなわち，酵素補充療法により症状が改善し，あるいは症状の進行が抑えられることにより患者のQOLが改善するようになった。しかしながら，抗体産生による臨床効果の減弱，中枢神経症状に対して有効性が乏しいこと，良好な治療効果を得るための早期診断法の確立などの問題点が明らかになっている。

はじめに

　酵素補充療法（enzyme replacement therapy：ERT）は主にライソゾーム病（lysosomal storage disease：LSD）に対する治療法として開発された。LSDはライソゾーム酵素の遺伝的欠損により，その当該基質が蓄積するため発症する疾患である。ERTはこの欠損酵素を経静脈的に投与することによってLSDにおける基質の蓄積を改善させる，あるいは予防する治療法である。現在，日本では表❶に示す7つの疾患に対して健康保険収載されており，実地臨床現場で使用されている。本稿ではERTの効果と課題について概説する。

表❶　日本で認可されている酵素補充療法（2015年9月）

疾患名	商品名	標準投与量	投与間隔	日本での認可	酵素製剤の由来
ゴーシェ病	セレザイム®	60単位/kg/回	2週間ごと	1998年3月	CHO細胞
	ビプリブ®	60単位/kg/回	2週間ごと	2014年9月	遺伝子改変ヒト線維芽細胞
ファブリー病	ファブラザイム®	1.0mg/kg/回	2週間ごと	2004年4月	CHO細胞
	リプレガル®	0.2mg/kg/回		2007年2月	遺伝子改変ヒト線維芽細胞
ポンペ病	マイオザイム®	20mg/kg/回	2週間ごと	2007年4月	CHO細胞
MPS I型	アウドラザイム®	0.58mg/kg/回	毎週	2006年10月	CHO細胞
MPS II型	エラプレース®	0.5mg/kg/回	毎週	2007年10月	遺伝子改変ヒト線維芽細胞
MPS IVA型	ビミジム®	2mg/kg/週	毎週	2015年2月	CHO細胞
MPS VI型	ナグラザイム®	1mg/kg/回	毎週	2008年4月	CHO細胞

> **key words**
> 酵素補充療法，ライソゾーム病，ゴーシェ病，ファブリー病，ムコ多糖症，ポンペ病，cross-reactive immunological material，脳血液関門，新生児スクリーニング

I. 酵素補充療法の効果

1. ゴーシェ病に対する ERT の効果

ゴーシェ病は β-グルコシダーゼ活性低下により，その基質であるグルコセレブロシドがマクロファージを中心に蓄積する常染色体劣性遺伝性疾患である．肝脾腫，骨痛・病的骨折，貧血，血小板減少などを主症状とする．神経症状の有無とその重症度により1型（非神経型），2型（急性神経型），3型（亜急性神経型）に分類されている．

ERT は肝脾腫，骨痛，貧血，血小板減少などに対しては著効する．自験例について，その効果を図❶に示す．貧血，血小板減少，肝脾腫の改善が認められている[1]．課題は神経症状に対する効果が乏しい点である（後述）．

2. ファブリー病に対する ERT の効果

ファブリー病は α-ガラクトシダーゼ活性低下により，その基質であるグロボトリアオシルセラミドが血管内皮細胞，汗腺，心臓，腎臓に蓄積する疾患である．X 連鎖劣性遺伝形式をとるため原則として男性のみに発症する（ヘミ接合体）．ただし，正常 X 染色体の不活性化が起こると女性でも発症する（症候性ヘテロ接合体）．罹患臓器により古典型，腎型，心型，脳血管型に分類されている．古典型の主症状は学童期に発現する四肢疼痛，低汗症，被角血管腫などである．進行するとタンパク尿で始まる腎障害を呈し，さらに進行すると腎不全に至る．また，成人期になると虚血性心疾患，脳梗塞，肥大型心筋症などを呈する．

腎障害に対する ERT の効果を表❷にまとめる[2]．無治療例と比較して ERT 群では年間平均GFR（glomerular filtration rate＝糸球体濾過量）の低下は軽度である．また，肥大型心筋症に対する ERT の効果を図❷に示す[3]．線維化を認めなければ左室重量の有意な低下が認められている．

3. ムコ多糖症に対する ERT の効果

ムコ多糖症（MPS）はムコ多糖体分解酵素の活性低下によりムコ多糖体が骨，関節，心弁膜などに蓄積するため，関節可動域制限，骨変形，心弁膜症，粗な顔貌などを呈する疾患群である．臨床症状と欠損酵素によりⅠ型，Ⅱ型，Ⅲ型（A 型・B 型・C 型・D 型），Ⅳ型（A 型・B 型），Ⅵ型，Ⅶ型に分類されている．遺伝形式についてはⅡ型のみ X 連鎖劣性遺伝形式をとり，その他の病型

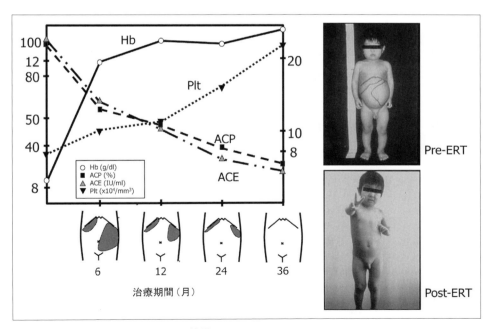

図❶ ゴーシェ病に対する ERT の効果

表❷ ファブリー病における腎機能障害に対するERTの効果 (文献2より改変)

報告者	患者数			治療方法	観察期間	年間平均GFR値変化 (mL/mm/1.73m²)
Branton et al (2002)	14			無治療	4年間	-12.2
Germain et al (2007)	全体	52		1 mg/kg/2週ごと	4年6ヵ月	-0.4
	タンパク尿	1g/日以上	10			-7.4
		1g/日未満	42			-1.0
	糸球体硬化率	50%以上	8			-8.9
		50%未満	32			-1.4
Schiffmann et al (2006)	全体	24		0.2 mg/kg/2週ごと	4年間	-3.3
	Stage	Ⅰ	12			-1.8
		Ⅱ	8			-2.8
		Ⅲ	4			-5.5
Schiffmann et al (2007)	11			0.2 mg/kg/2週ごと	3年5ヵ月	-8.0
	11			0.2 mg/kg/毎週	2年間	-3.3

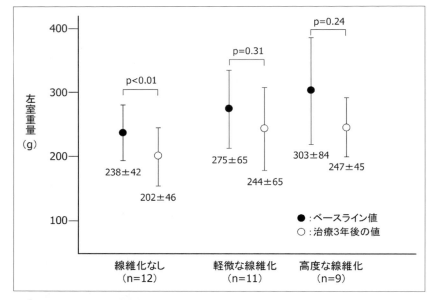

図❷ ファブリー病における肥大型心筋症に対する3年間のERTの効果
(文献3より)

は常染色体劣性遺伝形式をとる。そしてMPSのうちERTが開発されている病型はⅠ型，Ⅱ型，ⅣA型である。MPSに対するERTの効果は主に6分間歩行距離，肺活量，階段昇降数などで評価されている。図❸にMPSⅡ型に対するERTの効果を示す[4]。治療群において6分間歩行距離と予測努力性肺活量の改善が認められている。

4. ポンペ病に対するERTの効果

ポンペ病はα-グルコシダーゼ活性低下により，その基質であるグリコーゲンが心筋，骨格筋に蓄積するため発症する常染色体劣性疾患である。発症年齢および予後により乳児型，若年型，成人型に分類されている。乳児型は生後数ヵ月以内に筋緊張低下，心肥大で発症し，これらの症状が急速に進行し2歳までに死亡する予後不良の病型である。成人型は20歳以降に徐々に進行する近位筋の筋力低下を主症状とする。

乳児型ポンペ病18例のERTの効果を図❹に示

1) ライソゾーム病に対する酵素補充療法

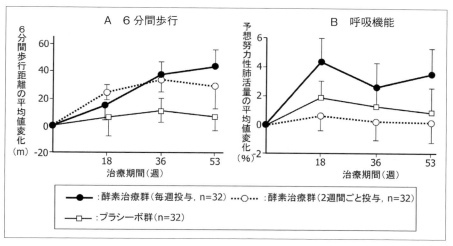

図❸ MPS Ⅱ型に対する ERT の効果 (文献 4 より)

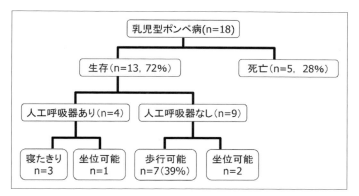

図❹ 乳児型ポンペ病に対する 3 年間の ERT の効果 (文献 5 より)

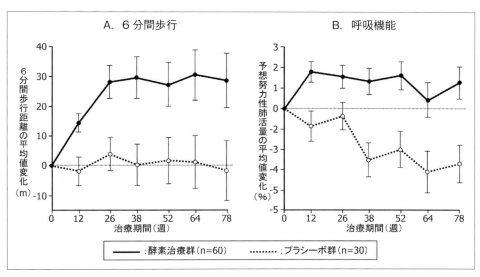

図❺ 成人型ポンペ病に対する ERT の効果 (文献 6 より)

す[5]。治療にもかかわらず28%が死亡しており，独歩可能な例は39%にすぎない。予後に影響を及ぼす因子として酵素製剤に対する抗体や治療開始時期が重要と考えられている（後述）。成人型ポンペ病90例のERTの効果を図❺に示す[6]。治療群において6分間歩行距離と予測努力性肺活量の改善が認められている。

Ⅱ．酵素補充療法の課題

1．免疫反応

ERTに用いる酵素製剤は高分子タンパクであり，かつ静脈投与のため酵素製剤に対する抗体産生による免疫反応が問題になることがある。各酵素の抗体産生率とその詳細を表❸にまとめる。

IgG抗体産生率は1～95%と製剤により差があるが，その出現時期は投与開始後1年以内であること，抗体陽性患者においてinfusion associated reactionとして発熱，悪寒，発疹などを発症しやすいことは共通している。IgE抗体の出現頻度は極めて少ないが，陽性例ではアナフィラキシーを起こすことがあるので注意が必要である。

IgG抗体陽性者の中に酵素に対する中和抗体を有する例があり，この場合，臨床効果に影響がある。特に乳児型ポンペ病では重要である。cross-reactive immunological material（CRIM）陽性例（低抗体価群）とCRIM陰性例（高抗体価群）に対するERTの効果を検討した報告では，高抗体価群においては27ヵ月までに全例死亡してい

表❸　各酵素製剤と免疫反応

酵素名	陽性率（%）	備考
セレザイム®	50/341 （15%）	・IgG抗体の出現は投与開始後6ヵ月以内が多い ・IgG抗体（+）患者のうち，約46%が過敏症を呈した ・過敏症発症率：104/2365（4.4%）
ビプリブ®	1/94 （1%）	・IgG抗体の出現は53週目に認められた ・海外試験で評価可能な283例中3例に抗体が検出された（1%） ・IgE抗体の検出は認められなかった
リプレガル®	26/67 （39%）	・IARの出現は投与開始後2～4ヵ月が多い ・IgG抗体（+）患者26名中，20名において投与継続中に抗体価の低下あるいは消失がみられた ・抗体産生により効果が減弱する例がみられたが，投与を継続することにより，ほとんどの例で効果が回復した
ファブラザイム®	95/121 （79%）	・IgG抗体の出現は投与開始から3ヵ月以内が多い ・IgG抗体（+）患者の50%以上においてIgG抗体価は低下あるいは消失した ・IgG抗体（+）患者においてはIAR*を発現しやすいと考えられる ・海外において本剤特異的IgE陽性あるいは皮膚試験が陽性となり投与を中止した患者が確認されている ・アナフィラキシーの確認なし
アウドラザイム®	50/55 （91%）	・IgG抗体の出現は投与開始後3ヵ月以内がほとんどである（小児では1ヵ月以内） ・中等度以上のIARを呈した9例中1例に本剤特異的IgEおよび補体活性化を認めた ・上記9例中1例においては，呼吸障害を伴うアナフィラキシー様症状を呈し，緊急気管切開が行われた
マイオザイム®	35/38 （92%）	・IgG抗体の出現は投与開始から3ヵ月以内が大部分である ・抗体価が高い患者ほどIARが発現しやすい ・1例において中和抗体が陽性となった ・3例において本剤特異的IgEが陽性となり，そのうち1例にアナフィラキシー様反応が出現した
エラプレース®	47/94 （50%）	・IgG抗体陽性患者においては陰性患者に比較して尿中GAG**濃度の減少効果は減弱していた ・IgG抗体陽性患者ではIARが発現しやすい傾向があったが，発現頻度は継続投与に伴って経時的に減少した ・IgG抗体陽性患者のうち，5例に中和抗体の産生が認められた
ナグラザイム®	53/54 （98%）	・IgG抗体の最初の発現時期はほとんどが4～8週間後であった ・IgG抗体価が高値であった患者では，薬物動態指標に顕著な差が認められた

*IAR：infusion associated reaction，　**GAG：glycosaminoglycan

るのに対して，低抗体価群においては75％の患者が生存していた。また，低抗体価群は高抗体価群に比較して心肥大，運動機能の有意な改善が得られている[7]。この問題に対して高抗体価群に対して免疫抑制剤，γグロブリン，メトトレキサートなどを用いて抗体価を減少させる治験が行われている[8]。

2. 中枢神経症状

脳内への基質の蓄積により多くのLSDでは中枢神経症状を認める。酵素製剤は高分子タンパクであり，脳血液関門を通過することができないので，ERTによる中枢神経系への効果は期待できない。日本人ゴーシェ病の病型別の生命予後を調べたわれわれのデータでは，1型においてERT群では死亡例は認めていない。これに対して神経症状を呈する2型，3型ではERTにもかかわらず，それぞれ9/13（70％），7/36（20％）の例が死亡している。この問題をクリアするため酵素製剤の髄腔内あるいは脳室内投与，脳血液関門を通過できる酵素製剤の治験が行われている[9)10)]。

3. 早期診断・早期治療

ERTはLSDに対して有効な治療法であるが，臓器に不可逆性の変化が起こる前に開始しないと良好な効果が得られない。事実，ファブリー病において表❷に示したようにタンパク尿が1g/日以上，糸球体硬化率が50％以上という進行例ではERTによる年間平均GFRの抑制が認められないことや，図❷に示したように線維化が高度な例では心肥大に対するERTの効果が十分でないことが報告されている。特に乳児型ポンペ病では可及的速やかな治療開始が必要である。そのため新生児スクリーニングが重要である。図❻に新生児スクリーニングの予後への影響を検討した結果を示す[11)]。人工呼吸器非依存生存率と独歩率を新生児スクリーニング群（超早期治療群），臨床診断群（通常治療群），無治療群の3群で比較検討したところ，人工呼吸器非依存生存率に関して超早期治療群では100％であるのに対して，通常治療群では50％であった。独歩率に関しては超早期治療群では生後20ヵ月までに全例が独歩可能になったのに対して，通常治療群では40％であった。このように乳児型ポンペ病では新生児期の診断に基づく生後1ヵ月以内のERT開始は生命的・機能的予後を著明に改善する。

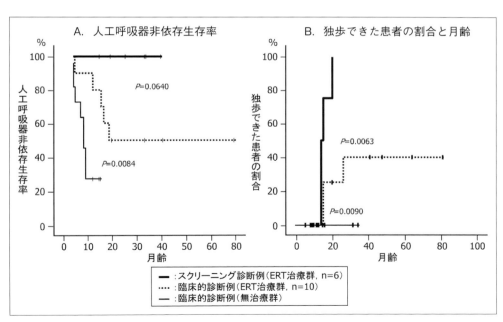

図❻ 乳児型ポンペ病の早期診断・早期治療の効果（文献11より）

おわりに

ERTはLSDに対する医療を大きく変化させた。予後の向上をもたらしたが，一方，われわれにいろいろな課題を与えた。ERTに関する問題を解決し，患者のQOLを改善することが臨床医，研究者の今後の責務と考えられる。

参考文献

1) Weinreb NJ, Goldblatt J, et al : J Inherit Metab Dis 36, 543-553, 2013.
2) Feriozzi S, Schwarting A, et al : Am J Nephrol 29, 353-361, 2009.
3) Weideman F, Nieman M, et al : Circulation 119, 524-529, 2009.
4) Muenzer J, Wraith JE, et al : Genet Med 8, 465-473, 2006.
5) Kishinani PS, Corzo D, et al : Pediatr Res 66, 329-335, 2009.
6) von der Ploeg AT, Clemens PR, et al : N Engl J Med 362, 396-406, 2010.
7) Kishinani PS, Goldenberg PC, et al : Mol Genet Metab 99, 26-33, 2010.
8) Banugaria SG, Prater SN, et al : PLoS One 8, e67052, 2013.
9) Muenzer J, Hendriksz CJ, et al : Genet Med 18, 73-81, 2016.
10) Boado RJ, Hui KW, et al : Biotechnol Bioeng 111, 2317-2335, 2014.
11) Chien YH, Lee NC, et al : Pediatrics 124, e1116-e1125, 2009.

井田博幸
1981年　東京慈恵会医科大学卒業
1989年　米国ジョージタウン大学小児科 visiting assistant professor
1996年　東京慈恵会医科大学小児科学講座講師
2002年　同准教授
2008年　同教授

第4章　難病の治療法（各論）

2．タンパク質・酵素補充療法
2）筋萎縮性側索硬化症（ALS）に対するHGF

青木正志

　筋萎縮性側索硬化症（ALS）は選択的な運動ニューロン死をきたす代表的な神経変性疾患であり，神経難病の象徴的疾患とされている。私たちはALSラットに対してヒト型リコンビナント肝細胞増殖因子（HGF）タンパクの髄腔内持続投与を行うことにより，明確な治療効果を確認した。さらにマーモセットおよびカニクイザルに対するHGFタンパクの髄腔内持続投与による安全性（毒性）および薬物動態試験などの非臨床試験を行った。これらの結果に基づき東北大学病院においてALS患者に対する第Ⅰ相試験が終了し，現在，大阪大学との2施設で第Ⅱ相試験を行っている。さらには急性期脊髄損傷患者に対する第Ⅰ/Ⅱ相試験も行っている。

はじめに

　筋萎縮性側索硬化症（amyotrophic lateral sclerosis：ALS）は主に中年期以降に発症し，上位および下位運動ニューロンに選択的かつ系統的な障害をきたす神経変性疾患である。経過は症例により異なるが，片側上肢の筋萎縮に始まり，反対側上肢，両下肢へ筋萎縮が進行して，その間に構音障害，嚥下困難などの球麻痺症状および呼吸筋麻痺が加わる経過をとることが多い。人工呼吸器による呼吸管理を行わないと，発症後2〜5年で呼吸不全のために死亡にいたることが多く，ALSは神経疾患の中で最も過酷な疾患とされる。現在，ALSの治療薬として認可されているのはリルテック®（グルタミン酸拮抗薬）内服およびラジカット®（フリーラジカル消去剤）点滴のみであり，いずれを用いてもその進行を止めることはできない。したがって，早期に病因の解明とその成果に基づく基礎研究から臨床への橋渡し研究（トランスレーショナルリサーチ）による治療法の開発が求められている。

Ⅰ．筋萎縮性側索硬化症（ALS）の病態

　ALS発症者の約5％は家族性で発症がみられ，家族性ALSと呼ばれる。その多くは常染色体優性遺伝形式をとる。遺伝学的解析法の進歩により1993年に家族性ALSにおいて，その一部の原因遺伝子が米国ボストンのBrownらにより *Cu/Zn superoxide dismutase*（*SOD1*）であることが明らかになった[1,2]。その後，常染色体優性遺伝形式をとる家族性ALSの原因遺伝子として，TAR DNA-binding protein（TDP-43, *TARDBP*），*optineurin*（*OPTN*）や *valosin-containing protein*（*VCP*）遺伝子などが報告された。2009年には原因遺伝子として *fused in sarcoma/translated in liposarcoma*（*FUS*）遺伝子が報告されている[3,4]。TDP-43とFUSはいずれもDNAおよびRNA代謝に関わり，構造・機能

---

key words

ALS, HGF, FUS, SOD1, iPS, ALSラット, 臨床試験, 脊髄損傷

ともに相同性が高く，ALS病態における共通したメカニズムが想定されている．最近ではubiquilin2，C9ORF72，TGF，SQSTM1，MATR3，UBA4，TBK1，CCNFなど新たな遺伝子の報告が加速している．

私たちはSOD1などの既知の遺伝子に異常のない日本人の家族性ALS家系においてFUS遺伝子を主としてサンガー法を用いてスクリーニングしたところ，ALS 12家系に遺伝子変異を同定した（図❶）[4)5)]．これは検索した家系の約9%に当たり，わが国においてはSOD1につぎ2番目に頻度の高い原因遺伝子と考えられている．次世代シークエンサーを用いてこれらの原因遺伝子を網羅的に検索する方法も実用化されている[6)7)]．さらにはALSの大多数を占める家族歴のない孤発性ALSの病態解明も，グルタミン酸受容体のサブタイプであるAMPA受容体の異常などの解明が進んでいる．

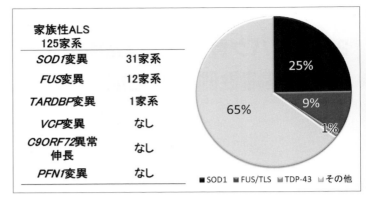

図❶ 東北大学神経内科における家族性ALSの遺伝子解析
常染色体優性遺伝形式が疑われる日本人の家族性ALS 125家系の解析を行い，31家系においてSOD1遺伝子変異，12家系にFUS遺伝子変異を同定している．

Ⅱ．疾患特異的iPSを用いた病態モデルの構築

治療法の開発には細胞や動物モデルによる治療効果の検証が不可欠であり，そのためには病態をよく反映した病態モデルの開発が非常に重要である．遺伝子工学の進歩により，次々に疾患の原因遺伝子を改変したマウスが作製されるようになった．SOD1遺伝子においてもALS患者で報告された点突然変異をマウスに導入してトランスジェニックマウスを作製することにより，ヒトALSの病態を非常によく再現することに成功し，これまでALSのモデル動物としては最も広く世界で汎用されてきた．SOD1遺伝子変異による家族性ALSの発症メカニズムはまだ十分には解明されていないが，変異によるSOD活性の低下が直接の原因ではなく，変異SOD1が新たに獲得した"gain of toxic function"によるものと考えられている．この詳細はいまだ明らかではないが，ミトコンドリア機能異常，軸索輸送の障害，小胞体ストレス，ユビキチン・プロテアソーム系の障害などが想定されている．

また最近ではALS患者からの検体からiPS細胞（疾患特異的iPS）を樹立し，そこから運動ニューロンなど神経系細胞に分化させることによる病態再現や候補薬剤スクリーニングの試みが盛んに行われている[8)]．さらにはALS2，TARDBP，FUS，OPTN遺伝子など新たに判明した遺伝子変異をもつiPS細胞およびこれらの遺伝子変異を導入したモデル動物の開発も進められており，病態解明の展開が期待されている．

東北大学神経内科は慶応義塾大学生理学の岡野らと共同でFUS変異をもつ家族性ALS患者の皮膚細胞からiPS細胞の樹立を行った．樹立したALS患者由来iPS細胞株を運動ニューロンへと分化誘導し，各分化段階における解析を実施したところ，FUSタンパク質の存在部位の異常，FUSタンパク質を伴うストレス顆粒の形成，アポトーシスの誘導，短縮した神経突起といった複数の多角的な病態を見出すことに成功した．さらに，これらの病態が特に運動ニューロンにおいて顕著に表出することを明らかにしている[8)]．

III. 再生医療に向けたラットによるALSモデル動物の開発

ALSのモデル動物としては従来，上述の変異SOD1遺伝子導入マウスが広く用いられてきたが，特に病態の中心である脊髄の解析には，その個体の大きさによる研究上の様々な制約があった。東北大学では動物モデルにおける脊髄や脊髄腔に対する治療的なアプローチを可能とするために，世界にさきがけて変異SOD1導入トランスジェニックラットによるALSモデルの作製に成功した[9]。ALSラットは従来のマウスに比較して約20倍の大きさをもつために，脳脊髄液（髄液）の採取および解析ならびに薬剤や遺伝子治療用のベクターの髄腔内投与が極めて容易である。将来的な遺伝子治療を含めた再生医療の開発のために非常に有用なモデルとなることが期待され，ESやiPS細胞から分化させた運動ニューロンを脊髄へ直接移植する研究にも利用されている。

IV. 肝細胞増殖因子の髄腔内持続投与による新しい治療法の開発

肝細胞増殖因子（HGF）はわが国でクローニングされた新しい増殖因子である。名前が示すとおり，最初は肝臓からクローニングされたが，その後の研究で強力な神経栄養因子としての作用が注目されている。大阪大学（現，旭川医科大学）の船越らは遺伝子工学的に導入されたHGFのALSマウスにおける有効性を示し，ALSの新しい治療薬として注目されている[10]。上述のようにALSに対する治療法の開発のために，東北大学神経内科ではALSラットの開発に成功した[9]。このALSラットに対して浸透圧ポンプを用いてヒト型リコンビナントHGFタンパク質の脊髄腔内への持続投与を行ったところ，発症期からの投与によってもHGFがALSラットの罹病期間を約63%延長させ，ALS病態の進行を遅らせることが示された（図❷）[11]。さらにはHGFがど

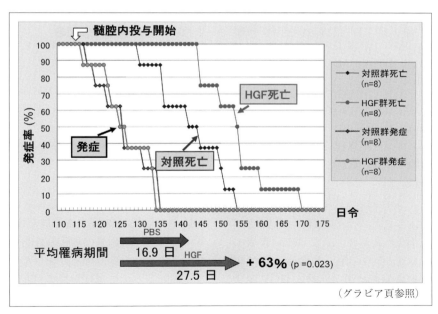

図❷ 発症期のHGF投与によるALS進行抑制効果 （文献11より改変）

SOD1遺伝子G93A変異をもつALSラットの発症期からヒト型リコンビナントHGFタンパクの持続投与を4週間行った。赤線はヒト型リコンビナントHGFタンパク投与群，青線は生理食塩水（PBS）投与（対照）群を示す。発症から死亡までの平均罹病期間が，HGF投与群では対照群の62.7%の増大を示し，発症期の投与によってもHGFがALSラットの罹病期間を大幅に延長させることが示された。

のような機序でALSに効果があるかを明らかにするための検討では，HGF投与群ではHGFの受容体が活性化される一方で，細胞に死をもたらすカスパーゼの活性化の抑制が確認された．さらには運動ニューロンの周辺にあるアストロサイトなどの神経細胞以外の神経組織を構成する細胞にもHGFが作用していることが明らかとなっている[11]．

V．臨床試験に向けた霊長類を用いた安全性試験

HGFによるALS患者に対する治療法の開発を進めるうえで，マウスやラットの齧歯類のみならず，霊長類のモデルでの検証が不可欠である．しかしながら霊長類でのALSモデルの報告はなく，私たちは慶応義塾大学の中村・岡野らが進めている脊髄損傷に対するHGF治療プロジェクトとの共同研究を開始した．これまでの研究では北村らはHGFを発現する単純ヘルペスウイルスベクターを脊髄内に直接注入し，外来性ラットHGF（ウイルスベクターにより導入されたHGF）が十分に発現した注入後3日目に圧挫損傷を作製し，損傷脊髄に対するHGFの有効性を明らかにした[12]．しかしながらヘルペスウイルスベクターを用いて，しかも脊髄損傷前に脊髄内にHGFを供給していたため，そのまま臨床へ応用することは不可能であった．そこで，ヒト型リコンビナントHGFタンパクを損傷後くも膜下腔に投与することでHGFの有効性の検討を開始した．成体ラットの第10胸髄レベルに圧挫損傷を作製し，直後より浸透圧ミニポンプに連結したチューブをくも膜下腔に挿入し，先端を損傷部直上に導き2週間にわたってHGFタンパクまたは生理食塩水（PBS）を投与した．その結果，損傷後6週の脊髄では，これまでの研究結果と同様にHGF群で空洞形成および脱髄が著明に抑制されていることが明らかとなり，運動機能回復も有意に促進された．

さらに，HGFによるALSおよび脊髄損傷患者に対する治療法の開発を目的に，大阪大学発のベンチャー企業であるクリングルファーマー社と共同で脊髄腔内投与HGF製剤（KP-100IT）の開発を行い，臨床用量の設定と安全性確認のためマーモセットに対する髄腔内持続投与を行った．マーモセットによる脊髄損傷モデルに対して400μgのHGFタンパクを髄腔内に4週間持続投与したところ，対照群に比較してHGF投与群では上肢筋力の有意な回復を認め，MRIでも病巣面積の縮小が確認された．さらには12週の観察期間では安全性にも問題はなかった[13]．同時に，カニクイザルに対してGLP基準（good laboratory practice，薬事法によるデータの信頼性を確保するための実施基準）によるヒト型リコンビナントHGFタンパク髄腔内持続投与の安全性試験も行った．

VI．HGFによる臨床試験

1．ALS患者に対する第I相試験

2011年3月11日の東日本大震災では本学も甚大な被害を受け，患者への対応や復旧に追われた．その震災による被害を乗り越え，2011年6月に治験届を提出してALS患者を対象とした第I相試験を開始した（図❸）．本試験ではプロトコール作成からデータマネジメントを含め橋渡し研究拠点および臨床研究中核病院である東北大学病院臨床研究推進センターが全面的に支援している．治験では最初に被験者の腰部から脊髄腔内にカテーテルを挿入するとともに側腹部に皮下ポートを埋め込み，そこからくも膜下投与用に開発されたヒト型リコンビナントHGF製剤の投与を行った．最初の被験者に対しては，①期待する有効用量の低い用量のHGF製剤を1回だけ投与（単回投与）して，その安全性を確認する．その次に，②中用量，③高用量に増量しながら安全性を確認した．安全性を確認できた④中用量および⑤高用量を繰り返し投与（反復投与）して，さらにその安全性を確認した（図❹）．第I相試験では安全性および薬物動態の確認が目的であるため被験者のリクルートは苦労したが，文部科学省の橋渡し研究加速ネットワーク構築事業の被験者リクルート促進体制構築事業の支援もあり，全国の患者に協力をいただくことで試験は無事終了した．

2）筋萎縮性側索硬化症（ALS）に対する HGF

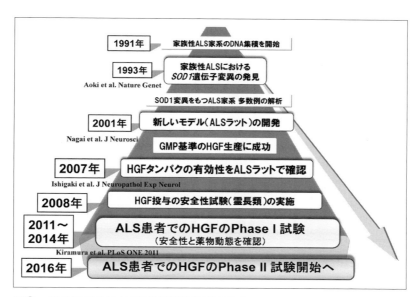

図❸ ALS に対する HGF 治療開発研究の歩み

東北大学における ALS 治療開発研究は 1993 年に *SOD1* 遺伝子が一部の家族性 ALS の原因遺伝子であることが Brown らにより発見され[1]、日本からもそれを支持する報告と新たな *SOD1* 遺伝子変異の発見がなされた時[2]から始まっている。

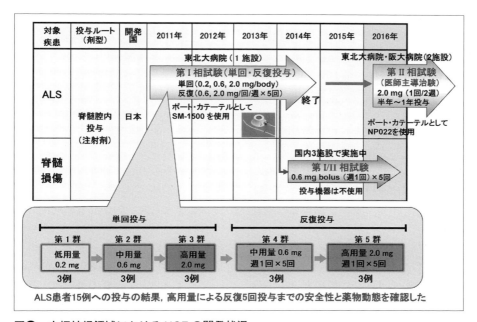

図❹ 中枢神経領域における HGF の開発状況

2011 年から東北大学病院で開始された ALS 患者に対する第Ⅰ相試験では単回投与を低用量、中用量、高用量 3 例ずつ行い、慎重に経過観察を行った。この単回投与の結果に基づき、反復投与を中用量および高用量 3 例ずつ行い、薬物動態および安全性の確認を行った。この第Ⅰ相試験の単回投与までの結果に基づき、急性期脊髄損傷患者を対象とした HGF 治験（第Ⅰ/Ⅱ相）も 2014 年 6 月から開始となっている。

165

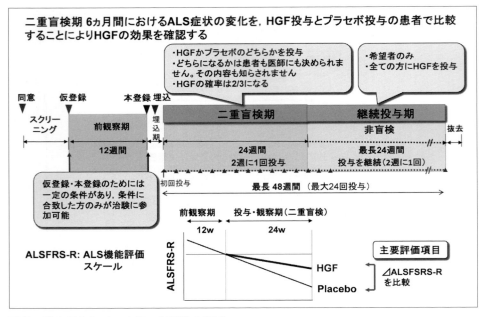

図❺ 現在行われている第Ⅱ相試験の概要
同意が得られた被験者の12週間の前観察期間の経過を確認する。ある範囲内の進行が確認された被験者に対して本登録を行い，24週間の二重盲検試験を行う。プラセボ群と実薬群でALS機能評価スコア（ALSFRS-R）の変化の比較を行う。

2. 急性期脊髄損傷患者に対する第Ⅰ/Ⅱ相試験

脊髄損傷は現在，国内だけでも年間100万人あたり約40人の発生率で増加しており，その原因は交通外傷，スポーツ外傷などが半数以上を占めている。さらに，その大半を若年者が占めているにもかかわらず，一度損傷によって失われた四肢の運動機能の回復は従来の治療法ではほとんど望めない。したがって，脊髄損傷によって失われた四肢の機能を再生医療によって回復させることは近未来の医療において極めて重要な位置を占めると考えられる。

東北大学病院で行ったALSに対する第Ⅰ相試験の単回投与までの結果に基づき，受傷48時間以内に実施施設への搬送可能な急性期脊髄損傷患者を対象としたHGF治験（第Ⅰ/Ⅱ相）も2014年6月から開始となり，現在国内3施設にて実施中である（図❹）。対象患者は頸髄損傷で，改良Frankel分類AまたはBの症例となるが，詳細は以下を参照されたい（http://www.kringle-pharma.com/scichiken.html）。

3. ALS患者に対する第Ⅱ相試験

上記の第Ⅰ相試験で得られたデータに基づき，ALSに対するヒト型リコンビナントHGF製剤の有効性を検証するべく第Ⅱ相試験のプロトコル開発を行い，治験開始に向けて医療機関における実施体制の準備も進めた。医薬品医療機器総合機構（PMDA）との薬事戦略相談および東北大学の治験審査委員会（IRB）での承認を経て，2016年4月に治験計画届を提出した[14]。東北大学病院および大阪大学医学部附属病院（責任医師　神経内科教授望月秀樹）にて医師主導による第Ⅱ相試験を開始しており，患者（被験者）のエントリーを進めている（図❺）。患者エントリーの条件などは東北大学神経内科のホームページにて公開している。

謝辞
東北大学病院臨床研究推進センターは文部科学省の橋渡し研究支援プログラムおよび厚生労働省の臨床研究中核病院整備事業により支援を受け，ヒト型リコンビナントHGFタンパク質によるALSおよび脊髄損傷治療法

の開発は厚生労働科学研究費補助金難治性疾患克服研究事業（平成26年度からは難治性疾患等実用化研究事業，平成27年度からは日本医療研究開発機構研究費）および「ALS春樹基金」により支援を受けている．HGFタンパク質によるALS治療法の開発は東北大学脳神経外科 岩崎真樹先生（現，国立精神神経医療研究センター），坂田洋之先生，同教授 冨永悌二先生，慶應義塾大学整形外科の北村和也先生，同教授 中村雅也先生および戸山芳昭先生，同生理学教授 岡野栄之先生，旭川医科大学教育研究推進センター教授 船越 洋先生，国際医療福祉大学副学長 糸山泰人先生，クリングルファーマ社，岐阜大学医学部附属病院先端医療・臨床研究センター 浅田隆太先生，大阪大学医学部附属病院神経内科 隅 寿恵先生，同教授 望月秀樹先生，東北大学病院臨床研究推進センター開発推進部門 鈴木章史先生，西山彩子先生，山崎直也先生，部門長 池田浩治先生，同プロトコール作成支援部門長 高野忠夫先生，同データセンター教授 山口拓洋先生，東北大学神経内科 黒田 宙院内講師，割田 仁助教，加藤昌昭助教，鈴木直輝助教，井泉瑠美子医員らとの共同研究である．

参考文献

1) Rosen DR, Siddique T, et al : Nature 362, 59-62, 1993.
2) Aoki M, Ogasawara M, et al : Nat Genet 5, 323-324, 1993.
3) Kwiatkowski TJ Jr, Bosco DA, et al : Science 323, 1205-1208, 2009.
4) Suzuki N, Aoki M, et al : J Hum Genet 55, 252-254, 2010. Correction in: 60, 653-654, 2015.
5) Akiyama T, Warita H, et al : Muscle Nerve 54, 398-404, 2016.
6) Nakamura R, Sone J, et al : Neurobiol Aging 39, 219.e1-8, 2016.
7) Nishiyama A, Niihori T, et al : Neurobiol Aging 53, 194.e1-8, 2017.
8) Ichiyanagi N, Fujimori K, et al : Stem Cell Reports 6, 496-510, 2016.
9) Nagai M, Aoki M, et al : J Neurosci 21, 9246-9254, 2001.
10) Sun W, Funakoshi H, et al : J Neurosci 22, 6537-6548, 2002.
11) Ishigaki A, Aoki M, et al : J Neuropathol Exp Neurol 66, 1037-1044, 2007.
12) Kitamura K, Iwanami A, et al : J Neurosci Res 85, 2332-2342, 2007.
13) Kitamura K, Fujiyoshi K, et al : PLoS One 6, e27706, 2011.
14) 筋萎縮性側索硬化症（ALS）に対する治療開発への挑戦, 国立研究開発法人 科学技術振興機構産学官連携ジャーナル 2016年7月号
https://sangakukan.jp/journal/journal_contents/2016/07/articles/1607-05/1607-05_article.html

参考ホームページ

・東北大学神経内科
http://www.neurol.med.tohoku.ac.jp/

青木正志

1990年	東北大学医学部卒業 同医学部神経内科入局
1994年	同大学院医学研究科卒業
1996年	米国ハーバード大学マサチューセッツ総合病院神経内科（Prof. Robert H Brown Jr）留学
1998年	東北大学医学部附属病院神経内科助手
2007年	東北大学病院神経内科講師
2011年	東北大学大学院医学系研究科神経内科教授
2012年	東北大学病院臨床研究推進センター副センター長

第4章　難病の治療法（各論）

3．核酸医薬
1) デュシェンヌ型筋ジストロフィーの新規核酸医薬品開発をめざして
－エクソン53スキップ薬開発の現状－

青木吉嗣・武田伸一

　デュシェンヌ型筋ジストロフィー（DMD）は，ジストロフィン遺伝子の変異が原因で生じる難治性・希少性の遺伝性筋疾患である．現在，DMDを対象にアンチセンス核酸医薬を用いたエクソンスキップと呼ばれるスプライススイッチ治療の開発が有望視されている．私達の研究グループは，DMDのマウスおよびイヌモデルを対象に，25塩基長程度の短いモルフォリノアンチセンス核酸を用いて，標的特異的な効果と他の核酸医薬と比べて格段に高い安全性を実証してきた．こうした基盤的研究成果を受けて，DMD治療剤NS-065/NCNP-01（エクソン53スキップ薬）は厚生労働省の先駆け審査指定制度の対象に初指定され，現在，国内第Ⅰ/Ⅱ相試験が進行中である．さらに，米国ではNS-065/NCNP-01の第Ⅱ相試験が同時進行中であり，同治験薬は米国食品医薬品局から，「ファストトラック」，「オーファンドラッグ」，「希少小児疾患」の3種の指定を受けた．本稿では，主として世界初のエクソン53スキップ治療薬に向けた本邦における取り組みについて概説し，次世代ゲノム編集治療法開発の試みについても概説したい．

はじめに

　筋ジストロフィーは，骨格筋の変性・壊死・再生を主病変とし，臨床的には進行性の筋力低下をみる遺伝性疾患であり，難病の患者に対する医療等に関する法律第5条第1項に規定する指定難病（番号：113）である．このうち，小児の代表的筋ジストロフィーであるデュシェンヌ型筋ジストロフィー（DMD）は，ジストロフィン遺伝子（Xp21.2）の変異により，骨格筋形質膜の安定に重要なジストロフィンが欠損することで発症する[1]．DMDは，X-染色体連鎖性の遺伝形式をとり，出生男児3500～5000人に1人の割合で発症する．国内の推定患者数は4000～5000人，欧米では約30,000人と推定される[2]．2～5歳時に歩行の異常で気づかれることが多く，徐々に筋力低下が進行して11～13歳頃に独り歩きができなくなる．30年前までは10歳代後半で死亡することが多かったが，人工呼吸器管理と心不全治療を含めた最善の医学管理のもとに30歳代半ばまで生きることができるようになった[3]．

　一方で，ジストロフィンの欠損が不完全な場合

---

key words

デュシェンヌ型筋ジストロフィー，DMD，ジストロフィン，アンチセンス，核酸医薬品，エクソン51スキップ，エクソン53スキップ，先駆け審査，ゲノム編集，CRISPR

―――― 1) デュシェンヌ型筋ジストロフィーの新規核酸医薬品開発をめざして - エクソン 53 スキップ薬開発の現状 -

には軽症のベッカー型筋ジストロフィー（BMD）の表現型をとる[4]。BMDの表現型は，例えば，エクソン 3-9 欠損例やエクソン 45-55 欠損例で報告されているように軽微な骨格筋症状と高クレアチンキナーゼ血症のみを呈する軽症から，DMD同様に高度な筋萎縮と筋力低下を呈する重症なものまで多岐にわたるが，一般に DMD に比べ骨格筋症状は軽いことが多い[5,6]。DMD と BMD は，ジストロフィノパチーと総称される。

ジストロフィン遺伝子変異の内訳は，欠失 65％，重複 9％，点変異 26％である[7]。特に，エクソン 3-8 領域および 45-55 領域の 2 ヵ所に欠失や挿入変異が集中するホットスポットが存在する。ジストロフィノパチーの遺伝子型と表現型の関係については「フレームシフト説」で説明される[8]。すなわち，インフレーム変異（欠失するエクソンの塩基の総計が 3 の倍数の場合）であれば mRNA の読み枠が保持されるため，分子構造の一部を欠いた短縮型のジストロフィンが合成されて，表現型は BMD となる。一方，アウトオブフレーム変異（欠失するエクソンの塩基の総計が 3 の倍数ではない場合）では，フレームシフトによりアミノ酸の読み枠がずれて TGA，TAA，TAG などの終止コドンが生じるため，ジストロフィンは合成されずに，表現型は DMD となる。「フレームシフト説」の適合性は 90％を超え，特に 24 回繰り返し構造からなるロッドドメインに生じた変異のほとんどを説明可能であるが，F-アクチン結合部位や β-ジストログリカン結合部位に変異が生じた場合には必ずしも成り立たない[9]。

I．DMD を対象にした新規治療法開発の現状

現在，DMD の進行予防に対するエビデンスが得られ，デュシェンヌ型筋ジストロフィー診療ガイドラインにより使用が推奨されている唯一の薬剤は，2013 年 9 月に効能効果として DMD の追加承認を国内で取得したステロイド（本邦ではプレドニゾロン）である[10]。しかしながら，ステロイドの内服が長期的な予後を改善させるかどうかに関して十分な根拠はなく，副作用の肥満や糖尿病に留意しながら継続する必要があるなど課題もある。他に DMD に対して有効と認められている治療には，理学療法，脊椎変形に対する対症的な手術治療と呼吸補助および心不全に対する対策があるが，いまだ筋変性・壊死を阻止する決定的な治療法はなく，疾患発症の分子機序に基づいた新規治療法開発の必要性が高い。

DMD に対する新しい治療戦略は，薬物治療，ウイルスベクター・RNA 核酸医薬・CRISPR/Cas9 などのゲノム DNA 編集などの技術を用いた遺伝子治療，iPS 細胞や間葉系幹細胞の移植治療の 3 つに大きく分類できる。このうち，当部でも開発をめざしていたアデノ随伴ウイルス（adeno-associated virus：AAV）による遺伝子治療法は，必要最小限の機能をもつマイクロジストロフィン遺伝子を AAV 由来のベクターを用いて核内に届けることを企図しており，標的臓器・標的細胞に長期安定した高い遺伝子導入発現が得られ，根本治療となりうる点で重要である。一方，AAV ベクターの安全性の確保と，一度投与すると発現回復したタンパク質に対する抗体が産生され反復治療はできない点が，新規治療法開発の課題となっている。そこで根本治療ではないまでも，核酸医薬や，アルベカシン硫酸塩（NPC-14）などのリードスルー薬，抗酸化剤であるコエンザイム Q10，マイオスタチン阻害剤，ユートロフィン発現増強薬（SMT C1100），5 型ホスホジエステラーゼ阻害剤（タダラフィル）などの薬物治療開発が進行中である。なかでも，臨床応用に近いと期待されている治療法は，アンチセンス核酸医薬を用いた，エクソンスキップと呼ばれるスプライススイッチ治療である。特にエクソンスキップは，欠失変異や重複変異などを含め理論上は DMD の約 80％を治療対象としうる点で，他の治療法と比べて開発の利点が大きい（例えば，リードスルーの治療対象は DMD の約 20％）[7]。

スプライシングとは，ゲノム DNA から転写で合成された mRNA 前駆体からイントロンが除去されエクソンが結合し，mRNA が合成される過程をいう。エクソンスキップは，スプライスス

イッチ治療とも呼ばれ，短い DNA 様のアンチセンス核酸を用いて，mRNA 前駆体の段階で，アウトオブフレームの原因となっているエクソンを人為的に取り除き，少し短くはなるものの，機能を保ったジストロフィンタンパク質を発現させる治療法である．例えば，エクソン 52 欠失変異（118 塩基の欠失：3 の倍数ではない）はアウトオブフレーム変異であるため，ジストロフィンは筋細胞膜から消失する．一方，エクソン 53 スキップを行うと，エクソン 52 と 53 を合算した 330 塩基（118 + 212 塩基：3 の倍数である）が欠失することになり，エクソン 54 からアミノ酸の読み枠が回復し，筋細胞膜にジストロフィンタンパク質の発現が回復する（図❶ A）．その結果，重症 DMD の表現型は，より軽症な BMD 様に変換され，筋萎縮と筋力低下の進行を抑制あるいは改善できると期待される．

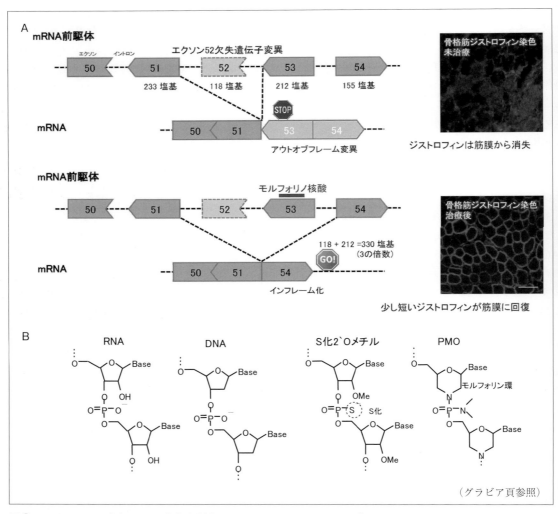

図❶　エクソン 52 欠損 DMD 患者を対象にしたエクソン 53 スキップ
　A．エクソン 52 欠失変異（118 塩基の欠失）はアウトオブフレーム変異であるため，ジストロフィンは筋細胞膜から消失する．一方，エクソン 53 スキップを行うと，エクソン 52 + 53 を欠くことになり（118 + 212 = 330 塩基），エクソン 54 からアミノ酸の読み枠が回復し，やや短いが機能をもつジストロフィンが筋細胞膜に回復する．
　B．代表的なアンチセンス核酸の化学式．

II. S化2'O-メチル核酸を用いたエクソンスキップ薬の開発

現在，筋ジストロフィーのモデル動物を用いたin vivoでの研究や治験に使用されている代表的なアンチセンス核酸医薬には，S化2'O-メチル核酸と，モルフォリノ核酸（後述）がある（図❶B）。S化2'O-メチル核酸は，ホスホジエステル結合を有するオリゴヌクレオチドのリン酸基の酸素原子をすべて硫黄原子で置換（S化あるいはホスホロチオエート化修飾）した，陰性電荷を有するRNA類似化合物（アナログ）である。S化2'O-メチル核酸は，ヌクレアーゼ耐性能・細胞膜透過性・血中滞留性などが向上し，立体障害やRNase Hを介したmRNA切断による翻訳抑制に用いることができる[11]。一方，2'O-メチル核酸のS化により，相補的RNA鎖との結合力は低下し，補体活性化・血清タンパク質との非特異的相互作用による細胞障害性や，配列特異的な抗凝固作用が懸念されている[12]。米国バイオマリン社が世界に先駆けて開発を進めてきたS化2'O-メチル核酸を用いたエクソン51スキップ薬（Kyndrisa）は，皮下注射後の注射部位反応や無症候性タンパク尿に加え，稀に血小板減少症などが生じる懸念から治療用量を増やすことが難しく，第Ⅲ相臨床試験で有効性を示すことができなかった。この結果，米国食品医薬品局（FDA）は2016年1月に治療効果と安全性の懸念を理由にKyndrisaの審査完了を通知し，本年5月には欧州医薬品委員会は治療効果について否定的な評価を下した。これらの否定的な審査結果を受けて，同社はエクソンスキップ薬のすべての臨床開発を中止している。最近，リン原子の絶対的立体配置が完全に制御されたホスホロチオエートDNAおよびRNAの実用的なオキサザホスホリジン合成法が開発され，細胞障害性などの副作用の軽減が期待されている[13]。

III. モルフォリノ核酸を用いたエクソンスキップ薬の開発

モルフォリノ核酸は，モルフォリン環構造をもつため水溶性が比較的高く，標的mRNA前駆体に対し非常に強い配列特異的な結合が可能であり[14]，Toll-like receptorを介した免疫応答の誘導がない，ヌクレアーゼなど生体内酵素による分解を受けづらいなどの長所がある[15]。モルフォリノ核酸は，DNAやRNAが有するアニオン性のホスホジエステル結合の代わりに，荷電のないホスホロジアミデート結合を含むため，核酸デリバリー能が低い点が課題として指摘されている[16]。米Sarepta Therapeutics社が開発を進めるモルフォリノアンチセンス核酸を用いたエクソン51スキップ薬「Exondys 51」（eteplirsen）は，FDAの諮問委員会から，有効性を合理的に予測するのに十分な科学的根拠がないと評価されていた。しかしながら，DMDに対して他に代わりうる治療薬がないことなどが考慮され，FDAは2016年9月19日に条件付きで迅速承認（accelerated approval）したことは大きなニュースとなった。

IV. 本邦におけるモルフォリノ核酸を用いたエクソン53スキップ薬開発の現状

遺伝子疾患治療研究部では，モルフォリノアンチセンス核酸のエクソンスキップの誘導効果と安全性を，同疾患のモデル動物であるmdx52マウスおよび筋ジストロフィー犬を用いて実証し[17)-21)]，DMD患者由来の皮膚線維芽細胞を用いたエクソンスキップの効果検定系を確立してきた[22]。こうした成果を背景に本手法の臨床応用への期待が高まったことから，先行してエクソン51スキップを誘導するアンチセンス核酸の治験が欧米を中心に進んだ[23)24)]。しかしDMD患者の変異形式は多様なため，最多となるエクソン51スキップ対象患者でも全体の13％程度であり，他の変異形式の患者に対しては別のエクソンを標的とする治療薬の開発が必要となる。そのため，われわれはエクソン51に次いで対象患者数が多いとされるエクソン53を標的とした治療薬の開発に着手することとした。エクソン53スキップの対象患者は，エクソン52欠失変異，エクソン45-52欠失変異，エクソン47-52欠失変異，エ

クソン 48-52 欠失変異などを有する患者であり，海外および日本国内で全体の 8 ～ 9％，国内の DMD 患者のうち 300 ～ 400 人程度に適応可能と試算されている．国立精神・神経医療研究センターと日本新薬は，2009 年よりエクソンスキップに関する共同研究を開始しており，2013 年に DMD 治療剤であるエクソン 53 スキップ薬（開発番号：NS-065/NCNP-01）の早期探索的臨床試験（first-in-human 試験）を医師主導で実施し，2015 年 3 月までに予定した投与をすべて終了している（UMIN CTR：UMIN000010964，ClinicalTrials.gov：NCT02081625）．本試験では，5 歳以上 18 歳未満かつ自力歩行不能な合計 10 例の DMD 患者を対象に，低用量群（1.25 mg/kg，3 名），中用量群（5 mg/kg，3 名），高用量群（20 mg/kg，4 名）の 3 群に分けて，NS-065/NCNP-01 を週 1 回，12 週間にわたり経静脈投与を行った．本試験では，主要評価項目である安全性に加えて，副次的評価項目として，有効性（ジストロフィンタンパク質や mRNA の発現）についても検討を行った．本治験を通じて重篤な有害事象の発生や投与中止例はなく，一般的な有害事象としては，腎機能への軽度の影響や貧血が認められた．初期の解析では，いずれの群においても，エクソン 53 がスキップしてアミノ酸読み取り枠のずれが修正されたジストロフィンの mRNA が検出され，高用量群の一部の被験者では，免疫組織化学染色により筋細胞膜にジストロフィンタンパク質の発現が確認され，ウエスタンブロットによりジストロフィンタンパク質の発現を確認できた．NS-065/NCNP-01 は，エクソン 53 スキップ薬の中では現時点で臨床効果が公表された唯一の薬剤であり，早期探索的臨床試験の有望な結果を受けて，厚生労働省の先駆け審査指定制度の対象に初指定され，現在，日本新薬の企業治験として国内第 I／II 相試験が進行中である．さらに，米国では日本新薬の海外子会社である NS Pharma 社の企業治験として，NS-065/NCNP-01 の第 II 相試験が同時進行中であり，同治験薬は FDA から，「ファストトラック」，「オーファンドラック」，「希少小児疾患」の 3 種の指定を受けた．NS-065/NCNP-01 は，2018 年度の薬事申請が計画されている．

同様の作用機序をもつモルフォリノアンチセンス核酸を用いたエクソン 53 スキップ薬では，米国のサレプタ社は SRP-4053（ClinicalTrials.gov：NCT02500381）の開発を欧州および米国で進めている．現在は 30 mg/kg の用量で SRP-4053 とエクソン 45 スキップ薬である SRP-4045 の 2 剤を 1 試験で評価する第 III 相試験を実施中である（表❶）．

V．DMD を対象にした核酸医薬品開発の課題

新規核酸医薬品の開発では，安全性の確保は

表❶ デュシェンヌ型筋ジストロフィーを対象にしたエクソンスキップ薬開発の現状

企業（共同開発者）	開発品	標的エクソン	進行中の臨床試験	試験実施国
米サレプタ社	Eteplirsen	51	PII	米
			PII	米
			PII	米
			PIII	米
	SRP-4045	45	PI／II	米
			PIII＊	欧米，カナダ
	SRP-4053	53	PI／II	仏，伊，英
			PIII＊	欧米，カナダ
日本新薬（NCNP）	NS-065／NCNP-01	53	PI／II	日
			PII	米
第一三共	DS-5141b	45	PI／II	日

2017 年 6 月 19 日現在の状況を示す．
＊ SRP-4045 と SRP-4053 は同一治験で評価している（Clinical Trials.gov より抜粋）．

———— 1）デュシェンヌ型筋ジストロフィーの新規核酸医薬品開発をめざして - エクソン 53 スキップ薬開発の現状 -

極めて重要である。サレプタ社はエクソン 51 スキップ治験（第Ⅱb 相）において，DMD 患者を対象に eteplirsen を 50 mg/kg の高用量で投与したが，明らかな薬剤関連および重度の有害事象は認めなかった[25]。eteplirsen の実薬投与群は 12 例と比較的少数であったことを考慮する必要はあるものの，以上の報告からはモルフォリノアンチセンス核酸の高い安全性を期待できる。さらにモルフォリノの合成法に関して，従来の固相合成から味の素の AJIPHASE® 液相合成への技術革新により，高純度かつ高収率でモルフォリノ原薬を大量製造することが可能になり，核酸医薬の弱点であった高額な医療費負担を軽減する道筋が拓かれつつある。しかしながら，モルフォリノアンチセンス核酸の臨床応用をさらに進めるために解決しなければならない課題も明らかとなった。第 1 に，モルフォリノアンチセンス核酸の最高血中濃度到達時間は約 1 時間であり，半減期は約 1.5 時間と短く，血漿クリアランスが大きいことである。DMD モデルマウスを用いた検定では，モルフォリノアンチセンス核酸の効果は最大限でも約 2～3 ヵ月程度であった[26]。これらのことから，治療の際にはモルフォリノアンチセンス核酸の反復投与が必要不可欠である。第 2 に，モルフォリノアンチセンス核酸の筋細胞への取り込み効率は低いため，骨格筋の治療効果の向上が必要であるばかりか，特に心筋細胞への治療効果を期待できない。本課題を解決するため著者らは，エクソン 53 スキップ治療の効果向上をめざして，骨格筋と心筋への核酸デリバリー能が著しく高く，オフターゲット効果や細胞障害性を生じづらい，両親媒性のペプチド付加モルフォリノ核酸の開発を進めている[27]。

Ⅵ．DMD を対象にした次世代治療法

近年では，zinc finger nuclease（ZFN）や transcription activator-like effector nucleases（TALEN）などの人工ヌクレアーゼを利用したゲノム編集技術が，標的遺伝子のノックアウトやレポーター遺伝子のノックインが可能であり，あらゆる細胞・生物種に利用可能である。特に，最新の clustered regularly interspaced short palindromic repeats（CRISPR）ゲノム編集技術は，原核生物のファージやプラスミドに対する獲得免疫機構システムを応用しており，より手軽かつ標的特異的なゲノム編集が可能となる。以上からゲノム編集技術は，医療分野では遺伝性疾患などの治療法への応用が期待されている。最近では DMD モデルマウスを対象に，アデノ随伴ウイルスベクターを用いて遺伝子切断に必要な CRISPR-associated protein-9（Cas9）と，標的部位の特定に必要なガイド RNA を in vivo 投与し，Dmd 遺伝子の変異個所を編集して，全身の骨格筋にジストロフィンを発現回復させることに成功している[28)-30]。さらに，CRISPR-Cpf1 酵素を用いて，骨格筋幹細胞である筋衛星細胞の Dmd 遺伝子の変異部位を修正することにも成功している[31]。一方，Cas9 タンパク質に対する免疫応答や，AAV を Cas9 およびガイド RNA のキャリアとして用いることへの安全性の懸念，非特異的ゲノム組み込みが生じ予期せぬ副作用が生じる懸念，ゲノム編集による人間の胚治療の臨床応用に対する倫理上の問題など，解決すべき課題も多い。

おわりに

ジストロフィン欠損による DMD に関しては，2014 年にデュシェンヌ型筋ジストロフィー診療ガイドラインが発刊され，最善の医学的管理の均てん化が期待される。さらに，筋ジストロフィーは，2015 年 7 月から難病法に基づく指定難病となり，療養介護サービスに加えて，在宅支援を受けられるようになった。並行して，わが国ではアンメットメディカルニーズである DMD などの希少性疾患の治療法開発を促進するため，国際的なプラットフォームに乗った神経筋疾患患者情報登録 Remudy（2009 年）と臨床試験ネットワーク MDCTN（2012 年）が構築された。こうした臨床研究基盤整備の流れは，厚生労働省の旗振りにより，国立高度専門医療研究センター（NC）などにおいて構築する疾患登録システムをネットワーク化し，臨床研究・治験の活性化・推進をめざすクリニカルイノベーションネットワーク

(CIN) 構想に集約しつつある。CIN の枠組みを活用して達成されつつある DMD を対象にした核酸医薬品開発のノウハウと治験実施基盤は，筋強直性ジストロフィー（myotonic dystrophy type 1：DM1）などの遺伝性筋疾患のみならず脊髄性筋萎縮症（spinal muscular atrophy：SMA）などの遺伝性神経変性疾患に応用されている。

参考文献

1) Hoffman EP, Brown RH, et al：Cell 51, 919-928, 1987.
2) Theadom A, Rodrigues M, et al：Neuroepidemiology 43, 259-268, 2014.
3) 川井 充，高橋正紀：医療 70, 305, 2016.
4) Koenig M, Beggs AH, et al：Am J Hum Genet 45, 498-506, 1989.
5) Nakamura A, Fueki N, et al：J Hum Genet 61, 663-667, 2016.
6) Nakamura A, Yoshida K, et al：J Clin Neurosci 15, 757-763, 2008.
7) Aartsma-Rus A, Fokkema I, et al：Hum Mutat 30, 293-299, 2009.
8) Monaco AP, Bertelson CJ, et al：Genomics 2, 90-95, 1988.
9) Tuffery-Giraud S, Béroud C, et al：Hum Mutat 30, 934-945, 2009.
10) 日本神経学会，日本小児神経学会，国立精神・神経医療研究センター 編：デュシェンヌ型筋ジストロフィー診療ガイドライン 2014, 南江堂, 2014.
11) Heemskerk H, de Winter C, et al：Mol Ther 18, 1210-1217, 2010.
12) Flanigan KM, Voit T, et al：Neuromuscul Disord 24, 16-24, 2014.
13) Nukaga Y, Yamada K, et al：J Org Chem 77, 7913-7922, 2012.
14) Summerton J, Stein D, et al：Antisense Nucleic Acid Drug Dev 7, 63-70, 1997.
15) Hudziak RM, Barofsky E, et al：Antisense Nucleic Acid Drug Dev 6, 267-272, 1996.
16) Aoki Y, Nagata T, et al：Hum Mol Genet 22, 4914-4928, 2013.
17) Aoki Y, Nakamura A, et al：Mol Ther 18, 1995-2005, 2010.
18) Aoki Y, Yokota T, et al：Proc Natl Acad Sci USA 109, 13763-13768, 2012.
19) Yokota T, Lu QL, et al：Ann Neurol 65, 667-676, 2009.
20) Yokota T, Nakamura A, et al：Nucleic Acid Ther 22, 306-315, 2012.
21) Echigoya Y, Lee J, et al：Proc Natl Acad Sci USA 114, 4213-4218, 2017.
22) Saito T, Nakamura A, et al：PLoS One 5, e12239, 2010.
23) van Deutekom JC, Janson AA, et al：N Engl J Med 357, 2677-2686, 2007.
24) Voit T, Topaloglu H, et al：Lancet Neurol 13, 987-996, 2014.
25) Mendell JR, Rodino-Klapac LR, et al：Ann Neurol 74, 637-647, 2013.
26) Godfrey C, Muses S, et al：Hum Mol Genet 24, 4225-4237, 2015.
27) Ezzat K, Aoki Y, et al：Nano Lett 15, 4364-4373, 2015.
28) Nelson CE, Hakim CH, et al：Science 351, 403-407, 2016.
29) Long C, Amoasii L, et al：Science 351, 400-403, 2016.
30) Tabebordbar M, Zhu K, et al：Science 351, 407-411, 2016.
31) Zhang Y, Long C, et al：Sci Adv 3, e1602814, 2017.

青木吉嗣

2001 年	東北大学医学部医学科卒業 平鹿総合病院第 2 内科
2004 年	国立精神・神経センター武蔵病院神経内科レジデント
2008 年	国立精神・神経医療研究センター神経研究所流動研究員
2011 年	東京医科歯科大学大学院医歯学総合研究科修了（医学博士）
2012 年	オックスフォード大学, Department of Physiology, Anatomy and Genetics（DPAG）上原記念生命科学財団リサーチフェロー
2013 年	オックスフォード大学, DPAG, MRC リサーチフェロー
2014 年	オックスフォード大学, Faculty of Physiological Sciences シニアリサーチフェロー（グループリーダー）
2015 年	国立精神・神経医療研究センター神経研究所遺伝子疾患治療研究部室長 オックスフォード大学, Visiting Scholar（客員准教授）
2016 年	東京医科歯科大学連携大学院准教授 東京農工大学客員准教授 早稲田大学非常勤講師

第4章 難病の治療法（各論）

3. 核酸医薬
2) 福山型筋ジストロフィー

戸田達史

　福山型先天性筋ジストロフィー（FCMD）はわが国の小児期筋ジストロフィーではデュシャンヌ型の次に多い常染色体劣性遺伝疾患で，重度の筋ジストロフィー病変とともに，多小脳回を基本とする脳形成障害が共存する。ほとんどのFCMD患者は，フクチン遺伝子の3'非翻訳領域に「動く遺伝子」である約3kbのSVA型レトロトランスポゾンの挿入型変異を認める。レトロトランスポゾンのスプライシング異常により発症し，是正するアンチセンス核酸治療が動物実験で成功しており，分子標的治療に道がひらかれつつある。ジストログリカンの糖鎖にリビトールリン酸が発見され，フクチン，FKRP，ISPDなどジストログリカン異常症はリビトールリン酸を合成・転移する酵素の欠損である。

I. 福山型筋ジストロフィーおよびジストログリカン異常症の病態

　福山型先天性筋ジストロフィー（FCMD）は1960年，福山らにより発見された常染色体劣性遺伝疾患である。わが国の小児期筋ジストロフィーではデュシャンヌ型の次に多く，日本人の約90人に1人が保因者とされる。日本に1000～2000人くらいの患者が存在すると推定され，日本人特有の疾患とされていたが，近年海外からの報告が相次いでいる。本症は重度の筋ジストロフィー病変とともに，多小脳回を基本とする高度の脳奇形が共存し，さらに最近は，近視，白内障，視神経低形成，網膜剥離などの眼症状も注目されている。すなわち本症は遺伝子異常により骨格筋-眼-脳を中心に侵す一系統疾患である[1]。
　患児は生後～乳児早期に筋緊張低下，筋力低下で発症する。乳児期には従来できていた運動機能が失われるのではなく，運動機能の発達が遅れることが特徴であり，発症時期は捉えにくい。自発運動が少ない，体がやわらかいなどが初発症状である。筋緊張低下，運動減少があり，腱反射の欠如がある。生後6～12ヵ月頃から股・膝関節の屈曲拘縮，下腿筋の仮性肥大，顔面表情筋の罹患（ミオパチー顔貌）に気づかれる。関節の拘縮・変形は経過とともに徐々に増強し，ミオパチー顔貌の程度も強くなり，仮面状となる。中枢神経症状が特徴的であり，知能発達遅滞を認める。言語発達も遅れ，二語文を話す例は一部である。症状の軽重にかかわらず，有熱時・無熱時のけいれん発作は約7割の例にみられる。本症では大部分は座位をとり，床上座位での移動にとどまる。つかまり立ち以上の起立歩行機能を獲得する例は約1割である。一方，首がすわらず，支えなしでは座位保持が不可能な例も約1割である。近視，遠視，斜視，眼底における網膜の形成不全を認める

---

key words

福山型筋ジストロフィー，ジストログリカン異常症，アンチセンス治療，リビトールリン酸

こともある[1]。

FCMD の疾患責任遺伝子であるフクチン遺伝子（9q31）は 1998 年に筆者らにより同定された。ほとんどの FCMD 患者は，フクチン遺伝子のタンパク質をコードしない 3' 非翻訳領域に「動く遺伝子」である約 3kb の SVA 型レトロトランスポゾンの挿入型変異を認める（図❶ A）[2]。この変異は約 100 世代前，日本人祖先の 1 人に生じたとされ，日本人の 90 人に 1 人が保因者で，約 3 万出生に 1 人発症する[3]。

フクチン遺伝子が同定された後に，FCMD ではジストロフィン関連糖タンパク質複合体の α ジストログリカンの糖鎖に対する抗体の反応性が低いことが報告された。そして糖転移酵素 POMGnT1[4]，POMT1/2，FKRP (fukutin-related protein)，LARGE がそれぞれ，FCMD の類縁疾患である muscle-eye-brain 病，Walker Warburg 症候群，先天性筋ジストロフィー 1D，肢帯型筋ジストロフィー 2I の原因遺伝子であることが明らかにされた。これら患者の骨格筋では細胞膜と基底膜をつなぐ糖タンパク α-ジストログリカンの O-マンノース型糖鎖修飾 Siaa2-3Galb1-4GlcNAcb1-2Man に欠損があり，この糖鎖を介する細胞膜-基底膜間の結合が破綻するために重度の筋ジストロフィーが発症すると考えられるようになり，これらの疾患を α ジストログリカノパチーと総称し，新しい疾患概念ができた（図❷）[5]。フクチンタンパクはゴルジ体に局在し，既知の糖転移酵素とのアミノ酸配列相同性より α ジストログリカン（αDG）の糖鎖修飾に関与する糖転移酵素ではないかと考えられた。脳では，基底膜とグリア境界膜が結合できないため，胎生期に神経細胞過剰移動をきたして多小脳回をきたす。

ラミニン結合に関わる糖鎖として先述の Siaa2-3Galb1-4GlcNAcb1-2Man（core M1 型糖鎖）に加え，近年，O-マンノシル糖鎖にはリン酸基を介した側鎖構造があり，リン酸基より先の修飾もラミニン結合に必要であることが報告された[6]。この構造の合成には LARGE が関与することが示されているが，FCMD 患者由来の細胞，FKRP モデルマウスでもホスホジエステル結合を介した構造が欠如している。さらに LARGE の酵素活性が明らかにされ，キシロースとグルクロン酸のリピートをつくる活性があることが示された[7]。さらに，O-マンノースにつく別の側鎖として POMGnT2/b3GalNT2/POMK によって厳密に制御される修飾が明らかにされており，まとめて core M3 型糖鎖と呼んでいる（図❸ D）[5]。

II. スプライシング異常症としての福山型筋ジストロフィーに対するアンチセンス核酸療法

われわれは FCMD がスプライシング異常症であることを発見した[8]。フクチンは 10 個のエクソンと長い 3' 非翻訳領域（3'-UTR）をもつ。患者の異常スプライシングは，SVA 挿入配列内に存在する強力なスプライシング受容部位が，タンパク質をコードする最終エクソン内の潜在的なスプライシング供与部位を新たに活性化すること（エクソントラッピング）が原因となっていた。新たにスプライシング供与部位となった配列は，元々は最終エクソン内に存在するために使われることのなかったスプライシング供与部位であったが，SVA のエクソントラッピング機能により揺り起こされ，遺伝子の「切り取り」が生じた（図❶ A）。

SVA が挿入された患者のフクチンは，異常スプライシングさえ受けなければ，正常のフクチンをコードする正常なエクソン配列を体内にもっている。そこで，この異常スプライシングを阻止する目的で，スプライシングの標的配列に対し，アンチセンス核酸を pre-mRNA レベルで結合させ正常なスプライシングに戻す「アンチセンス療法」が有効と考えられ，3 種のアンチセンス核酸の混合カクテル（AED カクテルと命名）を選び出した（図❶ A）。患者筋芽細胞に対し，また尾静脈経由のモデルマウスへの AED カクテル全身投与においても，糖鎖の回復を示唆する糖化型 αDG の劇的な増加がみられた[8]（図❶ B）。また，患者由来筋芽細胞を使い AED カクテル投与によるラミニン凝集アッセイを行った。患者筋芽細胞では筋管での αDG の発現は激減している。

2) 福山型筋ジストロフィー

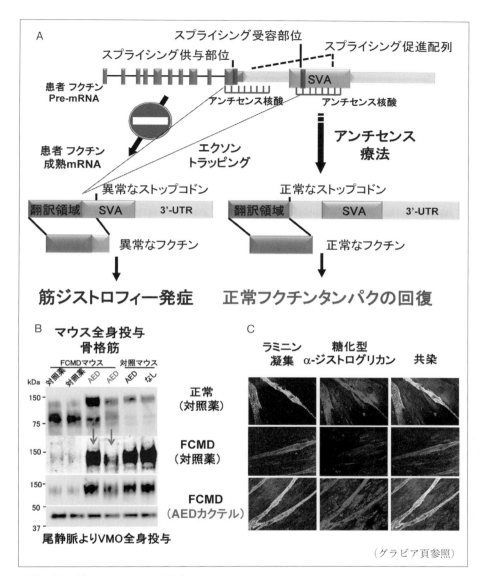

図❶　福山型のアンチセンス治療

A. FCMD の SVA 型レトロトランスポゾン挿入によるスプライシング異常とアンチセンス治療の構想。大部分の FCMD 染色体には，フクチン遺伝子の 3'非翻訳領域内に SVA レトロトランスポゾン挿入変異がある。FCMD では SVA 内の強力な 3'側スプライシング受容部位により最終エクソン内の潜在的ドナー部位が強力に活性化されエクソントラップが起きスプライシング異常を引き起こす。異常スプライシングを促進する配列に相補的なアンチセンス核酸を設計し，スプライシング配列をマスクすることにより異常スプライシングを阻止する。

B. マウス骨格筋のウエスタンブロッティング。尾静脈より AED カクテルを全身投与。糖化型 αジストログリカン（矢印）およびラミニン結合能が回復した。

C. ラミニンクラスタリングアッセイの蛍光免疫染色像。正常筋管（上段），FCMD 筋管に対し対照薬を添加（中段），FCMD 筋管に対し AED カクテル添加（下段）。

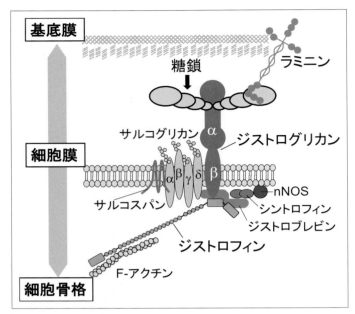

図❷　筋細胞膜のジストロフィン糖タンパク質複合体とαジストログリカン（αDG）の糖鎖修飾異常を発症要因とする疾患群「ジストログリカン異常症」

αジストログリカンはラミニンα2鎖とO型糖鎖を介して結合する。糖鎖修飾に異常をきたすと、ラミニンなどのリガンドとの結合能が低下し、αジストログリカノパチーを発症する。

しかしAEDカクテル投与により、患者由来の筋管はαDGの糖鎖が正常レベルに回復し、正常と同程度の典型的なラミニンの凝集が観察された[8]。これらの結果はAEDカクテル投与により、筋管が機能的にも回復したことを示唆する（**図❶ C**）。

さらにその後のA, E, D周辺の網羅的スクリーニングによって、AEDカクテル投与よりも1種類のアンチセンス核酸でより強い効果をもつ高活性配列が開発されており、薬事承認をめざして安全性試験が行われている。このようにアンチセンス核酸による「エクソントラップ阻害療法」が有効と考えられ、根本的分子標的治療に道がひらかれつつある（**図❶ A**）。デュシャンヌ型と異なり、患者のほとんどが同じ変異なので、FCMDに対するアンチセンス療法は、日本のすべてのFCMDの患者を対象に同一の方法で行えるものであり有望である。国際治験中のデュシャンヌ型エクソン52欠失は患者の10%であり、FCMD患者数をデュシャンヌ型の1/3としても、日本での治療対象者は福山型のほうが多いと思われる。アンチセンス核酸による「エクソントラップ阻害療法」の実現化が期待できる。

Ⅲ．リビトールリン酸による糖鎖修飾の発見とジストログリカン異常症における欠損

近年われわれは、先述のジストログリカンのポストリン酸糖鎖の構造を決定した。ジストログリカンの糖鎖解析には、生体組織からのサンプル確保は量的に困難であるため、生体と同じ糖鎖を作ることができる培養細胞を開発し、さらに田中耕一博士がノーベル賞を受賞した技術である糖ペプチド質量分析法を用いて解析した。すなわち、ジストログリカンの点変異T190Mにより LARGE が結合できず、キシロースとグルクロン酸からなる LARGE リピートができない細胞と、正常ジストログリカン発現細胞を比較した結果、ごく一部のバクテリアや植物（福寿草）にしか存在が確認されていなかった"リビトールリン酸"というキシリトールの仲間の五炭糖が、ヒト細胞由来の糖鎖の LARGE リピートとマンノースで挟まれたところに含まれていることを世界で初めて見出した（**図❸ A**）[9]。

バクテリアでは、CDP-リビトールという材料と酵素TarIの働きで、リビトールリン酸が作られるが、さらにわれわれは、バクテリアの酵素TarIと、近年発見されたジストログリカノパチー遺伝子の1つ ISPD の構造が似ていることを手掛かりにして、哺乳類の ISPD すなわちジストログリカノパチー遺伝子が、リビトールリン酸の生合成に必要な材料である"CDP-リビトール"を体内で合成する酵素であることを見出した（**図❸ B**）[9]。

さらに福山型筋ジストロフィー原因遺伝子フクチンと肢帯型筋ジストロフィー 2I 型原因遺伝子

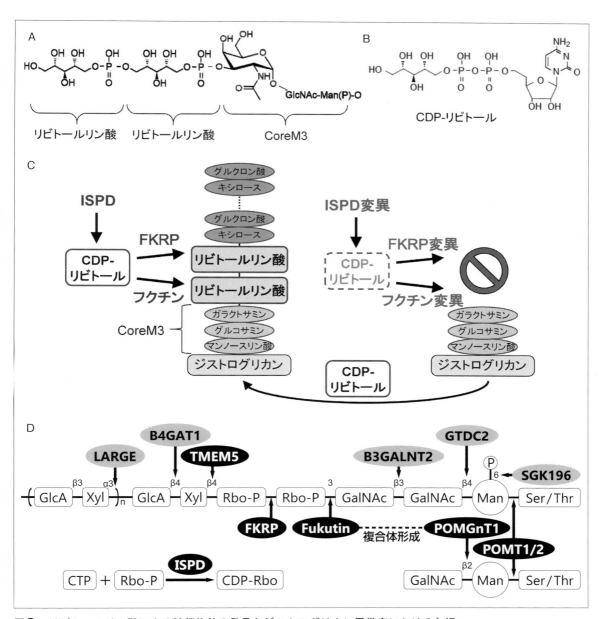

図❸ リビトールリン酸による糖鎖修飾の発見とジストログリカン異常症における欠損

A. ジストログリカンに見出されたリビトールリン酸のタンデム構造。哺乳類でもリビトールリン酸という五炭糖が発見された。
B. CDP-リビトールの構造
C. ジストログリカンの糖鎖構造の模式図と生合成酵素。ジストログリカノパチーではこのリビトールリン酸を欠損している。ISPDはCDP-リビトールを体内で合成する酵素であり，フクチンはCDP-リビトールを使ってGalNAcにリビトールリン酸を転移し，順にFKRPはそのリビトールリン酸が転移されたものに2個目のリビトールリン酸を転移する。
D. ジストログリカンのO-マンノース型糖鎖の全容と修飾酵素。日本から発信した疾患原因酵素を白文字で示した。

FKRP（fukutin-related protein，フクチン関連タンパク）が，糖鎖にリビトールリン酸を順番に組み込むリビトールリン酸転移酵素であることも明らかにした．図で示すようにフクチンはCDP-リビトールを使ってGalNAcにリビトールリン酸を転移し，順にFKRPはそのリビトールリン酸が転移されたものに2個目のリビトールリン酸を転移する（図❸C）[9]．

また，ゲノム編集を用いてISPD，フクチン，FKRPを欠損したそれぞれの疾患モデル細胞を作出し，その糖鎖を質量分析すると，予想どおり順番にリビトールリン酸生合成過程の異常が筋ジストロフィー発症につながることを明らかにした[9]．これらの酵素活性はわずかに遅れてベルギーのグループからも報告された[10]．

さらに，リビトールリン酸の生体内の材料であるCDP-リビトールをISPD疾患モデル細胞に投与することで，糖鎖異常が回復されることを発見し，CDP-リビトール投与療法の有効性を示すことに成功した（図❸C）[9]．ISPDではCDP-リビトールを合成できないので，その産物を投与すれば治療効果は期待できるが，フクチンとFKRPはリビトールリン酸を転移する酵素だからいかがであろうか？　今までの研究からフクチンとFKRPともに，nullは胎生致死であるので，それぞれの患者における活性はゼロではないと推定される．リビトールリン酸の大量投与によりリビトールリン酸転移が促進され，福山型と肢帯型2I型にも治療効果が期待できるが，今後の検討が重要である．

また最近，POMGnT1とフクチンがコンプレックスを形成しており，フクチンの活性発現にはPOMGnT1との結合が必要なこと[11]，またFKRPのその次の反応を触媒するのが別のジストログリカン異常症原因遺伝子産物であるTMEM5であることも明らかにされた[12]．これで，筋細胞の機能維持に重要な役割を担っているこのジストログリカンのO-マンノース型糖鎖の糖鎖構造とその触媒酵素と疾患は，ほぼ全容が明らかになったことになり，これらは日本の筋ジストロフィー研究班による貢献が大きい（図❸D）．

以上これらの発見により，筋ジストロフィーの新たな発症メカニズムが明らかになり，治療薬の開発に拍車がかかると思われる．福山型では，先行するアンチセンス核酸治療とリビトール糖治療のミックスセラピーなどが期待されよう．

おわりに

このようにアンチセンス核酸による「エクソントラップ阻害療法」の実現化が期待でき，その治験をめざして日本筋ジストロフィー協会による患者登録が進んでいる．また福山型は歩行不能のため機能評価としてデュシャンヌ型で用いられる6分間歩行などの指標を用いることはできない．運動評価の指標としては，GMFM（gross motor function measure）を用いると機能相関がよいことも報告され[13]，今後臨床試験の実現をめざしたい．

また福山型はわが国で初めて記載された疾患であり，患者数も多く，わが国の研究により治療法の開発を進めることはわれわれの責務であると考える．なお，われわれが同定開発したフクチンの遺伝子検査は，2006年より健康保険適応となっていることを付記しておく．

参考文献

1) Fukuyama Y, Osawa M, et al : Brain Dev 3, 1-29, 1981.
2) Kobayashi K, Nakahori Y, et al : Nature 394, 388-392, 1998.
3) Colombo R, Bignamini AA, et al : Hum Genet 107, 559-567, 2000.
4) Yoshida A, Kobayashi K, et al : Dev Cell 1, 717-724, 2001.
5) 金川　基 : 生化学 86, 452-463, 2014.
6) Yoshida-Moriguchi T, Yu L, et al : Science 327, 88-92, 2010.
7) Inamori K, Yoshida-Moriguchi T, et al : Science 335, 93-96, 2012.
8) Taniguchi-Ikeda M, Kobayashi K, et al : Nature 478, 127-131, 2011.
9) Kanagawa M, Kobayashi K, et al : Cell Rep 14, 2209-2223, 2016.
10) Gerin I, Ury B, et al : Nat Commun 7, 11534, 2016.
11) Kuwabara N, Manya H, et al : Proc Natl Acad Sci USA

113, 9280-9285, 2016.
12) Manya H, Yamaguchi Y, et al : J Biol Chem 291, 24618-24627, 2016.
13) Sato T, Adachi M, et al : Neuromuscul Disord 27, 45-49, 2017.

戸田達史

1985 年	東京大学医学部医学科卒業 同病院内科研修医
1987 年	同医学部脳研神経内科医員 国立国際医療センター神経内科 国立療養所下志津神経内科などで勤務
1989 年	東京大学医学部脳研神経内科医員
1994 年	同大学院医学系研究科人類遺伝学助手
1996 年	東京大学医科学研究所ヒトゲノム解析センター助教授
2000 年	大阪大学大学院医学系研究科臨床遺伝学教授
2009 年	神戸大学大学院医学研究科神経内科学／分子脳科学教授
2017 年	東京大学大学院医学系研究科神経内科学教授

〈賞〉

1999 年	第 32 回日本人類遺伝学会・学会賞
2001 年	第 2 回長寿科学振興財団・財団会長賞
2002 年	第 1 回日本神経学会・学会賞
2008 年	朝日賞
2009 年	文部科学大臣表彰
2012 年	時実利彦記念賞
2017 年	日本学士院賞

第4章 難病の治療法（各論）

4．薬剤の開発：低分子化合物，分子標的薬・抗体医薬
1）肺がんの新しい分子標的治療

矢野聖二

肺がんの予後のさらなる改善には，分子標的薬耐性の克服と EGFR/ALK 以外の発がん遺伝子異常に対する分子標的薬の開発が必要である．筆者らは，東洋人特異的な BIM 遺伝子多型に起因する EGFR 阻害薬耐性をヒストン脱アセチル化酵素阻害薬併用により克服する医師主導治験や，RET 融合遺伝子を有する肺がんを対象に ALK 阻害薬の適応拡大をめざす医師主導治験を実施している．さらに，KRAS 変異を有する肺がんにおいて，MEK 阻害薬と上皮間葉移行状態に応じて ERBB3 阻害薬または FGFR1 阻害薬を併用することで制御できる可能性を示し，新たな治療戦略を提唱している．

はじめに

肺がんは，わが国の悪性新生物の死亡原因の1位であり，肺がんによる死亡数はいまだ増加し続けている．肺がんにおいては，EGFR 遺伝子変異（exon 19 欠失と L858R 変異）の発見を皮切りに ALK 融合遺伝子や ROS-1 融合遺伝子，RET 融合遺伝子など，数多くのドライバー遺伝子異常[用解1]が発見された．これらのドライバー遺伝子異常はほぼ腺がん特異的にみられることが特徴である．2015 年までに，EGFR 遺伝子変異を有する肺がん（EGFR 変異肺がん）には3種類（ゲフィチニブ，エルロチニブ，アファチニブ）の EGFR チロシンキナーゼ阻害薬（TKI）が，ALK 融合遺伝子を有する肺がん（ALK 肺がん）には2種類（クリゾチニブ，アレクチニブ）の ALK-TKI が認可されて，一般臨床の場で使用されてきた．EGFR-TKI と ALK-TKI は，それぞれ EGFR 変異と ALK 融合遺伝子を有する非小細胞肺がんに対し，80％程度の奏効率と 12 ヵ月程度の無増悪生存期間を示し，生存期間を 30 ヵ月以上に延長する効果が示されている．通常の殺細胞性抗がん剤のみで治療した場合の進行期非小細胞肺がん患者の生存期間が 12 ヵ月程度であることから，分子標的治療の導入はドライバー遺伝子異常を有する肺がん患者の予後を画期的に改善したといえる[1]．

しかし，分子標的薬がいったん奏効した場合にも獲得耐性により再発することが問題となっている．したがって，肺がんの予後のさらなる改善には，分子標的薬耐性の克服と EGFR/ALK 以外の発がん遺伝子異常に対する分子標的薬の開発が必要である．

---

key words

EGFR 遺伝子変異，ALK 融合遺伝子，ドライバー遺伝子異常，EGFR チロシンキナーゼ阻害薬，獲得耐性，gatekeeper 変異，BIM 遺伝子多型，ヒストン脱アセチル化酵素阻害薬，RET 融合遺伝子，アレクチニブ，KRAS 遺伝子変異，MEK 阻害薬，EGFR 変異肺がん

I. *EGFR* 変異肺がんにおける EGFR-TKI 耐性

1. 第 1 世代 EGFR-TKI に対する耐性機構

EGFR 変異肺がんに対し認可されている第 1 世代 EGFR-TKI（ゲフィチニブとエルロチニブ：可逆的に EGFR に結合）と第 2 世代 EGFR-TKI（アファチニブ：不可逆的に EGFR に結合）では，獲得耐性の 50～60％は gatekeeper 変異（薬剤結合部位に相当する部位の変異）である *EGFR* exon 20 の T790M 変異により生じる[2]。T790M 変異が生じることにより，EGFR と ATP との結合性が高まる結果，EGFR-TKI の EGFR への結合が低下し薬剤耐性が惹起されると考えられている[3]。側副経路の活性化は，MET 遺伝子増幅，HGF による MET の活性化，Gas6 による AXL の活性化，HER 遺伝子増幅などにより生じる[4]。その他の耐性機構としては，小細胞がん転化，EMT，BIM 発現低下によるアポトーシス抵抗性，がん幹細胞形質による耐性などがある（図❶）。1 個の耐性腫瘍の中に異なる機構で耐性化しているがん細胞が混在する heterogeneity が指摘されている。

2. T790M に耐性を克服する第 3 世代 EGFR-TKI の開発

T790M 変異による耐性に対しては，変異 EGFR 選択的 TKI（第 3 世代 EGFR-TKI：不可逆的に変異 EGFR に結合）すなわち exon 19 欠失や L858R 変異に加え T790M 変異のある EGFR にも阻害活性を有するが，野生型 EGFR には阻害活性の弱い薬剤であるオシメルチニブが開発された。

オシメルチニブは，EGFR-TKI 治療歴を有し T790M 陽性の *EGFR* 変異肺がんに対し，奏効率 60～70％[5]，無増悪生存期間（PFS）11.0 ヵ月と，*EGFR* 変異肺がんに対するゲフィチニブやエルロチニブの初回治療に匹敵する臨床効果が期待できる。また，従来の EGFR-TKI と比較し髄液移行性が高く，中枢神経系転移（脳転移や髄膜がん腫症）に対する有効性が高いことが前臨床モデル[6]や臨床試験[7]で示されている。

したがって，今後は T790M 以外の耐性機構の治療薬の開発が必要になっている。

3. BIM 遺伝子多型に起因する耐性と克服に向けた戦略

EGFR-TKI にさらされた *EGFR* 変異肺がん細胞はアポトーシスを起こすが，この場合 Bcl2 ファミリーに属する BIM（BCL2L11 とも呼ばれ

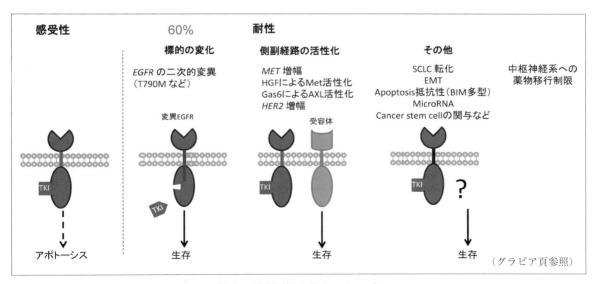

図❶　*EGFR* 変異肺がんの EGFR-TKI に対する獲得耐性の主なメカニズム

る）がアポトーシスを誘発する因子として知られている．BIM 発現の低い肺がん細胞は，活性型 EGFR 変異を有していても EGFR-TKI 感受性が低い．また，2012 年に BIM 遺伝子多型（イントロン 2 の 2.9kb 領域の欠失）が東洋人（13％程度）に特異的に（白人にはほとんどない．一部のヒスパニックには存在する）みられることが明らかにされた[8]．BIM は ERK シグナルによりユビキチン化され分解されるが，EGFR-TKI で ERK シグナルが遮断されると分解が抑制され BIM タンパク質量が増加し細胞はアポトーシスに陥る．すなわち EGFR-TKI ががん細胞を死滅させるのである．しかし BIM 遺伝子多型陽性がん細胞では，EGFR-TKI で ERK シグナルが遮断されても BIM タンパク質発現が低下した状態となり，EGFR-TKI によるアポトーシスに抵抗性となる．EGFR 変異肺がんは日本を含む東アジア人に多く，BIM 遺伝子多型も東アジア人特異的にみられるが，BIM 遺伝子多型は EGFR 変異肺がんを含む肺発がんには関与していない[9]．最近の複数のメタ解析において，BIM 遺伝子多型を有する EGFR 変異肺がん症例では BIM 遺伝子多型のない EGFR 変異肺がん症例と比較し奏効率には大差ないが無増悪生存期間が短いことが示され[10]，BIM 遺伝子多型は EGFR-TKI の耐性因子の 1 つであることが確認された．著者らは，BIM 遺伝子多型は EGFR 変異肺がんにおいて EGFR-TKI によるアポトーシス抵抗性を惹起し，de novo に T790M が生じ獲得耐性の原因となる細胞数を増加させる役割を果たしていることを明らかにした[11]．

BIM 遺伝子多型と EGFR 肺がんはいずれも東洋人に頻度が高いため，EGFR 変異肺がんの BIM 遺伝子多型に起因する EGFR-TKI 耐性はいわば東洋人特異的耐性機構であり，日本人研究者が解決すべき課題といえよう．著者らは，皮膚 T 細胞性リンパ腫に認可されているヒストン脱アセチル化酵素阻害薬（HDAC 阻害薬：ボリノスタット）が BIM 遺伝子多型を有するがん細胞において BIM タンパク質発現を回復させ EGFR-TKI 抵抗性を解除することを明らかにした[12]．HDAC は，クロマチン構造において主要な構成因子であるヒストンの脱アセチル化を行う酵素群であり，少なくとも 11 種類の酵素が知られている．ボリノスタットは汎 HDAC 阻害薬であるが，ボリノスタットによる BIM タンパク質発現の回復には HDAC3 阻害が必須である（図❷）[11]．こ

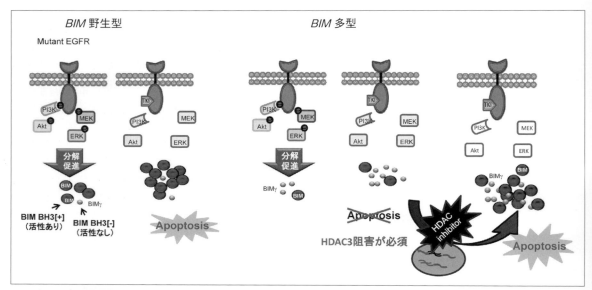

図❷ EGFR 変異肺がんにおける BIM 遺伝子多型が起因する EGFR-TKI に対するアポトーシス抵抗性と，HDAC 阻害薬併用による克服

のような基礎研究成果を患者に還元すべく，著者らは現在，EGFR 変異肺がん患者の中から BIM 遺伝子多型陽性症例をスクリーニングする研究（PEOPLE-J），および標準治療に抵抗性を示した BIM 遺伝子多型陽性 EGFR 変異肺がん患者を対象にボリノスタットとゲフィチニブ併用による治療効果の安全性を確認する医師主導治験（VICTORY-J：UMIN000015193）を実施している。

II．肺がんにおける新規標的 RET 融合遺伝子と治療薬開発

　肺がん治療の新たな標的として，2012 年に RET 融合遺伝子が国内外の 4 つの研究チームよりほぼ同時期に報告された[13)-16)]。RET（rearranged during transfection）遺伝子は，1985 年に名古屋大学の高橋らにより，ヒト T 細胞リンパ腫より抽出した DNA を NIH-3T3 細胞へトランスフェクションする過程で組換えを起こすがん原遺伝子として発見された[17)]。RET 遺伝子は染色体の 10q11.2 に存在し，RET 受容体型チロシンキナーゼをコードしており，生理的には種々の神経細胞・腎臓の発生にも重要な役割を果たしている。RET 融合遺伝子は甲状腺乳頭がん（PTC）のがんドライバー変異であることが判明しており，PTC の約 20 〜 40％では体細胞性変異による RET 遺伝子の再構成を認め，染色体の転座または逆位により他遺伝子との間に RET 融合遺伝子を形成している。RET 融合キナーゼは，二量体化して自己リン酸化による恒常的なキナーゼ活性を示すことが知られている[18)]。RET 融合遺伝子は肺腺がんの 1 〜 2％に存在するが，最も頻度の高いのは KIF5B-RET 融合遺伝子である。KIF5B-RET 遺伝子産物として，KIF5B 内の coiled-coil ドメインにより二量体化して恒常的なキナーゼ活性を示す異常な RET 融合キナーゼが産生される。現在，KIF5B-RET 融合遺伝子は，KIF5B ならびに RET のゲノム上での切断点・融合点の違いにより 7 つの融合バリアントが報告されている。KIF5B-RET 融合遺伝子は，マウス 3T3 線維芽細胞に遺伝子導入すると形質転換し，軟寒天中で足場非依存性に増殖すること

や，その遺伝子導入した細胞をヌードマウスの皮下に接種すると明瞭な皮下腫瘍を形成することが報告されており，RET 融合キナーゼが強いがん化能を有することが確認されている。RET の融合パートナーは KIF5B がほとんどを占めるが，他に CCDC6，TRIM33，NCOA4 などがある[18)]。RET チロシンキナーゼの阻害効果をもつカボザンチニブやバンデタニブを使用した in vitro の実験では，KIF5B-RET 融合遺伝子を導入したマウス Ba/F3 細胞にカボザンチニブやバンデタニブを加えると，濃度依存性に増殖抑制効果を認めることも報告されている。ALK 融合遺伝子陽性肺がんに認可されているアレクチニブが RET 阻害活性も有しているが[19)]，著者らの基礎研究においてアレクチニブが RET 融合遺伝子陽性のがん細胞株の in vitro および in vivo での増殖を抑制したことから，RET 融合遺伝子陽性肺がんに対しアレクチニブが有効ではないかと着想した。現在，RET 融合遺伝子陽性肺がんに対するアレクチニブの有効性を検討する医師主導治験を実施している（ALL-RET 試験：UMIN000020628）。

III．KRAS 変異肺がんにおける新規治療戦略

　KRAS タンパクは，正常細胞において細胞表面の受容体からもたらされる様々な細胞増殖シグナルを核に伝達している。KRAS 遺伝子の変異により，常に活性化された KRAS タンパクが細胞内に産生され，MAPK 経路，PI3K/mTOR 経路，Ral/GEF 経路などのシグナルを伝達することで，がんの発生・進展に重要な役割を果たす。肺がんにおいても KRAS 遺伝子変異は腺がんに認められる。非常に興味深いことに，KRAS 遺伝子変異の頻度にも人種差がみられるが，白人に多く日本人には少ない（EGFR 変異とは逆の関係）。KRAS 遺伝子変異は日本人肺がんの 8 〜 10％程度に認められるが[18)]，KRAS 遺伝子異常を有する肺がんに対する有効な標的治療法はいまだ確立されていない。

　異常 KRAS タンパクは多数の下流タンパクを活性化し細胞の増殖に関わるシグナルを伝達する

が，このうち MAPK シグナル経路が，がん細胞の生存・増殖に最も大きな役割を果たしていると考えられている．しかし，MAPK シグナルを抑制する MEK 阻害薬を用いた臨床試験では十分な効果が認められなかった．

筆者らは，まず MEK 阻害薬投与後の細胞内のシグナル伝達系について解析を行った結果，MEK 阻害薬は一時的に MAPK シグナルを抑制する一方，フィードバック機構と呼ばれる本来は生体内のシグナルを一定に保つための機構を誘導することで，MAPK シグナルの再活性化をもたらすことを示した．さらに，フィードバック機構は細胞表面の受容体の活性化により引き起こされていたが，関与する受容体は上皮間葉移行（EMT）[用解2]と呼ばれる細胞の状態により異なり，上皮系マーカー陽性の腫瘍では ERBB3，間葉系マーカー陽性の腫瘍では FGFR1 により MAPK シグナルの再活性化が行われることを見出した．それぞれの細胞表面受容体阻害薬と MEK 阻害薬の併用療法は，細胞株を用いたスクリーニングで有効性が示され，マウスモデルでも腫瘍の縮小をもたらすことを初めて明らかにした[20]（図❸）．

本研究により，現在有効な治療法のない KRAS 変異肺がんに対し，腫瘍の上皮間葉移行状態に基づき個別化し MEK 阻害薬を用いた併用療法を行うことにより，新たな治療につながる可能性を示した（図❹）．腫瘍の上皮間葉移行状態については，細胞に発現するタンパクであるビメンチンおよび E-カドヘリンの免疫染色により判別が可能であり，これらは日常臨床でも使用されている．また，MEK 阻害薬，ERBB3 阻害薬，FGFR 阻害薬については，複数の製薬企業により開発が行われており，各薬剤の効果・安全性が評価されている．将来的には，本研究をもとに，KRAS 変

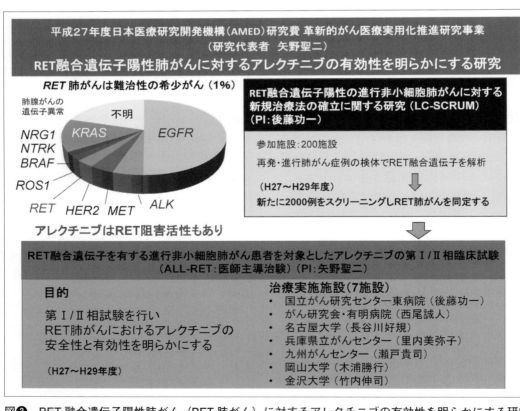

図❸ RET 融合遺伝子陽性肺がん（RET 肺がん）に対するアレクチニブの有効性を明らかにする研究の概要

図❹ KRAS 変異陽性肺がんに対する新しい治療戦略
A. KRAS 肺がんは上皮型と間葉型に分類でき，MEK 阻害時にそれぞれ ERBB3 と FGFR1 が活性化し，MAPK 経路を再活性化する．
B. KRAS 変異肺がんの個別化と治療戦略

異肺がんを上皮系・間葉系に分類し，それぞれに対する併用療法を行うことが期待される．

また，KRAS 変異は肺がん以外のがん種にも高頻度にみられる．例えば，わが国のがん死亡原因第 2 位の大腸がんの約 40％，同 4 位の膵がんの約 90％に KRAS 変異がみられ，肺がんと合わせて，毎年約 5 万人が KRAS 変異陽性の腫瘍で国民が死亡している．われわれの治療戦略は肺がん以外の KRAS 変異がんに応用できる可能性がある．

おわりに

分子標的薬耐性の分子機構解明は，耐性臨床検体を用いたリバーストランスレーショナルリサーチによって近年驚くべきスピードでなされている．特に肺がんにおいては耐性克服薬の臨床開発も進んでおり，分子標的薬による治療成績の更なる向上が期待される．

用語解説

1. **ドライバー遺伝子異常**：1 つあるいは非常に限られた数の遺伝子異常により発がんさせることができる遺伝子異常．慢性骨髄性白血病における BCR-ABL 融合遺伝子，肺がんにおける EGFR 変異（exon19 の欠失や exon21 の L858R 点突然変異）や ALK 融合遺伝子などが該当する．

2. **上皮間葉移行**：多くのがんは上皮系細胞より発生するが，上皮細胞が間葉細胞の性質を得て細胞移動する現象．周囲の組織との境を越えて広がったり（浸潤），転移したりする時に起こる．

参考文献

1) Maemondo M, Inoue A, et al : N Engl J Med 362, 2380-2388, 2010.
2) Kobayashi S, Boggon TJ, et al : N Engl J Med 352, 786-792, 2005.
3) Yun CH, Mengwasser KE, et al : Proc Natl Acad Sci USA 105, 2070-2075, 2008.
4) Yano S, Takeuchi S, et al : Cancer Sci 103, 1189-1194, 2012.

5) Jänne PA, Yang JC, et al : N Engl J Med 372, 1689-1699, 2015.
6) Nanjo S, Ebi H, et al : Oncotarget 7, 3847-3856, 2016.
7) Ricciuti B, Chiari R, et al : Clin Drug Investig 36, 683-686, 2016.
8) Ng KP, Hillmer AM, et al : Nat Med 18, 521-528, 2012.
9) Ebi H, Oze I, et al : J Thorac Oncol 10, 59-66, 2015.
10) Ying HQ, Chen J, et al : Sci Rep 5, 11348, 2015.
11) Tanimoto A, Takeuchi S, et al : Clin Cancer Res 23, 3139-3149, 2017.
12) Nakagawa T, Takeuchi S, et al : Cancer Res 73, 2428-2434, 2013.
13) Ju YS, Lee WC, et al : Genome Res 22, 436-445, 2012.
14) Kohno T, Ichikawa H, et al : Nat Med 18, 375-377, 2012.
15) Takeuchi K, Soda M, et al : Nat Med 18, 378-381, 2012.
16) Lipson D, Capelletti M, et al : Nat Med 18, 382-384, 2012.
17) Takahashi M, Ritz J, et al : Cell 42, 581-588, 1985.
18) Kohno T, Tsuta K, et al : Cancer Sci 104, 1396-1400, 2013.
19) Kodama T, Tsukaguchi T, et al : Mol Cancer Ther 13, 2910-2918, 2014.
20) Kitai H, Ebi H, et al : Cancer Discov 7, 754-769, 2016.

矢野聖二

1990年	徳島大学医学部医学科卒業
	同医学部第三内科入局
	テキサス大学MDアンダーソンがんセンター留学
1999年	徳島大学医学部歯学部附属病院呼吸器・膠原病内科講師
2007年	金沢大学がん研究所（現がん進展制御研究所）腫瘍内科教授
2014年	金沢大学附属病院先端医療開発センター長（兼任）

専門は肺がんの分子標的薬耐性をめざした橋渡し研究。医師主導治験も手掛けている。

第4章　難病の治療法（各論）

4. 薬剤の開発：低分子化合物，分子標的薬・抗体医薬
2）関節リウマチ

南木敏宏・川合眞一

関節リウマチ（RA）に対して，TNF阻害薬などの生物学的製剤，さらに低分子化合物の分子標的薬としてJAK阻害薬が用いられるようになり，RAの治療は飛躍的に進歩した。しかし，それでも治療抵抗性の患者がみられ，また感染症をはじめとする副作用により十分に治療ができない患者もいる。現在，低分子化合物として新規のJAK阻害薬をはじめとする種々の薬剤が開発中である。また，生物学的製剤も新たなIL-6阻害薬，また新規治療標的に対する薬剤も開発されている。今後もさらなる治療の進歩が期待されている。

はじめに

関節リウマチ（rheumatoid arthritis：RA）は，慢性の多関節炎を主症状とする自己免疫疾患である。tumor necrosis factor（TNF）阻害薬をはじめとする生物学的製剤が用いられるようになり，RAの治療は大きく進展した。さらに，Janus kinase（JAK）阻害薬が低分子化合物の分子標的薬として上市され，生物学的製剤に匹敵する治療効果を示し，RAの治療法は多岐にわたるようになっている。一方，さらなる低分子化合物，生物学的製剤の開発も進んでおり，本稿では新規に開発されている治療薬の現状に関して記載する。

I. 低分子化合物

1. JAK阻害薬

JAKはサイトカイン刺激に関わる細胞内シグナル伝達分子である。現在，RAに対してJAK1/3阻害薬であるトファシチニブが用いられており，良好な治療成績が認められている。さらに新規のJAK阻害薬が開発されている。

(1) バリシチニブ

バリシチニブ（baricitinib）は，JAK1/2の阻害薬であり，RAに対する治療薬として2017年7月に本邦で承認された。従来型の抗リウマチ薬に不応性のRAに対するバリシチニブの第Ⅲ相臨床試験では，プラセボ，バリシチニブ2mg，4mgを1日1回投与した[1]。12週後のACR20達成率は，プラセボ群が39％に対してバリシチニブ4mg投与群は62％であり，バリシチニブの有効性が示された。重篤な有害事象として，バリシチニブ4mg投与群において1例の結核，1例の皮膚がんがみられた。帯状疱疹はバリシチニブ投与群に7例認めた。バリシチニブ投与に関連して白血球減少，LDLコレステロールの上昇がみられた。

(2) ABT-494

ABT-494はJAK1阻害薬であり，現在RAに対する第Ⅲ相臨床試験が行われている。第Ⅱb相臨床試験ではメトトレキサート（MTX：methotrexate）不応性のRA患者にプラセボ，

---

key words

関節リウマチ，分子標的薬，低分子化合物，生物学的製剤，細胞内シグナル，サイトカイン，ケモカイン

ABT-494を，3mg，6mg，12mg，18mgを1日2回，または24mgを1日1回，12週間投与した[2]。プラセボ投与群と比較し，ABT-494投与群では12週後のACR20, 50, 70の達成率は高率であった（プラセボ群では各々46, 18, 6%，ABT-494 24mg投与群では76, 39, 22%）。

(3) ペフィシチニブ（ASP015K）

ペフィシチニブは，本邦で開発されたJAK1, JAK2, JAK3, およびTyk2（tyrosine kinase 2）の阻害薬である。RAに対して，日本，台湾，韓国で第Ⅲ相臨床試験が行われている。本邦での第Ⅱb相臨床試験では，プラセボ，ペフィシチニブ25mg, 50mg, 100mg, 150mgを12週投与した[3]。ACR20の達成率は，プラセボ群（10.7%）と比較して，ペフィシチニブ100mg（54.5%），150mg（65.5%）投与群で上昇していた。

JAK阻害薬は多数のサイトカイン刺激を阻害するため，マルチサイトカイン阻害作用薬として注目され，実際に良好な治療効果を示している。また，阻害するJAKにより関わるサイトカインが異なるため，今後各薬剤で臨床効果や副作用などに違いが見出される可能性もある。

2. Syk（spleen tyrosine kinase）阻害薬

細胞内シグナル伝達分子の阻害薬は，JAK阻害薬以外の薬剤も開発されてきているが，今のところRAに対して上市された薬剤はない。Sykはチロシンキナーゼの1つであり，RAに対してSyk阻害薬が試みられた。

(1) フォスタマチニブ

第Ⅲ相臨床試験として，RAに対してSyk阻害薬（fostamatinib）が試みられた[4]。MTX不応性のRA患者に対して，プラセボ，フォスタマチニブ200mg，200mgを4週間後150mgが投与された。24週後のACR20達成率は，プラセボ群34.2%，フォスタマチニブ200mg群で49.0%，200→150mg群で44.4%であり，フォスタマチニブの治療効果が認められた。フォスタマチニブはRAに一定の治療効果を認めたが，治療効果が期待どおりではなかったとして開発は中止された。

3. p38 MAPK（mitogen-activated protein kinase）阻害薬

MAPKはセリン/スレオニンキナーゼの1つであり，extracellular signal-regulated kinase 1/2, c-jun N-terminal kinase, p38サブファミリーなどがある。

(1) VX-702

p38 MAPKの阻害薬（VX-702）のRAに対する第Ⅱ相臨床試験が行われた[5]。プラセボ，VX-702 10mg/日が投与された。投与12週の時点でACR20達成率はVX-702投与群で40%，プラセボ群では28%であった。VX-702による治療効果はみられたが，著明な効果とはいえなかった。さらに，CRPは投与開始後いったん低下したが，その後上昇傾向となった。VX-702はRAに対する薬剤として有用ではなかった。

4. PI3K（phosphoinositide 3-kinase）阻害薬

PI3Kは細胞膜の構成成分であるイノシトールリン脂質をリン酸化する脂質キナーゼであり，細胞の分化・増殖などに関わる。

(1) IPI-145

PI3Kγ/δの阻害薬であるIPI-145は，ラットアジュバント関節炎，マウスコラーゲン関節炎に対して，関節炎抑制効果がみられた[6]。現在，RA患者に対して第Ⅱ相臨床試験が行われている。

5. Btk阻害薬

BtkはB細胞の分化・活性化に関与するチロシンキナーゼである。抗CD20抗体であるリツキシマブがRAに効果があるため，Btk阻害薬はB細胞の阻害薬としてRAに対し有効性が期待できる。

(1) HM71224，CC-292

Btk阻害薬であるHM71224は，単球からのサイトカイン産生や破骨細胞分化を抑制し，マウスコラーゲン関節炎の抑制効果もみられた[7]。別なBtk阻害薬（CC-292）もマウス関節炎を抑制した[8]。現在，RAに対して，HM71224による第Ⅰ相臨床試験，CC-292による第Ⅱ相臨床試験が行われている。

6. NFκB（nuclear factor-κB）阻害薬

NFκBは細胞増殖，活性化，アポトーシスなどに関与する転写制御因子である。RA滑膜細胞

ではNFκBの活性化がみられ，炎症性サイトカイン，接着分子の発現などに関与する。NFκBはIκB（inhibitor κB）と結合し不活化されているが，IκBをリン酸化するIKK（IκB kinase）が活性化されると，IκBは分解され，NFκBが活性化される。そのため，IKKの阻害薬はNFκBの阻害薬となる。IKK阻害薬はマウスコラーゲン関節炎を抑制した[9]。

7. AP-1（activator protein-1）阻害薬

AP-1は主にJun，Fos，ATFファミリーから構成されるヘテロ二量体の転写因子である。AP-1は線維芽細胞様滑膜細胞の活性化や，破骨細胞の分化などに関与する。AP-1阻害薬であるT-5224はRAの治療薬として期待されたが，開発は断念されたようである。

8. CCR1（CC chemokine receptor 1）阻害薬

低分子化合物として，ケモカイン受容体阻害薬も開発されている。ケモカインは細胞遊走を誘導するサイトカイン様の分子であり，RA滑膜組織への炎症細胞浸潤などに関与していると考えられている。CCR1阻害薬であるCP-481,715が2003年に12例のRA患者に投与され，関節炎抑制効果が報告されたが[10]，その後この化合物の開発は進んでいない。

(1) CCX354-C

別なCCR1阻害薬であるCCX354-Cが第Ⅱ相臨床試験としてRAに投与された[11]。MTX不応性のRA患者に対して，プラセボ，CCX354-C 100mgを1日2回，200mg 1日1回を12週間投与した。12週後のintention-to-treatによる解析では，ACR20の達成率がプラセボ群で39％，100mg 1日2回群で43％，200mg 1日1回群では52％であった。治療薬に関連する重篤な副作用はみられなかった。今後の臨床試験の進展が期待される。

Ⅱ. 生物学的製剤

1. IL-6（interleukin-6）阻害薬

IL-6シグナルを阻害する薬剤として，IL-6受容体に対するモノクローナル抗体であるトシリズマブがRAに用いられており，良好な治療効果がみられている。TNFを阻害する生物学的製剤は多数上市されているが，現在IL-6阻害薬はトシリズマブのみである。新規のIL-6シグナル阻害薬として，シルクマブ，サリルマブが開発されている。

(1) シルクマブ

シルクマブ（sirukumab）は，IL-6に対するヒト型モノクローナル抗体である。現在，RAに対して承認申請されている。トシリズマブと後述のサリルマブはIL-6受容体αに対する抗体製剤であるが，シルクマブはIL-6に対する抗体である。RAに対するシルクマブの第Ⅱ相臨床試験では，MTX抵抗性のRA患者にプラセボまたはシルクマブ皮下注100mg/2週を12週間投与し，その後クロスオーバーして24週まで観察した[12]。12週の時点でACR20達成率はプラセボ17.6％，シルクマブ投与群では71.4％と有意な治療効果が認められた。有害事象としては感染症が最も多く，ぶどう球菌性蜂窩織炎，肺炎により各1例が治験中止となった。検査値異常としては，白血球減少，好中球減少が10％程度に認められた。その他，血小板減少，肝酵素上昇，脂質異常がみられた。

(2) サリルマブ

サリルマブ（sarilumab）はIL-6受容体αに対するヒト型モノクローナル抗体であり，現在RAに対して承認申請中である。第Ⅲ相臨床試験ではMTX効果不十分例に，MTXに加えてプラセボ，サリルマブ皮下注150mg，200mgの隔週投与が行われた[13]。投与24週のACR20達成率は，プラセボ33.4％，サリルマブ150mgで58.0％，200mgでは66.4％であった。重篤な感染症の発症はプラセボ2.3％，サリルマブ150mgで2.6％，200mg投与群では4.0％であった。

シルクマブ，サリルマブともに良好な治療効果が認められており，既に承認申請されている。IL-6シグナルを阻害する薬剤は現在トシリズマブのみであり，薬剤が増えることにより選択肢が増す。一方，今のところ3剤間での治療効果や安全性の面での大きな違いは見出されていない。IL-6の阻害とIL-6受容体の阻害で臨床効果や副作用に違いがあるのかなどが判明し，各々の薬剤

の特徴づけや使い分けができるようになることが期待される。

2. IL-17阻害薬

Th17 T細胞が主にIL-17を産生するが，IL-17はRAにおける炎症や骨破壊に関与すると考えられている。IL-17阻害によるRAに対する臨床試験が試みられた。

(1) セクキヌマブ

セクキヌマブ（secukinumab）は尋常性乾癬，膿疱性乾癬，関節症乾癬に対しての投与が承認されているIL-17Aに対するモノクローナル抗体である。RAに対して第Ⅲ相臨床試験が行われた[14]。投与24週後のACR20達成率は，セクキヌマブ150mg投与群で30.7%，プラセボでは18.1%であった。RAに対しても治療効果は認められたが，その効果は限定的と考えられ，RAに対する開発は中止された。

(2) ブロダルマブ

ブロダルマブ（brodalumab）はIL-17受容体Aに対するモノクローナル抗体であり，尋常性乾癬，膿疱性乾癬，乾癬性紅皮症，関節症乾癬に対して承認されている。MTX抵抗性のRAに対する第Ⅱ相臨床試験が行われたが，関節炎に対する治療効果は認めなかった[15]。

IL-17阻害は乾癬に対して強い有効性を示しているが，RAに対する効果は限定的と考えられる。

3. GM-CSF（granulocyte-macrophage colony-stimulating factor）阻害薬

GM-CSFは好中球，単球の分化，成熟に関わるサイトカインである。

(1) MOR103

GM-CSFに対する抗体製剤であるMOR103がRAに試みられた。第Ⅰb/Ⅱa相臨床試験では，その忍容性が示され，ACR20達成率がMOR103投与によりプラセボ群より上昇した[16]。

(2) マブリリムマブ

マブリリムマブ（mavrilimumab）はGM-CSF受容体αに対するモノクローナル抗体である。第Ⅱb相臨床試験では，プラセボ，マブリリムマブ30mg，100mg，150mgを隔週で投与した[17]。ACR20達成率は，プラセボで24.7%，各マブリリムマブ投与群で50.6%，61.2%，73.4%であり，マブリリムマブの有効性が示された。

GM-CSFの阻害はRAに対して有効である可能性があり，今後の臨床試験の進展が期待される。

4. 抗CD20抗体

抗CD20抗体であるリツキシマブはRAに対する有効性が示されているが，本邦ではRAに対する使用は承認されていない。

(1) NNC0109-0012

抗CD20抗体であるNNC0109-0012による，RAに対する第Ⅱa相臨床試験が行われた[18]。投与12週におけるACR20達成率は，プラセボ群で21%，NNC0109-0012投与群で59%と治療効果が認められた。NNC0109-0012の投与による重篤な感染症はみられなかった。B細胞除去療法としての新たな抗体製剤として期待される。

5. CXCL10/IP-10（CXC chemokine ligand 10/interferon-gamma inducible protein-10）阻害薬

CXCL10はT細胞，単球/マクロファージなどの細胞遊走に関わるケモカインである。

(1) MDX-1100

抗CXCL10抗体（MDX-1100）またはプラセボがRAに投与された第Ⅱ相臨床試験結果が報告された[19]。投与85日でのACR20改善率が主要評価項目として解析されたが，プラセボ投与群で17%に対して，MDX-1100投与群では54%と有意な治療効果を認めた。薬剤に関連した重篤な有害事象は認めなかった。

6. CX3CL1（CX3C chemokine ligand 1）/フラクタルカイン阻害薬

フラクタルカインはRA滑膜組織に発現し，T細胞，マクロファージの浸潤などに関与する。

(1) E6011

現在，抗フラクタルカイン抗体（E6011）によるRAに対する臨床試験が施行されている。その第Ⅰ/Ⅱ相臨床試験の結果が報告され，抗フラクタルカイン抗体の忍容性が示され，また関節炎に対する治療効果が示唆される結果であった[20]。現在第Ⅱ相臨床試験が開始されており，その結果が待たれる。

おわりに

新規の RA に対する分子標的薬剤として，多数の低分子化合物や生物学的製剤の開発が行われている。RA に対する治療がさらに進歩することが期待される。

参考文献

1) Dougados M, van der Heijde D, et al : Ann Rheum Dis 76, 88-95, 2017.
2) Genovese MC, Smolen JS, et al : Arthritis Rheumatol 68, 2857-2866, 2016.
3) Takeuchi T, Tanaka Y, et al : Ann Rheum Dis 75, 1057-1064, 2016.
4) Weinblatt ME, Genovese MC, et al : Arthritis Rheumatol 66, 3255-3264, 2014.
5) Damjanov N, Kauffman RS, et al : Arthritis Rheum 60, 1232-1241, 2009.
6) Boyle DL, Kim HR, et al : J Pharmacol Exp Ther 348, 271-280, 2014.
7) Park JK, Byun JY, et al : Arthritis Res Ther 18, 91, 2016.
8) Evans EK, Tester R, et al : J Pharmacol Exp Ther 346, 219-228, 2013.
9) Tanaka S, Toki T, et al : Biol Pharm Bull 37, 87-95, 2014.
10) Haringman JJ, Kraan MC, et al : Ann Rheum Dis 62, 715-721, 2003.
11) Tak PP, Balanescu A, et al : Ann Rheum Dis 72, 337-344, 2013.
12) Smolen JS, Weinblatt ME, et al : Ann Rheum Dis 73, 1616-1625, 2014.
13) Genovese MC, Fleischmann R, et al : Arthritis Rheumatol 67, 1424-1437, 2015.
14) Blanco FJ, Möricke R, et al : Arthritis Rheumatol 69, 1144-1153, 2017.
15) Pavelka K, Chon Y, et al : J Rheumatol 42, 912-919, 2015.
16) Behrens F, Tak PP, et al : Ann Rheum Dis 74, 1058-1064, 2015.
17) Burmester GR, McInnes IB, et al : Ann Rheum Dis 76, 1020-1030, 2017.
18) Šenolt L, Leszczynski P, et al : Arthritis Rheumatol 67, 1438-1448, 2015.
19) Yellin M, Paliienko I, et al : Arthritis Rheum 64, 1730-1739, 2012.
20) Tanaka Y, Takeuchi T, et al : Mod Rheumatol, in press.

南木敏宏
1990 年　筑波大学医学専門学群卒業
1996 年　東京医科歯科大学第一内科助手
1997 年　テキサス大学サウスウエスタンメディカルセンター
1999 年　米国国立衛生研究所
2000 年　東京医科歯科大学膠原病・リウマチ内科助手
2007 年　同薬害監視学講座寄附講座准教授
2013 年　帝京大学臨床研究医学講座特任准教授
2015 年　東邦大学医学部内科学講座膠原病学分野准教授
2017 年　同教授

第4章　難病の治療法（各論）

4．薬剤の開発：低分子化合物，分子標的薬・抗体医薬
3）脊髄性筋萎縮症（SMA）における新規治療

斎藤加代子

脊髄性筋萎縮症（SMA）のゲノム構造は，責任遺伝子 *SMN1* 遺伝子と，修飾遺伝子 *SMN2* 遺伝子が存在し，エクソン7とイントロン7に塩基配列の違いがある。*SMN2* ではエクソン7のスキップにより機能的 SMN タンパク質が *SMN2* 遺伝子からはほとんど産生されない。この領域の pre-mRNA に対してアンチセンス核酸医薬品を作製し，髄腔内投与により *SMN2* mRNA のエクソン7のスキップ抑制が可能となった。病態修飾療法としての医薬品開発の発展，遺伝子治療の進歩，治験による臨床導入の促進，新生児マススクリーニングによる早期診断・治療介入などの展開が期待される。

はじめに

脊髄性筋萎縮症（SMA）は脊髄前角細胞の変性・消失による筋萎縮と進行性筋力低下を特徴とする下位運動ニューロン病である。発症年齢と最高到達運動機能により0型，Ⅰ型，Ⅱ型，Ⅲ型，Ⅳ型に分類される[1]。Ⅰ型は人工呼吸管理をしない場合には乳児期に大半が呼吸不全で死亡，Ⅱ型は生涯歩行不可能，Ⅲ型は歩行機能を獲得するが，次第に歩行困難となる。0型は胎児期の発症の最重症型，Ⅳ型は成人発症で最も緩徐な経過をとる。現在，SMA の根本治療開発は，その分子病態への標的治療として発展している。われわれは，脱アセチル化（HDAC）抑制剤であるバルプロ酸ナトリウム（VPA）の医師主導治験を実施している。また，ISIS 社（後に IONIS と改称）が開発し，Biogen 社が承認申請・販売に至ったアンチセンス核酸医薬品（ASO）である nusinersen（Spinraza®）のグローバル企業治験に関わった。

I．SMA の病態メカニズム

1995年に SMA の原因遺伝子 survival motor neuron（*SMN*）遺伝子が同定された[2]。責任遺伝子である *SMN1* 遺伝子と，修飾遺伝子としての *SMN2* 遺伝子が存在し，その塩基配列は5塩基を除いて相同である。*SMN1* ではエクソン7のコドン280，エクソン7の+6番目がCであるが，*SMN2* ではTであることにより，*SMN2* のスプライシングの過程でほとんどのエクソン7がスキップされる[3)4)]。また，イントロン7の+100番目が *SMN1* ではAであるが，*SMN2* ではGとなっている。これもエクソン7がスキップされる理由である[5]。このため産生される SMN タンパク質の大部分は短縮型の非機能性のΔ7となる（図❶A）。

---

key words

脊髄性筋萎縮症（SMA），脱アセチル化（HDAC）抑制剤，バルプロ酸ナトリウム（VPA），医師主導治験，アンチセンス核酸医薬品（ASO），グローバル企業治験，低分子医薬品（SM），survival motor neuron（*SMN*）遺伝子

そのため，SMA 患者における機能性の全長 SMN タンパク質は，SMN2 から産生されるわずかな完全長 SMN タンパク質のみとなる（図❶B）。

Ⅰ型からⅣ型の臨床的重症度の幅については，SMN2 遺伝子のコピー数，すなわち SMN2 遺伝子がどの程度 SMN タンパク質を産生するかで説明できる。臨床像が軽症の場合，SMN1 遺伝子欠失ではなく，遺伝子変換により SMN1 遺伝子エクソン 7 下流から 6 番目が C が T となり，つまり SMN1 遺伝子が SMN2 遺伝子になり，SMN1 遺伝子からの全長 SMN タンパク質ではなく，SMN2 遺伝子からの全長 SMN タンパク質が産生される。正常では SMN タンパク量が 100％であるとすると，Ⅰ型は 20％，Ⅱ型は 30％，Ⅲ型は 40％と考えられ，臨床症状の重症から軽症の幅の説明となっている[6]。

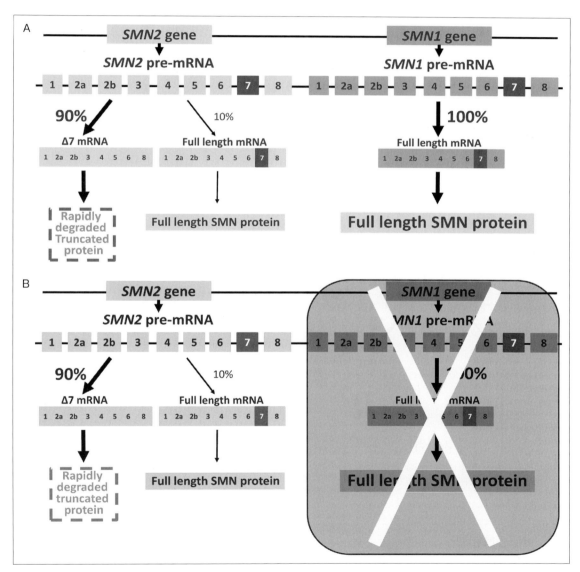

図❶ SMA の病態機序
A. 健常状態における SMN タンパクの産生
B. SMA における SMN タンパクの産生

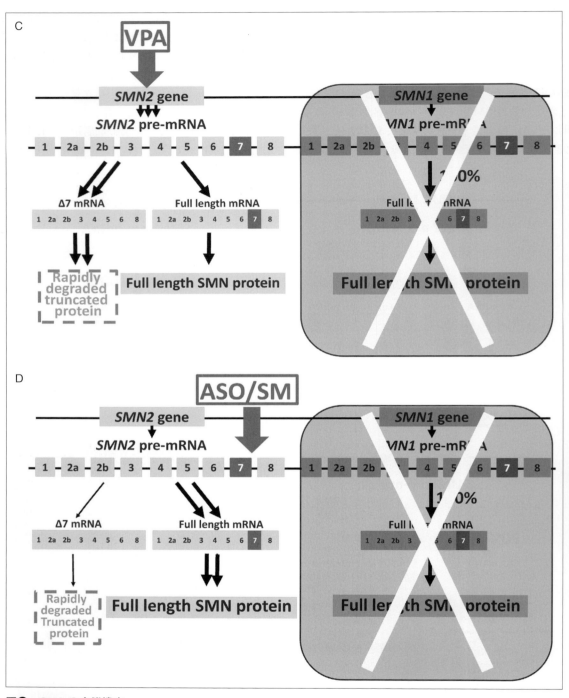

図❶ SMAの病態機序
C. SMAにおけるHDAC阻害剤（HDACI）治療
D. SMAにおけるアンチセンス核酸医薬品（ASO）または低分子医薬品（SM）治療

Ⅱ．SMA における遺伝子診断

SMA の多くはホモ接合性の遺伝子欠失であるが，点変異などの微小変異を示すこともある．*SMN1* 遺伝子の下流には *NAIP*（neuronal apoptosis inhibitory protein）遺伝子が存在し，欠失の領域が広く *NAIP* 遺伝子欠失も示す例は重症な傾向がある．multiplex ligation-dependent probe amplification（MLPA）法により欠失の診断，コピー数の解析を行い，点変異などの微小変異は *SMN1* 遺伝子に特異的な long PCR を行い[7]，シークエンス法により同定する．保因者診断はMLPA 法により *SMN1* 遺伝子の遺伝子量の判定により可能である．SMA における遺伝学的検査と検査後の遺伝カウンセリングは 2006 年より保険収載されている．

Ⅲ．SMA におけるケア

SMA の診断を実施したら，医療では何をするのか，Wang らは 2007 年に SMA における標準ケアのコンセンサスステートメントを発表し[8]，多くの国はこの内容に沿って治療-ケアを実施してきた．表❶にわれわれの SMA のケアにおけるコンセンサス「SMA と診断したら医療は何をする

表❶　SMA と診断したら医療は何をするか？

1) 家族への情報提供
    - 医療とケアの体制の構築：中心的役割 coordinator = 主治医
    - 家族にとっての日常的なマネージメント：family's goals
        家でのケア：なるべく家にいたい
        長期の生存，QOL，快適さ
        良好な換気
        睡眠の質の改善
        入院の減少：感染予防，ワクチン接種
        適切な医療介入による QOL 向上
    - 社会環境整備
        教育
        福祉：小児慢性特定疾患，成人は特定疾患，肢体不自由手帳，訪問看護，訪問リハビリ，往診
        就労
    - 家族の会の紹介：ピアカウンセリング・情報提供
    - 治験の情報提供
    - 患者登録依頼：SMA-Research & Treatment（SMART）コンソーシアム
2) 呼吸
    SMA の特徴　┌咳嗽の力が弱い：下気道のクリアランスの低下
    　　　　　　│睡眠時の低換気
    　　　　　　│胸郭と肺の低形成
    　　　　　　└繰り返す感染症と筋力低下増悪
    - 肺・呼吸器の理学療法：排痰，カフアシスト，吸引・吸入
    - 人工換気：NPPV（夜間のみ→終日），挿管 / 気管切開　TPPV
3) 栄養　　　やせ，肥満
    - 経口摂取不良：経管栄養，胃瘻
    - 胃食道逆流 gastro-esophageal reflux（GER）：薬物療法
4) 理学療法
    - 可動域の維持：関節拘縮予防，側弯予防
    - 起立，歩行機能の維持
    - 座位保持装置，車椅子（自走式，電動），ストレッチャーなど
5) 手術
    - 脊柱固定術
    - 胃瘻造設
    - GER：Nissen 噴門形成術

か？」を示す．まずは，家族へ疾患に関してのみならず必要な医療ケアや社会保障制度などに関する十分な情報提供をすべきである．I型，II型の重症例においては，呼吸筋，特に肋間筋の筋力低下への対応，非侵襲的人工呼吸（NPPV）や侵襲的人工呼吸の情報提供が重要である．特にI型では多職種による包括的医療ケアを行うが，気管切開などの侵襲的人工呼吸管理を希望しない場合においては緩和ケア的アプローチもなされている．新規治療法である後述のアンチセンス核酸 nusinersen 髄腔内投与の米国 FDA（2016年12月），ヨーロッパ EMA（2017年6月），日本 PMDA（2017年7月乳児型，2017年9月乳児型以外）による承認により，SMAの標準治療は変革していくと考えられる．

IV．SMAにおける新規治療

1．治療のメカニズム

SMAにおける臨床研究と治験の歴史は，欧米を中心として活発であった．欧米では筋ジストロフィーなどと同様に，SMAにおいても大学，研究所，企業，患者団体などが開発を推進してきた．riluzole や gabapentin は筋萎縮性側索硬化症において臨床研究や治験がなされてきた医薬品である．細胞レベルで神経変性におけるグルタミン酸の産生を抑制する機序があるため SMA における治験が実施されたが，進行が緩徐な場合には効果がないと判定された[9)10)]．フェニルブチレートやヒドロキシウレアなどのヒストン脱アセチル化（HDAC）抑制剤は *SMN2* 遺伝子発現増強作用が考えられる．しかし，治験の結果では有意な有効性は認められなかった[9)10)]．筋の構成成分の1つであるクレアチンは，アメリカ大リーグのマグワイヤ選手が服用していることで有名となった健康食品であるが，SMA には有効性は示さなかった．日本でも thyrotropin-releasing hormone（TRH）の臨床研究がなされたが，治験としての二重盲検試験はなされず，その有効性の評価は明確でないままとなっている．

SMAにおける治療のメカニズムとして，*SMN2* 遺伝子が注目された．SMA 患者では機能性の全長 SMN タンパク質は，*SMN2* から産生されるわずかな完全長 SMN タンパク質のみである（図❶B）．*SMN2* 遺伝子発現を増やし，SMN タンパク質を増加させる HDAC 阻害剤として，フェニルブチレートやヒドロキシウレアのほかに，抗痙攣剤のバルプロ酸ナトリウム（VPA）がある（図❶C）．これらの薬剤は病態修飾効果を示し，発症後の早い時期の患児に対して有効性が考えられる．著者らは医師主導治験として小児期発症の SMA に対するバルプロ酸ナトリウムのランダム化比較対照試験を実施している．

アンチセンス核酸（ASO）製剤のメカニズムを図❷に示す．*SMN2* 遺伝子のイントロン7には hnRNP-A1/A2 依存性スプライシングサイレンサーの領域があり，pre-mRNA において hnRNP-A1/A2 が結合することにより，その多くは mRNA におけるエクソン7がスキップされる[11)12)]．そのため完全長の機能性 SMN タンパクではなく，不安定な Δ7 タンパク質となる．ASO が pre-mRNA において hnRNP-A1/A2 依存性スプライシングサイレンサーの領域に結合することにより，hnRNP-A1/A2 は結合できず，エクソン7のスキップは抑制される．エクソン7が読まれることにより完全長の SMN タンパク質が合成される．このような機序で，アンチセンス核酸の髄腔内投与による *SMN2* 遺伝子由来の完全長 SMN タンパク質合成が増加し，SMA の原因である病態に対する治療となる（図❶D）．

2．治験の成果

2015年から15ヵ国，36医療施設の参加にて，国際共同治験として ISIS-SMN（nusinersen）髄腔内投与による実薬：偽薬＝2：1の第3相臨床試験を二重盲検ランダム化比較対照試験としてされ，日本からは東京女子医科大学（治験責任医師：斎藤加代子）と兵庫医科大学（治験責任医師：竹島泰弘）が参加した．図❸は nusinersen 群，sham（偽薬）群の合計78例について，nusinersen の有効性を患者ごとのベースラインからの Hummersmith Infant Neurological Examination（HINE）スコア変化量で示した結果である[13)]．実薬群における有効性が示され，

3）脊髄性筋萎縮症（SMA）における新規治療

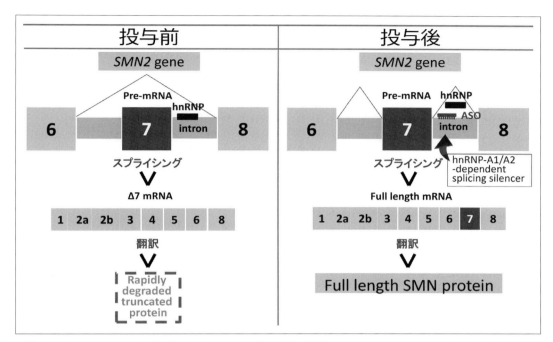

図❷ SMA における ASO 投与によるスプライシングの変化

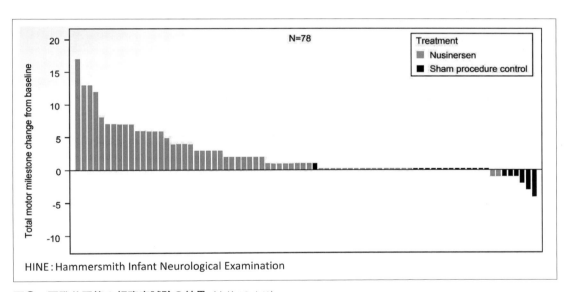

図❸ 国際共同第 3 相臨床試験の結果（文献 13 より）
Nusinersen の有効性を患者ごとのベースラインからの Hummersmith Infant Neurological Examination（HINE）スコア変化量で示した。

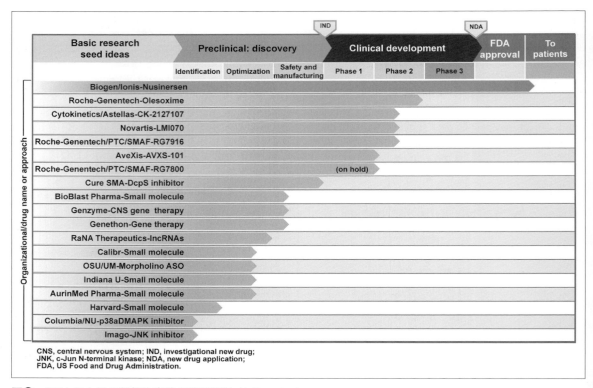

図❹ SMAにおける新規治療薬の開発状況（文献14より）

nusinersenの髄腔内投与によるSMAの新規治療が，国際共同治験による有効性と安全性の検証により，米国FDA，ヨーロッパEMAに引き続き，日本PMDAにより承認された。

3. 今後の展開

Biogen/IONIS社のnusinersenは商品名Spinrazaとしてアメリカ，EU，日本，カナダの順に各国で承認され，診療において使用されるようになった。病態修飾治療として症状固定前さらには発症前に投与することで，症状の発現を抑え，軽減化もしくは無症状化する可能性がある。すなわち，SMAの今後の治療・発症予防としては，遺伝学的解析による新生児マススクリーニングを行い，SMAの遺伝子変異を示した例に対して本剤の投与により発症抑制を行うことが望まれる。

nusinersenは髄腔内投与であるが，同様のメカニズムをもつ経口薬の開発もなされている。さらに，SMAのⅠ型に対するAAV9をベクターとする遺伝子治療も第2相試験が実施され，有効性の報告もなされてきている（図❹）[14]。

おわりに

SMAの特殊な遺伝子構造ゆえに，いち早く病態メカニズムに対する病態修飾治療としてASO医薬品の開発が行われ，その有効性が証明された。髄腔内投与というハードルがあり，その経口薬の治験（中外製薬），さらには遺伝子治療へと発展しつつある。複数の治療法候補から最も適した選択をする時代，さらには新生児マススクリーニングにより発症前に診断をして治療が可能となる時代も夢ではなくなってきている。

参考文献

1) Munsat TL : Neuromuscul Disord 1, 81, 1991.
2) Lefebvre S, Burglen L, et al : Cell 80, 155-165, 1995.
3) Lorson CL, Hahnen E, et al : Proc Natl Acad Sci USA 96, 6307-6311, 1999.
4) Monani UR, Lorson CL, et al : Hum Mol Genet 8, 1177-1183, 1999.
5) Kashima T, Rao N, et al : Proc Natl Acad Sci USA 104, 3426-3431, 2007.
6) Wirth B, Brichta L, et al : Hum Genet 119, 422-428, 2006.
7) Kubo Y, Nishio H, et al : J Hum Genet 60, 233-239, 2015.
8) Wang CH, Finkel RS, et al : J Child Neurol 22, 1027-1049, 2007.
9) Wadman RI, Bosboom WMJ, et al : Cochrane Database Syst Rev 12, doi:10.1002/14651858.CD006281.pub4, 2012.
10) Wadman RI, Bosboom WMJ, et al : Cochrane Database Syst Rev 12, doi:10.1002/14651858.CD006282.pub4, 2012.
11) Hua Y, Vickers TA, et al : Am J Hum Genet 82, 834-848, 2008.
12) Hua Y, Sahashi K, et al : Genes Dev 24, 1634-1644, 2010.
13) Finkel RS, Mercuri E : N Engl J Med 377, 1723-1732, 2017.
14) http://www.curesma.org/research/latest-advances/

斎藤加代子

1976 年	東京女子医科大学卒業
1980 年	同大学院(医学研究科内科系小児科学)修了,同小児科助手
1999 年	同講師,助教授を経て小児科教授
2001 年	同大学院先端生命医科学系専攻遺伝子医学分野教授（兼任）
2004 年	同附属遺伝子医療センター所長・教授（専任）
2016 年	東京女子医科大学副学長
2017 年	同附属遺伝子医療センター所長・特任教授,東京女子医科大学名誉教授

第 4 章　難病の治療法（各論）

4．薬剤の開発：低分子化合物，分子標的薬・抗体医薬
4）PARP 阻害薬開発の現状と展望

三木義男

近年，PARP〔poly（ADP-ribose）polymerase〕のがん治療分子標的としての可能性に注目が集まり，遺伝性乳がん・卵巣がんを契機に，PARP 阻害薬による合成致死（synthetic lethality）療法の開発が進んでいる。欧米では，すでに卵巣がんに対し数種の PARP 阻害薬が承認され，BRCA 機能障害など，DNA 二本鎖切断修復機能低下に基づく感受性例の選定指標の開発も進んでいる。また，PARP 阻害薬の耐性メカニズムやその耐性克服法も報告されるなど，PARP 阻害薬による新規がん治療法開発が大きく進んでいる。

はじめに

PARP〔poly（ADP-ribose）polymerase〕は，ポリ ADP-リボシル化〔poly（ADP-ribosyl）ation：parylation〕を介して DNA 損傷の検出および修復，クロマチン修飾，転写制御，エネルギー代謝と細胞死誘導など，多くの分子機能や細胞機能に重要な役割を果たしている。近年，PARP のがん治療の分子標的としての可能性に注目が集まり，合成致死（synthetic lethality）理論に基づく PARP 阻害薬や DNA 障害型抗がん剤による治療法の開発が進んでいる。本稿では，がん治療における分子標的としての PARP の意義および DNA 損傷修復機能を標的にした PARP 阻害薬の開発状況と今後の展開を概説する。

I．PARP ファミリーと DNA 修復

PARP ファミリーは，異なる構造的ドメイン，活性，細胞内局在，および機能を有する 17 のメンバーからなる。さらに，それらは主にドメイン構造に基づいて 4 つのサブファミリーに分けられている[1,2]。① DNA 依存性 PARP（PARP1，PARP2 および PARP3），②タンキラーゼ（PARP5a および PARP5b），③ CCCH（Cys-Cys-Cys-His）および WWE PAR 結合ドメインをもつ PARP（PARP7，PARP12，PARP13.1 および PARP13.2），④ PAR 結合マクロドメインをもつ"マクロ"PARP（PARP9，PARP14 および PARP15）である。DNA 依存性 PARP1，PARP2 および PARP3 は，それらのアミノ末端に存在する DNA 結合ドメインを介して不連続な DNA 構造（DNA 損傷）によって活性化される。ポリ ADP-リボシル化とは，複数の PAR〔poly（ADP-ribose）〕（PAR 鎖）を，PARP 自身あるいは標的分子に付加することで活性化させ，種々の機能を発揮する反応のことで，PARP1 〜 3，PARP4，PARP5a および PARP5b の 6 種類で，他はモノ-ADP リボシル化能をもつと推測されている。

---

key words

PARP，PARP 阻害薬，DNA 損傷修復機能，BRCA1，BRCA2，遺伝性乳がん・卵巣がん，合成致死，DNA 一本鎖切断，DNA 二本鎖切断，相同組換え修復，olaparib，niraparib

PARPs，特にPARP1は，DNA一本鎖切断（single strand break：SSB）修復および二本鎖切断（double-strand break：DSB）修復などのDNA損傷修復機構における役割について研究されてきた。PARP1は，DNA損傷に応答してゲノムDNA中のニック（DNA一本鎖切断）やDSBに動員されるDNA損傷修復の重要なメディエーターである。PARP1のDNA損傷部位への移動・活性化により，PARP1自身およびPARの結合が必要なDNA損傷修復タンパクにPAR鎖が生成される。最近の研究で，PARP1のDNA二本鎖切断の非相同末端結合（non-homologous end-joining：NHEJ）経路への関与の新規知見が報告された。PARP1は，PAR依存性にDSB部へクロマチンリモデリング因子であるCHD2の動員を促進する。次いでCHD2はNHEJ機構に重要な分子を呼び込む。DSB部位にCHD2が存在すると，クロマチンの脱凝集およびヒストンバリアントH3.3の蓄積が生じ，CHD2およびH3.3は局所的なクロマチン構造をNHEJによるDNA修復が容易になるように変化させる[3]。PARP1は核タンパクで3種の機能ドメインをもつ（図❶A）[4]。N端のDNA-binding domainは3つのzinc finger（Zn1, 2, 3）をもち，一本鎖切断や二本鎖切断部への結合に重要である。また，中央付近の自己修飾領域（automodification domain：AD）はADP-riboseの受容体として，PARP1自身のポリADP-リボシル化に機能している。また，このドメインはBRCTリピートを含み，DNA損傷反応経路の他のタンパクと結合することによって，PARP1機能に重要な役割を果たす。C端付近のcatalytic domainはNAD$^+$から標的タンパクにADP-riboseを転移する。PARP1は多くのプロセスに関与している（図❶B）。DNA損傷に対しPARP1は，速やかに損傷部位に誘導され，poly ADP-riboseの分枝を形成する。その結果，DNA一本鎖切断に対し，PARP1はDNA塩基除去修復（base excision repair：BER）による修復を誘導する。さらに，二本鎖切断に対して相同組換え修復（homologous recombination repair：HRR）による修復とともに，DNA二本鎖切断修復のも

う1つの分子機構，非相同末端結合（NHEJ）においても重要な役割を果たしていることが報告された。また，poly ADP-riboseはpoly ADP-ribose glycohydrolase（PARG）やADP-ribose hydrolase（ARH3）によって加水分解される。poly ADP-ribose合成は多くのNAD$^+$を消費し，poly ADP-riboseの分解は多くのAMPを生成する。その結果，生体エネルギー生成のセンサーであるAMP-activated kinase（AMPK）を活性化させる（図❶B）。PARP1はクロマチン構造の調節，DNAメチル化パターンの変化，転写因子の共同因子として，さらにクロマチンインスレーターとの結合などによって転写を調節するなど，PARP1はDNA損傷反応においてのみならず，転写においても種々の制御に関与していることが推測される。

II．DNA損傷応答と発がん

遺伝情報を担うDNAには内的・外的要因によって常に様々な損傷が発生している（図❷）[5]。DNA一本鎖切断，二本鎖切断をはじめ塩基ミスマッチなどその原因によって損傷の種類が異なり，その損傷の種類に応じた修復経路が存在する。BRCA1・2は，DNA二本鎖切断時に，相同組換え（homologous recombination：HR）修復により二本鎖切断を修復する経路で機能し[6]，その異常により乳がん，卵巣がんや，男性ではすい臓がん，前立腺がんの発生率も一般集団に比較し高くなる。それに対し，PARPはDNA一本鎖切断が生じた際に，塩基除去修復（base excision repair：BER）により修復する経路で働く酵素である（図❷）。ゲノム安定性は，効率的なDNA損傷修復系により維持されているが，細胞の老化やDNA損傷応答（DNA damage response：DDR）の異常により，DNA損傷と修復能のバランスが崩れるとゲノム変異が蓄積し発がんに至る。その点で，DDRは正常細胞のがん化を抑制しているといえる。一方，がん細胞ではDNA修復能が変調している場合が多く，そのような細胞では自身の生存のため特定のDNA損傷修復経路を活性化する。従来の抗がん剤や放射線によるがん治療は，DNAを損傷することによる細胞死誘

第4章 難病の治療法（各論） 4．薬剤の開発：低分子化合物，分子標的薬・抗体医薬

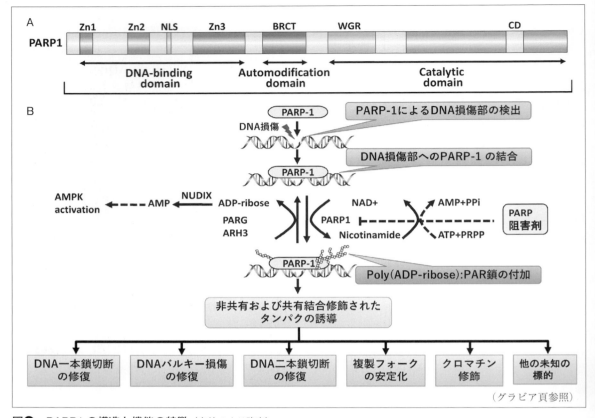

図❶　PARP1 の構造と機能の特徴（文献 4 より改変）

A. PARP1 は DNA 結合領域（DNA binding domain：DBD），自己修飾領域（automodification domain：AD）および触媒領域（catalytic domain）からなる。PARP の catalytic domain 内にある CD（conserved domain）ボックスは PARP ファミリー内で最も高度に保存されている特徴的な配列である。
B. DNA 損傷による PARP1 の活性化を示す。PARP1 の DBD は DNA 損傷を検出し，これによって，ヒストンや PARP1 自身を含む標的タンパク上における poly（ADP）ribose（黄色のビーズ）の合成が活性化される。poly（ADP）ribose の高度の陰性荷電により，PARP1 は DNA への親和性を失い，その結果，DNA の損傷部へ修復タンパク群（黄色とピンクのサークル）が誘導される。PARG と ARH3 が poly（ADP）ribose を ADP-ribose に加水分解する。poly（ADP）ribose は pyrophosphohydrolase NUDIX によって AMP に代謝され，その結果，AMP：ATP 比が上昇し，エネルギー代謝センサーである AMP-activated protein kinase（AMPK）が活性化する。poly（ADP）ribose 合成時に基質として NAD^+ が消費され，その結果，生ずるニコチンアミドは phosphoribosylpyrophosphate（PRPP）と ATP によって再び NAD^+ に転換される。PARP 阻害薬は poly（ADP）ribose 合成を阻害し，続いて起こる修復プロセスが妨げられる。その結果，DNA の損傷の修復が遅延する。

導に基づくもので，DNA 修復能が亢進しているがん細胞では細胞死は誘導されにくく（治療抵抗性），修復能が低い細胞では合成致死が誘導されやすい。このように，DDR はがん細胞内で抗がん剤の DNA 損傷を修復することで細胞毒性を緩和し，がん細胞の治療抵抗性獲得に働く。したがって DDR は，発がんを予防する守護者である一方で，がん細胞に治療抵抗性を獲得させる生命の破壊者でもあることから「諸刃の剣」と考えられる。

Ⅲ．DNA 損傷修復機能障害に基づく合成致死療法の開発

1．合成致死療法の分子メカニズム

DNA 二本鎖切断に対する BRCA1・2 の相同組換え修復を標的として，合成致死に基づく新規が

4) PARP 阻害薬開発の現状と展望

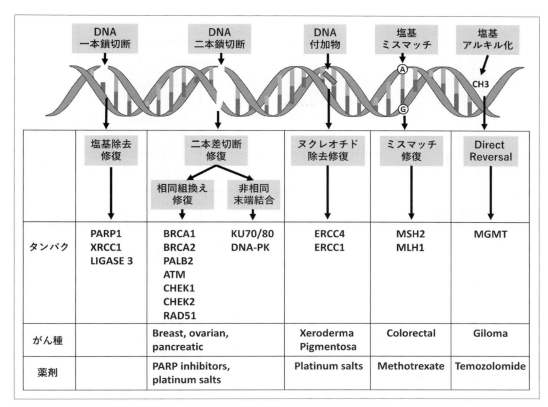

図❷ ゲノムの安定性を維持する DNA 損傷修復機構（文献 5 より改変）

DNA は，一本鎖切断から塩基アルキル化事象まで，種々の病変を引き起こす傷害に絶えずさらされている。修復機構の選択は主に損傷病変の種類によって規定される。各修復機構に関与する重要なタンパク質，各修復機能の欠陥を特徴とする腫瘍型およびこれらの機能欠陥を標的とする薬物を示した。BRCA1，BRCA2 は，DNA 二本鎖切断に対し相同組換えによる修復経路において機能する。一方，PARP は，DNA 一本鎖切断に対し塩基除去による修復経路において機能する。

ん治療法の開発が進んでいる。細胞の生存に係る特定の機能が 2 種の遺伝子（または経路）によって規定されている場合，一方の遺伝子（または経路）を阻害しても細胞は生存するが，それら 2 種の遺伝子（または経路）を同時に阻害するとがん細胞の死が誘導される，これが合成致死である。乳がん治療では，BRCA1・2 遺伝子変異による遺伝性乳がん・卵巣がん（hereditary breast and ovarian cancer：HBOC）に対し PARP 阻害薬による合成致死療法が開発され，欧米では卵巣がんを対象に承認を受けている。

放射線や紫外線などの外的因子や細胞活動に伴う内的因子で，DNA 一本鎖切断が日常的に生じている。PARP は，塩基除去修復により DNA 一本鎖切断を修復する（図❸ A）。ここで，PARP 阻害薬により DNA 一本鎖切断修復経路が機能しない場合，一本鎖切断はそのまま存続し DNA 複製期に入る（図❸ B）。一本鎖切断部を超えて複製が進むと，DNA の構造上，片方だけの二本鎖切断断端（one-ended DSB）が形成され，複製フォークの崩壊が起こる。そこで，二本鎖切断修復機構に進み，相同組換え修復（HR）機能が維持されていれば，この損傷も正確に修復され，複製も再開される。しかし，HBOC のように BRCA 変異による HR 機能が障害されている細胞では，非相同末端結合（NHEJ）やマイクロホモロジー媒介末端結合（MMEJ）による修復，または二本鎖切断が持続する。二本鎖切断を 1 つでも

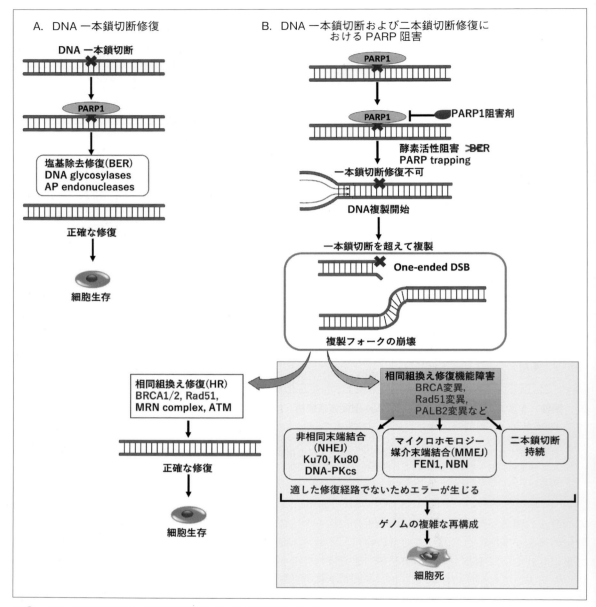

図❸ DNA損傷に対するPARP機能とPARP阻害薬の効果
A. PARPは，塩基除去修復によりDNA一本鎖切断を修復する。
B. PARP阻害薬によりDNA一本鎖切断修復が阻害されると，一本鎖切断部を超えてDNA複製が進み，片方だけの二本鎖切断端（one-ended DSB）が形成される。この損傷は相同組換え修復（HR）機能により正確に修復されるが，HBOCのようにHR機能が低下した細胞では，非相同末端結合（NHEJ）やマイクロホモロジー媒介末端結合（MMEJ）による修復，または二本鎖切断が持続する。両切断端（two-ended DSB）が形成される損傷では，NHEJにより正確な修復が可能であるが，one-endedの二本鎖切断端をHR以外の機構で修復した細胞は，ゲノムの複雑な再構成が生じ，細胞死が誘導される。

もつ細胞は生存できないといわれている．放射線による二本鎖切断のように両切断端（two-ended DSB）が形成される二本鎖切断では，NHEJ などでも正確な修復が可能であるが，PARP 阻害薬により誘導された one-ended の二本鎖切断端については，HR のみ正確に修復することが可能である．したがって本来，one-ended の二本鎖切断の修復機構ではない NHEJ，MMEJ などで修復した細胞は，修復エラーのためゲノムの複雑な再構成が生じ，細胞死が誘導される（図❸ B）．

2．開発中の PARP 阻害薬

PARP 阻害薬の DNA 損傷修復における PARP 阻害機能には，PARP の酵素活性（損傷修復能）阻害と PARP trapping がある（図❹）．PARP の酵素阻害の結果，一本鎖切断が修復されず one-ended の二本鎖切断端が形成され複製フォークが崩壊する．PARP trapping とは，DNA 損傷部に修復のためリクルートされた PARP の DNA からの遊離を阻害し，PARP-DNA 複合体を増加させ，これは DNA 損傷と同じ影響を与える．これら作用の相加的あるいは相乗的効果が抗腫瘍効果として現れる．現在，開発中の PARP 阻害薬を表❶に示した[7)8)]．それぞれ酵素阻害能，PARP trapping 能に特徴がある．米国 FDA は，olaparib，rucaparib については，BRCA 生殖細胞系列変異陽性の進行卵巣がんに対して承認している．niraparib については後述の臨床試験結果を踏まえて，プラチナ製剤感受性再発卵巣・卵管・腹膜がんに対し，遺伝子情報に関係なく承認している．

3．卵巣がんを対象とした臨床試験

従来の抗がん剤の抗腫瘍効果は，DNA を損傷することによる細胞死誘導に基づくもので，BRCA 変異などにより DNA 損傷修復能が低い細胞では合成致死が誘導されやすく，実際に，DNA 損傷修復能が低い HBOC は，DNA 障害型の抗がん剤（プラチナ製剤など）に感受性が高いことも明らかになった[9)]．さらに最近，漿液性卵巣がんのゲノム解析により，約 50％の症例に BRCA1・2 遺伝子，ファンコニ貧血関連遺伝子，EMSY 遺伝子，PTEN 遺伝子などの異常が認められ，DNA 損傷の相同組換え修復機能が低下している可能性が報告された[10)]．これにより，約 50％の漿液性卵巣がんに対し，PARP 阻害薬あるいはカルボプラチンなどプラチナ製剤による治療が有効である可能性が示されたのである．これらの情報に基づき，卵巣がんでプラチナ製剤に感受性を示したが再発した症例を対象に，PARP

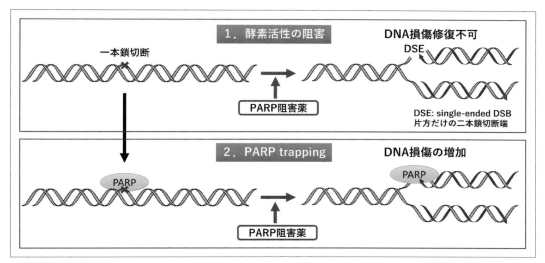

図❹　DNA 損傷修復における PARP 阻害薬の阻害メカニズム
　PARP 阻害薬には，PARP の酵素活性阻害と PARP trapping の 2 つの効果がある．

表❶　現在開発中のPARP阻害薬の概要 (文献7, 8より改変)

PARP阻害薬 (会社名)	投与ルート	PARP活性阻害 (IC_{50})	細胞障害活性	PARP trapping	阻害するPARP	承認状況 (FDA)
Olaparib (AstraZeneca)	経口	1.2 nmol/L	++	++	主にPARP1, PARP2	BRCA生殖細胞系列変異陽性の進行卵巣がん (2014年)
Veliparib (Abbvie)	経口	10.5 nmol/L	+	+	PARP1, PARP2特異的	(−)
Talazoparib (Pfizer)	経口	4 nmol/L	++++	++++	主にPARP1, PARP2	臨床試験第Ⅲ相
Rucaparib (Clovis)	経口	21 nmol/L	++	++	主にPARP1, PARP2	BRCA生殖細胞系列変異陽性の進行卵巣がん (2016年)
Niraparib (TesaroBio)	経口	50.5 nmol/L	+++	+++	PARP1, PARP2特異的	プラチナ製剤感受性再発卵巣・卵管・腹膜がん (2017年)

阻害薬niraparib治療群とプラセボ群の各々を無作為化して無増悪生存期間を検討した。結果をBRCA遺伝子変異陽性群と陰性群に分け比較したところ，BRCA遺伝子変異陽性群においては，niraparib治療群が極めて良い無増悪生存期間が得られ，高い有効性が報告された[11]。さらにBRCA遺伝子変異陰性群においても，niraparib治療群が有意に良い無増悪生存期間が得られたことから，ゲノムワイドな解析情報を利用した homologous recombination deficiency (HRD) score[12] を組み込み分析したところ，HRD score陽性がniraparib治療の無増悪生存期間の良い指標となる可能性が示された。しかし，BRCA遺伝子変異陰性群のHRD score陰性でもniraparib有効症例が存在し，HRD scoreは改善が必要であることも示され，すでにより詳細な情報を用いたPARP阻害薬の改善型感受性予測スコアが報告されている[13]。

Ⅳ. PARP阻害薬治療における耐性機序

PARP阻害薬のような分子標的薬は，その抗腫瘍メカニズムから感受性例を選択することが重要である。本邦では，生殖細胞系列のBRCA1・2遺伝子変異による遺伝性乳がん・卵巣がんを対象としたPARP阻害薬の臨床試験が進められているが，BRCA1・2以外のDNA損傷修復機能をもつ分子の変異でも，また体細胞におけるこれらの分子の変異でもPARP阻害薬感受性になるはずである。さらに，niraparibの承認条件であるプラチナ製剤感受性の再発性卵巣がんについては，プラチナ製剤感受性を対象とする時点でDNA修復能が低下しているPARP阻害薬感受性症例を選択しているのである。このように，適応症例を拡大していくことが今後の課題である。一方，BRCA1・2遺伝子変異が陽性でも，DNA損傷修復能が維持されPARP阻害薬に抵抗性を示す症例が存在する。また，そのような耐性メカニズムはすでに複数報告されている[14]。①BRCA変異による機能消失に対し，BRCAの2次的変異による部分的なDNA損傷修復機能の回復，②BRCA変異に加え53BP1やRNF168の障害による部分的なDNA損傷修復機能の回復，③PTIPの障害やCDH4，PARPの過剰発現による複製フォークの保護，④P糖タンパクの過剰発現による薬剤耐性などが明らかにされている。そこで，耐性メカニズムを理解したうえで，PARP阻害薬を中心とした合成致死療法の感受性症例を正確に広く選定する仕組みを構築することが喫緊の課題である。

おわりに

PARP阻害薬の開発・承認は卵巣がんが先行しているため，本稿でも卵巣がんを中心に状況を記述したが，乳がんや他のがんでも臨床試験が進ん

でいる．例えば，乳がんの第Ⅲ相OlympiAD試験において，BRCA遺伝子変異陽性転移性進行乳がんを対象に，olaparib投与群は化学療法群（カペシタビン，ビノレルビン，エリブリン）に比べてPFS延長を達成し，病勢進行または死亡のリスクを減少したことが示された[15]．さらに，すい臓がんや前立腺がんでも臨床試験の結果，その有効性が報告され，今後，適応が広がっていくことは明らかである[16]．紙面の関係で述べられなかったが，PARP阻害薬治療における獲得耐性に対し，他の分子標的薬との併用による耐性克服療法について多くの報告があり，また DNA 損傷修復機能が正常ながんに対し，DNA損傷修復関連分子を阻害し損傷修復機能を低下させた後，PARP阻害薬やプラチナ製剤などのDNA傷害型抗がん剤により行う新規治療法開発が報告されている[17]．このように，PARP阻害薬に関する研究・臨床試験が凄い勢いで進んでいる一方，これまで遺伝性腫瘍の遺伝子診断を目的に遺伝診療・遺伝カウンセリング体制の下で行ってきたBRCAの遺伝学的検査を，今後は薬剤感受性を調べる薬理遺伝学的検査として行う必要があり，検査を必要とする患者数と遺伝学的検査に対応できる医療者数の問題，体細胞変異の検査で陽性と出た場合，生殖細胞系列情報を調べるのか，調べるのなら誰が行うのかなど，検討し決めるべき課題や構築するべき体制も多い．

参考文献

1) Gibson BA, Kraus WL : Nat Rev Mol Cell Biol 13, 411-424, 2012.
2) Gupte R, Liu Z, et al : Genes Dev 31, 101-126, 2017.
3) Luijsterburg MS, de Krijger I, et al : Mol Cell 61, 547-562, 2016.
4) Ray Chaudhuri A, Nussenzweig A : Nat Rev Mol Cell Biol 18, 610-621, 2017.
5) Lord CJ, Ashworth A : Nature 481, 287-294. 2012.
6) Venkitaraman AR : Science 343, 1470-1475, 2014.
7) Konecny GE, Kristeleit RS : Br J Cancer 115, 1157-1173, 2016.
8) Hengel SR, Spies MA, et al : Cell Chem Biol 24, 1101-1119, 2017.
9) Vollebergh MA, Lips EH, et al : Breast Cancer Res 16, R47, 2014.
10) Konstantinopoulos PA, Ceccaldi R, et al : Cancer Discov 5, 1137-1154, 2015.
11) Mirza MR, Monk BJ, et al : N Engl J Med 357, 2154-2164, 2016.
12) Timms KM, Abkevich V, et al : Breast Cancer Res 16, 474, 2014.
13) Davies H, Glodzik D, et al : Nat Med 23, 517-525, 2017.
14) Dhillon KK, Bajrami I, et al : Endocr Relat Cancer 23, T39-55, 2016.
15) Robson M, Im SA, et al : N Engl J Med 377, 523-533, 2017.
16) Lord CJ, Ashworth A : Science 355, 1152-1158, 2017.
17) Konstantinopoulos PA, Ceccaldi R, et al : Cancer Discov 5, 1137-1154, 2015.

三木義男

1981年	和歌山県立医科大学卒業
1990年	兵庫医科大学大学院医学研究科博士課程修了 がん研究会がん研究所生化学部研究員（嘱託）
1991年	Department of Medical Informatics, University of Utah Medical Center, USA, Research Fellow
1995年	がん研究会がん研究所生化学部研究員 がん研究会がん化学療法センターゲノム解析研究部主任研究員
1997年	がん研究会がん研究所遺伝子診断研究部部長
2002年	東京医科歯科大学難治疾患研究所分子遺伝分野教授

第4章 難病の治療法（各論）

5．シャペロン
1）リソソーム病の薬理シャペロン療法

檜垣克美・難波栄二

　遺伝性リソソーム病とは，細胞内小器官リソソームに存在する加水分解酵素の遺伝的欠損により起こる代謝疾患群で，多くは小児期に進行性の中枢神経障害により発症する。リソソーム病に対するシャペロン療法とは，標的リソソーム酵素に結合し，酵素タンパク質構造を安定化する低分子化合物（シャペロン化合物）を用い，変異酵素活性を復元する療法である。この方法は日本で最初に開発されたもので，またシャペロン化合物は血液脳関門を通過し，脳病変にも有効性を示す。ここでは，筆者らが中心に開発したGM1-ガングリオシドーシスに対する薬理シャペロン療法を中心に紹介する。

はじめに

　遺伝性疾患，特に機能欠損を伴う疾患に対する治療法として，欠損している遺伝子またはタンパク質を補う遺伝子治療法とタンパク質補充療法が考えられ，開発されてきた。一方で，患者細胞内に存在する変異タンパク質の機能を引き上げることで効果を得ようとする方法では，従来，熱ショックタンパク質などの分子シャペロンタンパク質を用い，タンパク質構造を補正する方法が用いられてきた。しかし，この方法では標的タンパク質に対する特異性が低く，不要なタンパク質の蓄積による細胞障害性が問題とされている。われわれは，標的タンパク質に特異的に結合できる低分子化合物を用いることで，標的タンパク質のみを安定化し，効果を発揮する方法を考案し，開発してきた。このような機能をもつ化合物は，分子シャペロンと区別し，化学シャペロンまたは薬理シャペロンと呼ばれる。この方法は日本で最初に考案・開発された治療法であり，脳に有効性を示す画期的な方法である。

I．遺伝性リソソーム病と治療法

　真核生物の細胞内小器官の1つであるリソソームは，リソソーム膜に局在するプロトンポンプの作用により内部は強い酸性状態に保たれ，多くの加水分解酵素が局在し，複合糖脂質や脂質などの細胞内基質の分解反応を担っている。リソソーム病とは，リソソーム酵素や補酵素などの遺伝的欠損により，本来分解されるべき基質がリソソーム内に異常蓄積することで引き起こされる疾患で，約40種類以上の原因の異なる疾患からなる疾患群である。蓄積する基質，障害を受ける組織・細胞により様々な臨床症状を示し，半数以上の疾患は新生児期から小児期に進行性の重篤な中枢神経障害を主症状として発症する。また，個々の疾患

---

key words

リソソーム，加水分解酵素，神経変性疾患，低分子化合物，治療法，ミスセンス変異，シャペロン，血液脳関門

は患者数の少ない希少疾患に分類される。

リソソーム病は単一遺伝子疾患であり，根治療法をめざすには遺伝子治療法が第一と考えられ，ヒトへの応用も開始されている[1]。一方で，リソソーム病は酵素補充療法の臨床応用が確立しており，現在，先天性代謝異常症の中で最も治療が成功している疾患とされている[2]。酵素補充療法とは，患者で欠損している酵素を製剤として体外から投与することで欠損酵素を補充し，リソソーム内の基質分解を促進する方法で，ゴーシェ病やファブリー病などで有効性が確認されている。また造血幹細胞療法も臨床応用されているが，これらの方法では酵素タンパク質が血液脳関門を通過せず，中枢神経障害の治療が困難である。

II．薬理シャペロン療法の原理

リソソーム病の発症時期と臨床経過は，遺伝子変異型と残存酵素活性に相関することが知られている。重症型は新生児期に発症し，症状の進行も速く，患者細胞内の活性はほぼ完全に欠損を示す。一方で，残存酵素活性が正常活性の数％でも残ると遅発型になり，成人発症例では正常の10％程度の活性を示し，発症後の進行も遅い。したがって，正常の10％以上の活性を保てばリソソーム内の基質蓄積は抑えられ，疾患発症を抑えることが可能と考えられる。また，数％程度の酵素活性の上昇でも十分な臨床効果を発揮するものと考えられる。

正常リソソーム酵素は，小胞体で合成後，ゴルジ体で修飾を受け，マンノース-6-リン酸経路を介しリソソームに運ばれる。一方で，主にミスセンス変異を伴う変異酵素タンパク質は，合成後，タンパク質折りたたみ異常により小胞体で分解される。これに対し，変異酵素タンパク質に特異的に結合できる低分子シャペロン化合物（シャペロン化合物）を用い，変異酵素タンパク質を構造的に安定化し，リソソームへの輸送を促進することで効果を得るのが薬理シャペロン療法の原理である（図❶）。さらにシャペロン化合物は，リソソーム内酸性条件下で変異酵素タンパク質から解

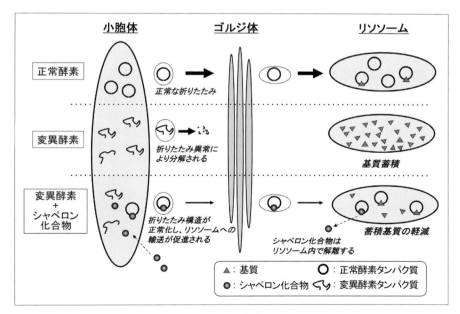

図❶　リソソーム病に対する薬理シャペロン療法の原理
変異リソソーム酵素タンパク質が小胞体で合成後，折りたたみ異常により分解されるのに対し，低分子薬理シャペロン化合物を結合させることで，構造を安定化し，リソソームへの輸送を促進する。リソソーム内の酸性環境下で，化合物は標的酵素タンパク質から解離し，基質分解を促進することで効果を発揮する。

離し，細胞外に放出されることで，効率的に基質加水分解反応を促進する．

III．シャペロン化合物の開発

薬理シャペロン療法の原理は，鈴木（現 東京都医学総合研究所）により最初に考案され，初期には主にファブリー病（α-ガラクトシダーゼA欠損症）を対象に開発が行われた．まず，基質ガラクトースが患者細胞内の変異α-ガラクトシダーゼA活性を上昇させることを見出した．次に，ガラクトースより強い酵素阻害活性を示す化合物として，1-デオキシガラクトノジリマイシン（DGJ）を同定した[3]．また，低濃度経口投与したDGJは，ヒト変異α-ガラクトシダーゼAを発現させたモデルマウスの各臓器の酵素活性を上昇させる効果を示した．DGJはファブリー病患者に対する臨床試験が行われ，日本でも治療薬として市販される見込みである[4]．このファブリー病の開発研究で得られた知見を基に，次にGM1-ガングリオシドーシスやゴーシェ病の脳病態に有効なシャペロン化合物の開発が行われた．

GM1-ガングリオシドーシスは，リソソーム加水分解酵素β-ガラクトシダーゼをコードするGLB1遺伝子（3q21.33）の変異により起こるリソソーム病である[5]．発症頻度は10〜20万人に1人で，臨床型と重症度は発症時期と相関し，乳児型，若年型，成人型に分けられる．患者細胞内では，β-ガラクトシダーゼ活性低下により，基質であるガングリオシドGM1が蓄積し，進行性の中枢神経症状を発症する．現在まで160種類以上のGLB1遺伝子変異が報告されているが，そのうち約80％をミスセンス変異が占める．この疾患に対するシャペロン化合物として，基質であるガラクトース類似化合物を探索した結果，慶応大学理工学部の小川が合成したN-octyl-4-epi-β-valienamine（NOEV）が，ヒトβ-ガラクトシダーゼに対する強力な基質競合阻害活性を示すことを見出した[6]．次に，セビリア大学（スペイン）との共同研究により新規合成したsp2-イミノ糖の1つ，5N,6S-(N'-butyliminomethylidene)-6-thio-DGJ（6S-NBI-DGJ）を同定した[7]．また，これらの化合物はともにヒトβ-ガラクトシダーゼの活性中心部に結合することが共結晶構造解析により明らかになった[8]．これらの化合物はともに低分子化合物で（図❷A），β-ガラクトシダーゼに対する基質競合阻害活性が酸性条件下では中性条件下に比べ10倍以上低いことから，リソソーム内で酵素タンパク質から解離することが示唆された．

IV．シャペロン化合物の培養細胞とモデルマウスに対する効果

ミスセンス変異R201Cを有する培養患者皮膚線維芽細胞を，NOEVまたは6S-NBI-DGJを低濃度含む培地で培養すると，培養後4日で細胞内β-ガラクトシダーゼ酵素活性が3〜5倍に上昇する（シャペロン効果）．このような効果は，変異型特異的に認められた（図❷B）[9]．ヒト変異GLB1 cDNA発現細胞系により調べた結果，94種類の変異型のうちNOEVは22変異に，6S-NBI-DGJは24変異に有効性を示すことがわかり，2つ併せて60〜70％の患者がこの療法に適応する可能性を示唆した[10,11]．

シャペロン化合物の脳への効果の検証は，マウスGLB1遺伝子をノックアウトしたマウスにヒト変異R201C GLB1をトランスジェニックしたモデルマウス（R201Cマウス）を用いた．このマウスは正常の約5％の残存活性を示し，ヒト若年型GM1-ガングリオシドーシスのモデルである．NOEVまたは6S-NBI-DGJを1週間R201Cマウスに飲水投与すると，脳を含む全身組織でシャペロン効果がみられ，脳神経細胞内の基質GM1に軽減効果を示した[6,11]．NOEVの長期投与試験では，R201Cマウスの神経症状に対する改善効果を認め，また早期投与による延命効果を認めた[12,13]．質量分析による組織内化合物定量解析により，NOEVは血液脳関門を通過し，脳組織内に取り込まれ，また経口投与停止後数日で組織内濃度は検出感度以下になり，尿中に排出された．これらの結果は，薬理シャペロン療法が実際に脳病態に有効であることを示す世界で最初の報告であった．

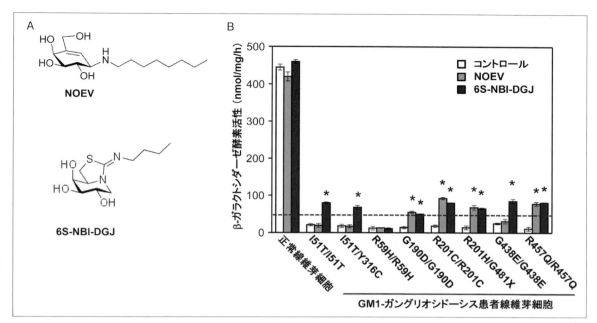

図❷ GM1-ガングリオシドーシスに対する薬理シャペロン化合物
A. GM1-ガングリオシドーシスに対する薬理シャペロン化合物の化学構造。NOEVと6S-NBI-DGJは分子量287.4と260.4で,ともに低分子化合物であり,ヒトβ-ガラクトシダーゼに対し特異的な基質競合阻害活性を示す。
B. 培養皮膚線維芽細胞に対する効果。NOEVと6S-NBI-DGJを培養液中に4日間添加後の細胞内β-ガラクトシダーゼを示す。各化合物は変異型特異的な酵素活性上昇効果を示す(点線は正常活性の10%値)。

V. 薬理シャペロン療法の臨床応用

われわれの開発したGM1-ガングリオシドーシスに対するシャペロン化合物は,より詳細な効果試験と安全性試験を実施中で,臨床応用に至っていない。ファブリー病では,DGJが臨床知見で有効性がみられ[4],日本でも近くシャペロン治療薬として市販される見込みである。ゴーシェ病では,イソファゴミンの臨床試験を実施したが,副反応のために開発が中断している。また,アメリカFDA認可薬であるアンブロキソールは,トロント大学のMahuranらが同定したゴーシェ病のシャペロン化合物で,イスラエルのZimranらがパイロットスタディを報告している。鳥取大学の大野(現 山陰労災病院)らは日本人神経型患者へのアンブロキソール投与を行い,効果を報告した[14]。ピリメタミンはアンブロキソールと同様,トロント大学のMahuranらにより同定された化合物で,北米の成人型テイ-サックス病とサ

ンドホフ病患者に対し投与試験が行われたが,十分な臨床効果が得られず,開発は中止されている。

VI. 薬理シャペロンの課題と今後の展開

現在まで様々なリソソーム病に対するシャペロン化合物が開発され,報告されている(表❶)。これらの薬理シャペロン化合物の多くは,基本的に標的酵素に対する阻害剤であり,高濃度使用時に阻害活性を示す問題がある。またシャペロン効果は変異型特異的であり,すべての変異型に対し有効ではない。この問題点に対し,標的酵素の活性中心以外の部位(アロステリック部位)に結合し酵素安定化効果を示す新しいシャペロン化合物(アロステリックシャペロン)が開発されている[15]。この化合物は,従来の化合物と異なる変異特異的な効果を示すことから,組み合わせることで,より多くの変異に有効性を得ることができる。一方で,シャペロン化合物は正常酵素タンパ

表❶ リソソーム病に対する薬理シャペロン化合物

疾患	欠損酵素	シャペロン化合物
Fabry	α-galactosidase A	Galactose DGJ（Amigal） MTD128
Gaucher	β-Glucosidase	NOV NN-DNJ IFG Ambroxol 6S-NDI-NJ
G_{M1}-gangliosidosis Morquio B	β-Galactosidase	NOEV, 6S-NBI-DGJ DGJ, NB-DGJ Galactose
G_{M2}-gangliosidosis （Tay-Sachs, Sandhoff）	β-Hexosaminidase	NGT AdDNJ, ADNJ, ACAS Prymethamine
Pompe	α-Glucosidase	DNJ NB-DNJ
Krabbe	Galactocerebrosidase	α-Lobeline, NOEV
MPSⅢC	Acetyl-CoA : α-glucosaminidine N-acetyltransferase	Glucosamine

ク質の安定化活性を示し，酵素補充療法などとの併用による相乗効果を得ることができる[16]。さらに近年の遺伝解析により，ゴーシェ病の*GBA1*遺伝子変異がパーキンソン病の危険因子であることが明らかになり，ゴーシェ病のシャペロン化合物のパーキンソン病への応用の可能性も検討されている[17]。一方で，GM1-ガングリオシドーシスを含めた，新規の薬理シャペロン療法の臨床応用は吃緊の課題であり，迅速に進める必要があると考える。

参考文献

1) Sessa M, Lorioli L, et al : Lancet 30, 476-487, 2016.
2) Brady RO : Annu Rev Med 57, 283-296, 2006.
3) Fan JQ, Ishii S, et al : Nat Med 5, 112-115, 1999.
4) Benjamin ER, Della Valle MC : Genet Med 22, 1-9, 2016.
5) Suzuki Y, Nanba E, et al : The Online Metabolic and Molecular Bases of Inherited Disease, 1-101, McGraw-Hill, 2008.
6) Matsuda J, Suzuki O, et al : Proc Natl Acad Sci USA 100, 15912-15917, 2003.
7) Aguilar-Moncayo M, Takai T, et al : Chem Commun 48, 6514-6516, 2012.
8) Suzuki H, Ohto U, et al : J Biol Chem 289, 14560-14569, 2014.
9) Iwasaki H, Watanabe H, et al : Brain Dev 28, 482-486, 2006.
10) Higaki K, Li L, et al : Hum Mutat 32, 843-852, 2011.
11) Takai T, Higaki K, et al : Mol Ther 21, 526-532, 2013.
12) Suzuki Y, Ichinomiya S, et al : Ann Neruol 62, 671-675, 2007.
13) Suzuki Y, Ichinomiya S, et al : Mol Genet Metab 106, 92-98, 2012.
14) Narita A, Shirai K, et al : Ann Clin Transl Neurol 3, 200-215, 2016.
15) Porto C, Ferrara MC, et al : Mol Ther 20, 2201-2211, 2012.
16) Hughes DA, Nicholla K, et al : J Med Genet, 1-9 2016.
17) Aflaki E, Borger DK, et al : J Neurosc 36, 7441-7452, 2016.

難波栄二
1981 年　鳥取大学医学部卒業
1982 年　松江赤十字病院
1983 年　鳥取大学医学部脳神経小児科医員
1985 年　国立精神・神経センター流動研究員
1987 年　北九州市立総合療育センター
1988 年　米国ノースカロライナ大学研究員
1991 年　鳥取大学医学部脳神経小児科助手
1995 年　同遺伝子実験施設助教授
2003 年　同生命機能研究支援センター教授
2007 年　同医学部附属病院遺伝子診療科長（併任）
2009 年　同生命機能研究支援センター長

第4章 難病の治療法（各論）

6．移植（骨髄移植，肝移植など）
1）副腎白質ジストロフィー（ALD）の造血幹細胞移植

下澤伸行

　副腎白質ジストロフィー大脳型の唯一の治療法は発症早期の造血幹細胞移植である。有効な治療予後につなげるためには発症後の早期診断に加え，家系解析による発症前患者の発見から新生児マススクリーニングの導入も課題である。移植法も国内での骨髄非破壊的前処置の導入や臍帯血バンクの整備，海外での遺伝子改変自己造血幹細胞移植の臨床治験が進められている。一方で，現状では発症前に診断しても大脳型の発症予測が不可能なため，発症を確認後に移植しており，大脳型病型診断法の開発は発症前移植から発症予防につながる臨床現場からの喫緊の課題である。

はじめに

　副腎白質ジストロフィー（adrenoleukodystrophy：ALD）は遺伝性白質変性症の中でも頻度が高く，厚生労働省の指定難病（20．副腎白質ジストロフィー）に認定されている。小児から成人期にかけて進行性脱髄で発症する大脳型以外にも，思春期以降に痙性歩行で発症するadrenomyeloneuropathy（AMN）や副腎不全のみを呈するAddison型など，遺伝子型とは相関しない多彩な臨床型を有している。大脳型では進行が速く，発症早期の造血幹細胞移植が唯一，有効な治療法であり，できるだけ早期に診断し，早期に治療する必要がある。一方，進行例では，移植にても予後不良で，その適応を判断する際には主治医や家族にとっても厳しい選択を迫られることがある。本稿ではALDの造血幹細胞移植に焦点を当て，移植技術の進歩から移植適応の推移，遺伝子改変造血幹細胞移植の臨床治験について紹介する。さらに家系解析からマススクリーニングによる発症前患者の発見，そして発症前治療から発症予防につながる病型診断法開発の意義について解説する。

I．ALDに対する造血幹細胞移植

　現在，大脳型ALDに対して唯一，有効な治療法は発症初期の造血幹細胞移植である。最近では骨髄非破壊的前処置による低リスクの移植や，臍帯血を用いた移植実施例も増えており，治療成績も向上している。その機序は必ずしも明らかにされていないが，ドナー由来の単球から分化したマクロファージ系細胞が脳内で機能する可能性が示唆されている[1]。

---

key words

副腎白質ジストロフィー，造血幹細胞移植，骨髄非破壊的前処置，極長鎖脂肪酸（極長鎖飽和脂肪酸），遺伝子改変自己造血幹細胞移植，新生児マススクリーニング，病型診断法，脱髄，発症前診断，遺伝カウンセリング

1. 造血幹細胞移植適応基準の推移

　ALDに対する造血幹細胞移植の歴史は，1984年にMoserらにより，急速に進行する大脳型の13歳男児にHLA一致同胞より施行され，極長鎖脂肪酸は正常化したが，神経症状は悪化し，ウイルス感染で死亡した[2]。一方，1990年にはAubourgらにより，小児大脳型発症初期の8歳男児にHLA一致同胞より施行され，極長鎖脂肪酸は正常化，MRIにて白質病変の消失，神経症状の著明な改善が報告された[3]。その後，国際的な集計解析が行われ，移植時の進行度と予後には明らかな相関が示され，適応の指標となる進行度評価基準が提示されている（表❶）[4]。それによると，生命予後に関しては移植時のMRIでの進行度を示すLoes score[5)6)]が9点未満，視力や聴力など5つの神経学的機能異常が0または1つ，さらに知的予後に関してはPIQが80以上，精神機能障害の程度を示すALD-DRSがⅠ以下，を推奨している。

　その後，国内においても2012-13年度の難治性疾患等克服研究事業「先天代謝異常症に対する移植療法の確立とガイドラインの作成に関する研究」（加藤俊一研究代表者）により，国内実施例の詳細な検討が行われ，家族歴のない大脳型発症例ではLoes scoreが10点未満の段階で診断されることは稀であること，2000年以降，非血縁者間臍帯血移植と骨髄非破壊的前処置の導入による移植成績の向上[7]などを踏まえて，新たな適応基準も含めたガイドラインが提案されている[8]。さらに2017年には新たにMindsに基づくガイドラインも作成され，その中で移植に関しては加藤班による国内移植施行例と文献による国外施行例の検討により，小児・思春期大脳型，発症前，成人大脳型の移植適応に関するクリニカルクエスチョンと推奨が掲載されている[9]。

2. 造血幹細胞移植の現状

　大脳型発症後の進行例では移植は推奨されず，できるだけ発症早期の移植が推奨される。大脳型発症前の患者では病型予測が不可能で，かつ移植リスクもあるため，定期的な神経学的所見，脳MRI画像などにより大脳型発症を確認後，速やかに移植することが推奨されている。大脳型の進行は速く，発症後に診断された多くの患者では，診断時には既にMRIでのLoes scoreなど国際的な移植適応の推奨基準を超えているのが実情である。移植準備中や前処置中に進行してしまう症例がある一方で，骨髄非破壊的前処置や臍帯血移植の導入により比較的進行した症例での移植例も散見されている。さらに症状の進行が個々の症例によって異なる点も，適応判断の難しさにつながっている。したがって，特に境界領域の症例の移植適応については，個々の症例ごとに進行度を総合的に評価したうえで，家族や主治医，移植医の間で検討されているのが現状である。また近年，大脳型成人発症例においても発症早期例に対しては移植が検討されており，さらなるエビデンスの創出が期待される。

　今後，ALDに対する移植法のさらなる技術革新や後述の遺伝子改変造血幹細胞移植の国内導入，病型診断法開発の取り組みに併せて，移植症例の統一した長期的な予後評価の蓄積に基づく新たなガイドラインの更新も重要な課題である。

3. 造血幹細胞移植後のmyelopathyの発症

　最近，発症前診断患者において症状を呈していない脳MRI異常の段階で移植した症例の長期追跡調査で，5例中3例にmyelopathyを発症したとの報告があった[10]。このことは造血幹細胞移植では大脳型における炎症の進行抑止効果は認めるものの，AMN発症に関しては，進行を遅らせる効果は否定できないが，少なくとも発症阻止効果は認められない可能性が示唆される。さらにALDにおける大脳型の炎症性脱髄とAMNの慢性軸索障害は異なる発症機序である可能性も示唆される[10]。

4. 遺伝子改変自己造血幹細胞移植

　2009年にフランスのグループが，適合する移植ドナーが得られなかった2例の大脳型ALD患者に対して，患者本人から血液幹細胞を採取して，レンチウイルスベクターにより正常*ABCD1*遺伝子を導入した自己造血幹細胞移植を施行し，その後の観察にて進行停止を確認し，従来の造血幹細胞移植と同等の効果を得たことを報告し

表❶ MRI：Loes score

PARIETAL OCCIPITAL WHITE MATTER	PERIVENTRICULAR	1
	CENTRAL	1
	SUBCORTICAL	1
	ATROPHY	1
ANTERIOR TEMPORAL WHITE MATTER	PERIVENTRICULAR	1
	CENTRAL	1
	SUBCORTICAL	1
	ATROPHY	1
FRONTAL WHITE MATTER	PERIVENTRICULAR	1
	CENTRAL	1
	SUBCORTICAL	1
	ATROPHY	1
CORPUS CALLOSUM	SPLENIUM	1
	GENU	1
	ATROPHY SP	1
	ATROPHY G	1
VISUAL PATHWAY	OPTIC RADIATIONS	1
	MEYER'S LOOP	1
	LAT GEN BODY	1
	OPTIC TRACT	1
AUDITORY PATHWAY	MED GEN BODY	1
	BRANCH TO INF COLI	1
	LATERAL LEMNISCUS	1
	PONS	1
PYRAMIDAL SYSTEM	INTERNAL CAPSULE	1
	BRAIN STEM	1
CEREBELLUM	CEREBELLUM	1
	ATROPHY	1
BASAL GANGLIA	BASAL GANGLIA	1
ANTERIOR THALAMUS	ANTERIOR THALAMUS	1
GROBAL ATROPHY	MILD GLOBAL	1
	MODERATE GLOBAL	2
	SEVERE GLOBAL	3
	BRAIN STEM	1
SEVERITY SCORE		34

各部位について，原則，所見のあるなしで，1点加点する。
例外は
1) global atrophy については 1-3 点のいずれか
2) 片側性であった場合 0.5 点
3) questionable であり，かつ他の異常がない場合 0.5 点の加点とする

神経学的機能異常
　Neurological deficit
　　1. Vision
　　2. Hearing
　　3. Speech
　　4. Gait
　　5. Other（fine motor skill, ADL）
　　　　評価：0, 1, 2, >2
　　　（認知障害，行動異常のみ：0）

知能指数：IQ（WISC-Ⅲ）
　PIQ（視覚・運動）
　VIQ（聴覚・言語）

ALD-DRS（精神機能障害）
　ALD-disability rating scale
　　0． No
　　Ⅰ． Mild learning or coordination ↓
　　Ⅱ． Moderate learning, sensory ↓
　　Ⅲ． Severe learning, sensory ↓
　　Ⅳ． Loss of cognitive ability

た[11]．現在，米国 Bluebird bio 社の支援により治療群のみの多施設共同の第 2/3 相試験として治験を実施中である（2013 年 10 月〜2018 年 8 月の予定）．対象は 17 歳以下の ALD で，脳 MRI にて Loes score が 0.5〜9 点，Gd 造影効果陽性で，神経症状は軽度もしくはなく，HLA マッチの同胞ドナーがいない症例を対象に開始し，2016 年 4 月の米国神経学会では 17 例の中間報告があり，全例生着し GVHD は認めず，良好な予後が報告されている．

今後，米国での治験審査を経て実用化，さらには国内への導入も予想される．今回の治験対象では発症ごく早期の大脳型症例に行われており，将来的にはリスクの極めて低い移植法として，進行例や発症前からのベクター作製も視野に入れた超早期移植施行の可能性も期待される．

II. 早期診断・発症前診断

　ALDの予後改善には神経症状のみでなく，副腎不全に対してもできるだけ早期に診断することが極めて重要であり，多彩な症状で発症する本症の存在を広く周知するとともに，診断検査である「血中極長鎖脂肪酸検査」を診療現場で広く利用できる状況にすることが不可欠である。さらに本症の中でも有効な治療法が提供できる小児および思春期大脳型については，発症リスクが想定される男児を早期に診断し，早期に介入できるかが予後を左右する。そのためにはALD患者や家族に対して本症に特徴的な医学的情報を十分に説明し，遺伝カウンセリングの提供を示唆することも大切である。

1. 発症後早期診断

　大脳型に対する造血幹細胞移植では，発症後早期の移植が良好な治療効果を得るうえで極めて重要であり，そのためには多彩な症状を呈する本症の症状を広く周知し，早期診断につなげることが重要である。このことは原因が確定されていないAddison病男性患者や，痙性対麻痺や脊髄小脳変性症の患者に対しても鑑別として重要である。

2. 発端者の家系解析から at risk 患者診断

　大脳型発症前からの介入により造血幹細胞移植の準備を検討し，発症早期の実施に備えることは，大脳型発症後の予後改善に直結する。したがってat riskの男性患者の早期発見のために，発端者やその家系内の方々に対して本症の医学的情報を十分に伝え，遺伝カウンセリングを提供することが欧米を中心に推奨されている。その際にALDではde novoの変異もみられ，発端者の母親が必ずしも保因者であるとは限らないこと，発症前に診断しても現時点では例え同一家系内でも病型や予後予測はできないことは言及すべき点である。診断に際しては，通常，発端者のABCD1遺伝子変異を確定したうえで，保因者を含めて遺伝子解析と極長鎖脂肪酸分析を用いて行われている。男性の発症前診断の時期としては副腎不全と小児大脳型の発症年齢を踏まえ，できれば2歳，それ以降ならできるだけ早期に診断することが望まれる。

　家系内でABCD1変異を受け継いでいる可能性のある女性の発症前診断については，女性保因者の成人以前の発症が極めて稀なことから成人後に，また児の出産を計画する際にはあらかじめ本症の医学的情報を十分に伝え，遺伝カウンセリングを提供することが望ましい。一方，移植ドナーとして未成年であっても保因者診断を行う場合も想定され，その場合においても十分な医学的情報の提供，検査の必要性の説明，遺伝カウンセリングの提供が必要である。

3. 発症前患者の長期フォローアップ指針

　発症前に診断しても現時点ではどの病型になるのか，いつ発症するのか予測できない。したがって，患者の転居や主治医の異動に影響されない継続的なフォローアップ体制の構築と指針の提示が必要である（図❶）。このことは次項の新生児マススクリーニングを導入する際にも検討すべき重要な課題である。

4. ALDの新生児マススクリーニング

　米国では乾燥ろ紙血を用いて極長鎖脂肪酸由来の1-hexacosanoyl-2-hydroxy-*sn*-glycero-3-phosphocholine（Lyso-PC 26:0）の定量法が開発され，新生児マススクリーニングがパイロットスタディを経て[12]，ニューヨーク州において開始されている。現在，州単位で広がりをみせ，2016年11月の報告では，2013年12月から2016年9月までの34ヵ月間に約63万件の分析が行われ，ABCD1遺伝子変異が確認された患児が43例発見されている[13]。このことは診断された新生児にとどまらず，その同胞から家系内のALD患者発見につながる可能性があり，事前のカウンセリングと診断後のフォローアップ体制の整備が極めて重要になる。一方でABCD1遺伝子変異を認めず，ペルオキシソーム形成異常症を含めた他のペルオキシソーム病が疑われる症例も見つかっている。

III. 病型診断法の開発研究への期待

　発症前に診断されたALD男性患者は，現時点では発症時期・病型を含めて予後を予測すること

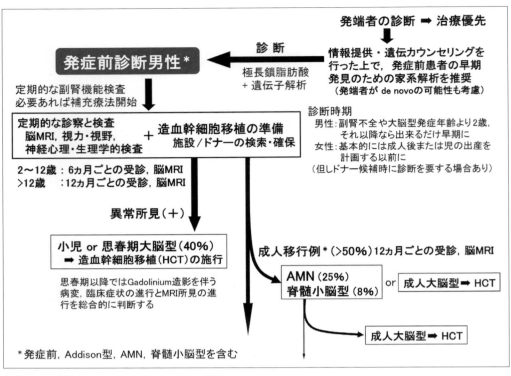

図❶ 発症前患者の長期フォローアップ体制

は遺伝子型を確定しても困難であり，定期的に検査を受けながら長年，発症を待つ厳しい状況になることも予想される．したがって発症前移植による発症予防につなげるためには，遺伝子改変自己造血幹細胞移植を含めた更なる低リスクの移植法の開発とともに，病型予測から発症予測診断法を開発することが臨床現場から期待されている喫緊の課題である．

最近の研究によるとALDの脱髄発症には中枢神経系における過剰な極長鎖飽和脂肪酸の蓄積による活性酸素の産生促進からミトコンドリア機能障害，自然炎症反応の関与が示唆されている[14]．ALDにおける脱髄発症機序の解明は大脳型発症予測診断法の開発にとどまらず，Abcd1 ノックアウトマウスを用いた大脳型 ALD 疾患モデルの作製につながることが予想され，細胞移植法の更なる改良から脱髄をターゲットにした新規治療薬の開発など ALD 克服へのブレイクスルーになることが期待される．

おわりに

現状では指定難病である ALD を克服するには早期診断が極めて重要であり，そのためには疾患周知から極長鎖脂肪酸検査の保険収載を含めた診断体制を整備し，全国どの医療機関においても迅速に診断・治療が提供される診療ネットワークの展開が重要である．また発端者の家系解析から発症前患者の発見，進行阻止につなげるには，ご家族や親族を含めた社会全体への ALD の病気や遺伝に対する正しい理解を患者会とともに広めていくことも重要である．さらに長年，研究機関などにおいて継続されている国内における希少疾患診断体制の将来像や，患者情報を含めたバイオリソースを活用した基礎と臨床の融合による病態解明から診断・治療法の開発研究への中長期的視野に立った研究支援も，これら難病克服には避けて通れない重要な検討課題と思われる．

参考文献

1) Berger J, Forss-Petter S, et al : Biochimie 98, 135-142, 2014.
2) Moser HW, Tutschka PJ, et al : Neurology 34, 1410-1417, 1984.
3) Aubourg P1, Blanche S, et al : N Engl J Med 322, 1860-1866, 1990.
4) Peters C, Charnas LR, et al : Blood 104, 881-888, 2004.
5) Loes DJ, Hite S, et al : AJNR Am J Neuroradiol 15, 1761-1766, 1994.
6) 厚生労働省難治性疾患克服研究事業 運動失調に関する調査及び病態機序に関する研究班:副腎白質ジストロフィーハンドブック 第2版, 2005.
7) Kato S, Yabe H, et al : Pediatr Transplant 20, 203-214, 2016.
8) 厚生労働省難治性疾患等克服研究事業 先天代謝異常症に対する移植療法の確立とガイドラインの作成に関する研究班(代表研究者 加藤俊一):平成24～25年度総合研究報告書, 2014.
9) 厚生労働省難治性疾患等政策研究事業「ライソゾーム病(ファブリー病含む)に関する調査研究班」監:副腎白質ジストロフィー(ALD)診療ガイドライン2017, 診断と治療社, 2017.
10) van Geel BM, Poll-The BT, et al : J Inherit Metab Dis 38, 359-361, 2015.
11) Cartier N, Hacein-Bey-Abina S, et al : Science 326, 818-823, 2009.
12) Vogel BH, Bradley SE, et al : Mol Genet Metab 114, 599-603, 2015.
13) Moser AB : Diminished plasmenylethonolamines in X-linked adrenoleukodystrophy, The 1st International Plasmalogen Symposium, Fukuoka, 2016.
14) Fourcade S, Ferrer I, et al : Free Radic Biol Med 88, 18-29, 2015.

下澤伸行
1982年	岐阜大学医学部卒業, 小児科入局
1991年	岐阜大学医学部附属病院小児科助手
1993年	同講師
2001年	岐阜大学医学部小児病態学助教授
2004年	岐阜大学生命科学総合研究支援センターゲノム研究分野教授

ALDの診断依頼を含めた診療情報の問い合わせは, 筆者までメールにてご相談願いたい(岐阜大学ゲノム研究分野・下澤伸行　nshim @ gifu-u.ac.jp)。

第4章 難病の治療法（各論）

6．移植（骨髄移植，肝移植など）
2）先天性代謝異常症に対する肝移植

笠原群生

代謝性肝疾患に対する肝移植医療はすでに安全な医療として確立している。代謝性肝疾患は，①酵素欠損・異常により肝硬変に至る疾患群，②肝実質細胞に著明な病変はないが，酵素欠損・異常により肝外に重篤な症状をきたす疾患群に大別が可能である。代表的な代謝性疾患に対する肝移植適応，その成績について概説する。

はじめに

本邦における肝移植は，脳死移植が進まない状況下で1989年11月，島根大学の永末らが胆道閉鎖症による末期肝硬変の男児に生体肝移植を施行したのが最初である。日本肝移植研究会2010年度肝移植症例登録によると，1989～2015年度末までの25年間に2897例の小児肝移植が実施されてきた。年次別肝移植症例数は約400例で，小児肝移植症例数は100～120例で安定している（図❶）。小児肝移植症例の患者生存率は1年89.4％，5年86.8％，10年84.4％，20年83.9％と良好である[1]。本肝移植適応疾患は胆汁鬱滞性疾患（胆道閉鎖症，Alagille症候群，Byler病など）が

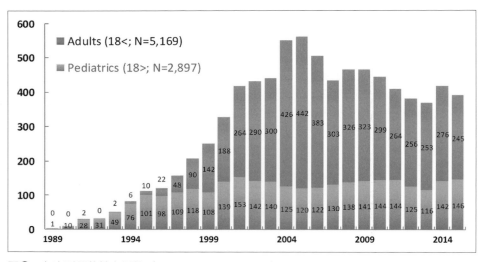

図❶　年次別肝移植症例数（1989～2015；n=7862）

> key words
>
> 代謝異常症，肝移植，肝細胞移植

72.0％と最多であり，次いで代謝性肝疾患 9.6％，劇症肝炎 8.8％と続く（図❷）。

先天性代謝異常症に対する肝移植の歴史は古く，Dobois らにより 1971 年に Wilson 病に対して肝移植が行われたのが最初である[2]。本邦では京都大学で 1987 年ポルフィリアに対して肝移植が実施された。代謝性肝疾患に対する肝移植医療はその適応拡大も相俟って，近年症例数が急速に増加している。本稿では肝移植による代謝性肝疾患の治療について概説する。

I．代謝性肝疾患に対する肝移植

代謝性肝疾患は，①酵素欠損・異常により肝硬変に至る疾患群，②肝実質細胞に著明な病変はないが，酵素欠損・異常により肝外に重篤な症状をきたす疾患群に大別が可能である（表❶）。前者は肝硬変・門脈圧亢進症・黄疸などの臨床症状を有し，内科治療で改善の見込みがない非代償性肝硬変の場合，肝移植適応としている。後者では高アンモニア血症，高ビリルビン血症，低血糖，アシドーシスなどによる metabolic stroke，骨髄抑制，精神発達遅延などによる著しい quality of life（QOL）の低下がみられる場合，肝移植を考慮している。1990 年から 2015 年度までの本邦

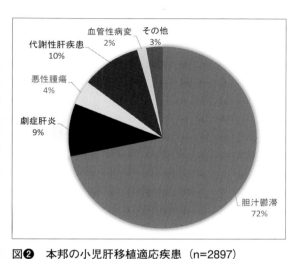

図❷　本邦の小児肝移植適応疾患（n=2897）

表❶　肝移植適応になる代謝性肝疾患

1. 酵素欠損・異常により肝硬変に至る疾患
　　α1 antitrypsin 欠損症
　　Wilson 病
　　Hemochromatosis
　　Tyrosinemia
　　Cystic Fibrosis
　　Familial intrahepatic cholestasis（FIC, Disorders of bile acid metabolism）
　　Neonatal intrahepatic cholestasis caused by citric deficiency（NICCD）
　　Neonatal iron storage disease

2. 肝実質細胞に著明な病変はないが，酵素欠損・異常により肝外に重篤な症状をきたす疾患
　　Hyperlipoproteinemia
　　Criglar-Najjar syndrome
　　Hemophilia
　　ProteinC 欠損症
　　Glycogen storage disease
　　Galactosemia
　　Fructosemia
　　Porphyria
　　Citrullinemia（type Ⅱ）
　　Urea cycle defects（OTCD, CPS1D, Arginosuccinate synthetase deficinacy）
　　Criglar-Najjar syndrome
　　Hyperoxaluria type 1
　　Organic acidemia（Methylmalonic acidemia, Propionic acidemia）
　　Defects of mitochondrial function
　　Mucopolysaccharidoses
　　Mitochondrial hepatopathy

における小児代謝性疾患に対する肝移植は 269 例であった。内訳は Wilson 病 69 例，オルニチントランスカルバミラーゼ欠損症（ornithine transcarbamylase deficiency：OTCD）61 例，カルバミルリン酸合成酵素 1 欠損症（carbamyl phosphate synthetase 1 deficiency：CPS1D）18 例，メチルマロン酸血症（methylmalonic acidemia：MMA）27 例，プロピオン酸血症（propionic acidemia：PA）10 例，チロシン血症（tyrosinemia）13 例，糖原病（glycogen storage disease）22 例，高シュウ酸尿症（hyperoxaluria）14 例などが適応であった。その他は，Criglar-Najjar 症候群，家族性肝内胆汁うっ滞症（familial intrahepatic cholestasis：FIC），家族性高コレステロール血症（familial hypercholesterolemia），プロトポルフィリア（protoporphyria）などで肝移植が適応されていた。年次別代謝性肝疾患の肝移植適応症例数を 5 年ごとに図❸に提示した。年間約 15 例程度の代謝性肝疾患に対する肝移植が実施されている。非代償性肝硬変，劇症肝炎，神経症状で発症する Wilson 病は非常に一般的な肝移植適応であったが，近年早期診断・早期治療により肝移植に至る症例が減少している。これは弛まぬ小児科医の早期発見・内科治療の結果，肝移植適応に至る症例が減少していることに他ならない。また尿素サイクル異常症（OTCD，CPS1D など）・糖原病は増加傾向にある。これは近年の新生児代謝性疾患に対する初期診断の進歩により，血漿交換・交換輸血を含めた重度の高アンモニア血症・アシドーシスなどの治療が迅速・適切に行われ，新生児期の重篤な代謝発作を乗り越えられた症例が増加してきたことを意味していると考えられる。また尿素サイクル異常症に関しては，肝移植で完治することが可能であり，小児科医の中でも一般的な移植適応疾患と周知されている可能性がある。

II．各代謝性肝疾患に対する肝移植治療

肝移植適応になりうる代表的な代謝性肝疾患について概説する。

1．Wilson 病

Wilson 病は 1912 年に Wilson により「'progressive leticular degeneration', a fetal, lethal neurological disease accompanied by chronic liver disease leading to cirrhosis」と発表された歴史の古い疾患である[2]。遺伝形式は autosomal recessive で，1993 年には原因遺伝子 ATP7B が発見された。ATP7B は肝細胞に多く銅輸送タンパクである metal transporting P-type ATPase を encode しており，

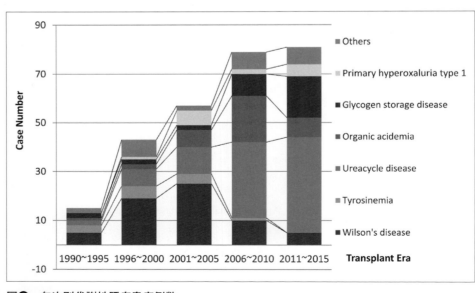

図❸　年次別代謝性肝疾患症例数

この欠損により銅の胆汁排泄が阻害され，肝臓，脳，腎臓，角膜に沈着し，様々な臨床症状を惹起する。多くは5～35歳の間に発症するが，3歳，肝硬変で発症した症例報告も認められる。

Wilson病の治療はD-ペニシラミン，トリエンチン，亜鉛，テトラチオモリブデートを中心とした内科治療，および甲殻類・ナッツ・チョコレート，マッシュルームを避ける食事療法である。Wilson病の肝移植適応は，①内科治療でコントロール不良，②完成された非代償性肝硬変，③溶血発作で発症する劇症型である。Wilson病では画像・組織診断上，高度の脾腫・肝硬変を認めても，比較的日常生活に問題がないこともあり，移植時期判断に難渋する症例が多い。溶血発作で発症する劇症型は，背景に肝硬変を認めるため，内科治療を継続しつつも，肝移植を考慮すべきである。Wilson病に生体肝移植を適応する場合，多くはドナーとしてご両親（heterozygout donor）を考慮しなければならない。heterozygout donorは若干の銅代謝異常を認めるが病理学的異常は認められず，肝移植ドナーとして問題ないと報告されている[3]。先に述べたように早期診断・内科治療の変化でWilson病により肝移植適応に至る症例は減少傾向にあるが，依然肝硬変を要する疾患として理解が必要である。

2. 尿素サイクル異常症（Ornithin Transcarbamylase deficiency：OTCD, Carbamyl phosphate synthetase 1 deficiency：CPS1Dなど）

OTCDは，尿素サイクル異常症の中では最も頻度が高く，8万人に1人の頻度で起こると報告されている[4]。診断には，高アンモニア血症と尿中オロット酸高値，血中グルタミン酸高値，シトルリン低値，遺伝子変異が用いられるが，家族歴で気づかれることも多い。ヘミ接合体である男児の約1/3は新生児期に発症し重症型を呈することが多く，50%は生後1ヵ月内に死亡すると報告されている。女児の多くは遅発型で，X染色体不活化パターンにより重症度に差が認められる。その症状は多彩で，倦怠感・傾眠傾向から見当識障害・昏睡にまで及ぶ。治療はタンパク分解を防ぐため糖質の投与，タンパク制限，尿素サイクルと別ルートでアンモニア排泄を促すための安息香酸ナトリウムなどの投与，アルギニン・シトルリンの投与，腸内でのアンモニア産生抑制のためのラクツロース・カナマイシンなどの投与などが一般的である。薬物治療で高アンモニア血症が改善しない場合，持続血液ろ過透析が用いられる。

繰り返す高アンモニア血症を発症し，精神発達遅延を認めることが多い。肝移植手術後はタンパク制限，原疾患に対する投薬は要さず，肝移植で根治可能な疾患である。内科治療で管理良好な症例でも，学童期以降の食事制限・頻回の高アンモニア血症がQOL低下を招く場合，肝移植が適応されうる。

当院では新生児発症の尿素サイクル異常症に対し，比較的早期に肝移植を適応している。新生児でも高アンモニア血症を認めた場合，NH3＞500μg/dlまたは薬物治療にもかかわらずNH3＞300μg/dl持続する場合，積極的に血液ろ過透析を適応し，高アンモニア血症の治療を行っている。現在まで23例（CPS1D 9例，OTCD 14例）に肝移植を施行している。CPS1D 1例を肝移植後2ヵ月，敗血症で失ったが，22例は術後食事制限なく元気に通院中である。このうち2例では生体肝移植ドナーの余剰肝臓を用いた肝細胞移植を実施し，神経学的後遺症を認めず，肝移植までの安全な橋渡し治療となりえた[5]。

3. Glycogen storage 1b（GSD1b）

GSD1bはglucose-6-phosphatase translocase欠損により低血糖を起こす，常染色体劣性遺伝疾患である。24時間持続経管栄養方法などの内科治療法の確立で，血糖コントロールは良好となっているが，併存する好中球減少による上気道・耳鼻科領域・口腔内・臀部・皮膚感染症などを繰り返すことが多い。移植適応は頻回の低血糖発作および著しいQOLの低下である。肝移植により血糖は安定し，持続栄養は必要なくなる。当院ではGSD1bに対して12例肝移植を実施している。移植時年齢は10ヵ月～8歳4ヵ月であった。血糖値は移植肝臓再還流直後より安定し，必要糖負荷量約15%程度で正常血糖値を維持できる。また

機序は完全に明らかになっていないが，好中球減少も改善する症例も認められる[6]。術後のQOL改善は劇的であり，積極的に肝移植を考慮すべきと考えている。

4. 有機酸代謝異常症（Methylmalonic acidemia：MMA, Propionic acidemia：PA）

MMAは常染色体劣性遺伝形式をとる有機酸代謝異常症で，その発症頻度は1/20,000人と報告されている。メチルマロン酸が蓄積することにより，頻回な嘔吐，脱水，骨髄抑制，著明な代謝性アシドーシス発作をきたし，時に致死的発作になりうる。腎尿細管へのメチルマロン酸蓄積，尿細管上皮細胞のメチルマロン酸代謝異常，高尿酸血症により，長期経過症例で進行性の腎機能不全・神経発達障害を認めることがある。頻回の嘔吐・代謝性アシドーシス発作により，自然予後は5年生存20％程度と報告されている。肝移植で根治される疾患ではないため，原疾患に対する内科治療・タンパク制限は肝移植後も継続が必要である。肝移植後はアシドーシス発作の頻度が減少し嘔吐回数も減少するため，患者のQOLは明らかに向上する。併存する腎機能障害，精神発達障害については，長期経過観察が必要である。いまだ確立された移植適応疾患ではなく長期経過も不明なため，稀少疾患に対する肝移植に慣れた施設で，慎重な周術期管理を要する。

PAの肝移植適応は致死的発作の回避である。PAの発作は適切な治療を行っても，時に致死的な心筋症・心停止に至ることがあるため，診断された時点で積極的に肝移植を考慮している。肝移植術後は，重篤な代謝性アシドーシス発作は減少する。また報告されている心筋症は，重度アシドーシス発作により惹起されるものであり，肝移植後は認められなくなる。

現在まで有機酸代謝異常症14例（MMA 11例，PA 3例）に対して肝移植医療を施行してきた。MMA 2症例を敗血症で失った。MMA症例では移植後に腎機能障害・痙攣など進行する他臓器障害を認めることがあり，術後の内科治療の継続が非常に重要である。

III．今後の課題

先天性代謝異常症に対する肝移植治療を，自験例を含めて概説した。近年，代謝性疾患に対する内科治療の長期予後が必ずしも満足できるものでないことが報告されており，肝移植で根治できる代謝性疾患の肝移植適応は拡大している印象である[7)8)]。肝移植手術は手術侵襲が大きく不幸な転機をたどる場合もあるため，内科治療により見た目が比較的元気な患児に対する肝移植適応・時期は非常に判断が難しく，QOLと肝移植手術のタイミングに苦悩しながら診療しているのが現実である。

本邦でも2010年から家族同意で臓器提供が可能となり，脳死肝移植の症例数は増加している。しかし本稿に提示した代謝性肝疾患児は，平時脳死肝移植の緊急度が低く，善意のプレゼントを享受されない立場にある。臓器移植医療が一部代謝性疾患に有効であることは自明である。より多くの移植適応患者がこの医療を享受するには，個々の患者に対し真摯に臓器移植を提供し，満足すべき長期成績を得て報告する以外にないと考えている。

参考文献

1) 肝移植症例登録報告
http://jlts.umin.ac.jp/images/annual/JLTSRegistry2015.pdf
2) Dobois RS, Giles G, et al：Lancet 13, 505-508, 1971.
3) Yoshitoshi EY, Takada Y, et al：Transplantation 87, 261-267, 2009.
4) Horslen SP, McCowan TC, et al：Pediatrics 111, 1262-1267, 2003.
5) Enosawa S, Horikawa R, et al：Liver Transpl 23, 391-393, 2014.
6) Kasahara M, Horikawa R, et al：Liver Transpl 15, 1867-1871, 2009.
7) Kurokawa K, Yorifuji T, et al：J Hum Genet 52, 349-354, 2007.
8) Kasahara M, Sakamoto S, et al：Pediatr Transpl 18, 6-15, 2014.

笠原群生
1992 年　群馬大学医学部卒業
1996 年　京都大学移植外科
2002 年　英国 Kings college hospital, Liver transplantation center, clinical fellow
2004 年　京都大学移植外科
2005 年　国立成育医療センター移植外科医長
2011 年　国立成育医療研究センター臓器移植センター長

専門：肝胆膵外科，腹部臓器移植，移植免疫学

第4章 難病の治療法（各論）

7．再生医療　iPS，ES
1）重症心不全に対する心筋再生治療法の開発

澤　芳樹

　細胞シート移植法は ES/iPS 細胞を含むすべての細胞ソースにて治療手段として応用が期待できる再生医療の基盤技術である．2007 年には，心臓移植待機中の拡張型心筋症患者が本治療により人工心臓から離脱し現在も元気にされているという first in human の臨床試験に成功した．以来，35 例以上の重症心不全患者を治療し，LVAS 離脱自宅復帰の 2 例を含めて，本治療法が重症心不全の心機能や症状を安全に向上し，生命予後を改善しうることを臨床的に証明した．一方，技術移転のもと，虚血性心筋症に対する企業治験が終了し，2015 年 4 月には多施設治験の結果が論文発表され，今夏にも保険承認申請が承認される．また成人および小児の拡張型心筋症を対象とした 2 つの医師主導治験も開始した．

はじめに

　わが国の心不全による年間死亡数は約 4 万 3 千人，特に end-stage 心不全にあっては 1 年死亡率が 75％とされる．高齢化，虚血性心疾患の増加にともない，今後心不全患者数の増大およびそれに伴う治療費の増加が予想される．重症心不全に対する現在の最終的な治療法は，補助人工心臓や，心臓移植などの置換型治療であるが，現段階では前者はその耐久性や合併症，後者はドナーの確保や免疫抑制剤などに問題があり，普遍的治療とは言いがたいのが現状である．

　また小児心不全においては，WHO の勧告により海外渡航移植は禁止されようとしているにもかかわらず，日本の小児心臓移植における法整備は依然整っておらず，成人の移植よりも深刻なドナー不足が予想される．

　われわれは，60 例に及ぶ心臓移植と 200 例を超える補助人工心臓治療を経験する重症心不全治療の拠点であるが，多数の重症心不全患者を目の前に置換型治療の限界と再生型治療の必要性を痛感し，自己骨格筋由来の筋芽細胞シートによる心筋再生治療法を開発し，補助人工心臓離脱成功例を世界で初めて報告した．さらに 20 例以上の臨床例の経験から細胞シート移植技術を確立し，企業治験が開始され橋渡し研究を成功させるに至った（図❶）．また，本細胞シートによる心不全治療は，シートから分泌される様々なサイトカインによる血管新生，抗線維化作用による作用であることを突き止めた．

　本稿では，ヒト幹細胞臨床研究指針に適合した臨床研究および企業治験として実施されるに至るまでのわれわれの橋渡し研究について紹介し，今後の展望についても述べたい〔本稿は第 14 回再生医療学会総会（2015 年 3 月）での学会賞受賞講演を元に記述したものである〕．

key words
　重症心不全，筋芽細胞シート，サイトカイン，多施設治験，トランスレーショナルリサーチ

1）重症心不全に対する心筋再生治療法の開発

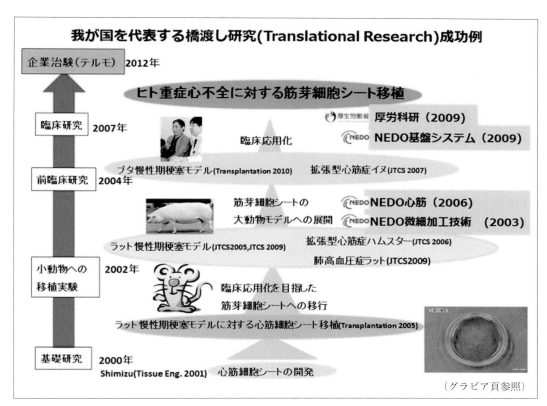

図❶　これまでの本研究の成果

Ⅰ．心不全に対する細胞治療の開拓
　－injection 法による混合細胞移植

　細胞治療においては，①自己由来の移植細胞源の獲得，②梗塞領域への効率的な細胞供給，③移植細胞への血液供給不足・アポトーシス・ネクローシスによる脱落の阻止，が重要な課題である．われわれは，これらをクリアする細胞源と供給方法を 2000 年代より模索してきた．

　まず細胞源として，自己骨格筋より採取可能な筋芽細胞と，HGF などの心筋再生に関わるサイトカインを分泌する骨髄単核球細胞を混合した細胞集団を用い，不全心への直接的 injection 法により心機能回復の基礎研究を行った．

　イヌ慢性期梗塞モデルを作製し，自己由来筋芽細胞を培養し，自己骨髄単核球細胞を採取し，両細胞を同時に梗塞心に移植したところ，単独細胞の治療群と比較して有意な心機能向上効果を示

し，血管新生も豊富であった．この機序解明のため，骨髄単核球細胞と筋芽細胞を共培養したところ，単独細胞の培養と比較して，共培養群では HGF などの心筋再生因子の発現が向上していた[1]．これら基礎実験に基づき，人工心臓を装着した虚血性心筋症患者 4 例に対し，自己筋芽細胞と自己の骨髄単核球細胞を開胸下に注射針を用いて移植し，術後，その臨床経過を観察した[2,3]．当時，ヒトに用いることのできる細胞を培養する Cell Processing Center（CPC）を当院未来医療センターに増設したばかりであり，GMP・GCP 基準を満たす細胞を大量に培養できるかが重要な問題であった．臨床研究に踏み切る前に，様々な骨格筋検体を得，CPC にて細胞単離・培養を行い，GMP・GCP 基準を満たすクオリティの高い細胞を所定量培養することができた．このプロセスで得た細胞を患者 4 例に移植したところ，手術中あるいは術後においても重篤な不整脈を認めず，

エンドポイントであった safety, feasibility study を終えることができた。当臨床研究は safety and feasibility study であるため，有効性を解析することはできないが，4例中2例で術前と比較して，心機能の向上，血流の向上を認めることができた。残念ながら，4例とも人工心臓よりの離脱は不可能であり，さらなる基礎技術の発展が期待される結果となった。

II．心不全に対する細胞治療の発展 ―細胞シート技術の開発

これまでの結果を踏まえ，重症心不全の治癒という目標を達成するためには，細胞治療の基礎技術をさらに発展する必要があることを痛感した。課題②に挙げた不全心への細胞供給システムの問題を解決すべく，われわれは温度応答性培養皿[4]を用いて，細胞シートを作製し，この組織体を心臓へ移植することにより，細胞を供給するという新しい供給システムを開発した。

これまで，細胞を組織化して移植する方法は主に人工的な scaffold に細胞を組み込む方法が考案されていたが，温度応答性培養皿による本法は人工的 scaffold を用いない唯一の方法であり，組織を構築している細胞・細胞外基質はすべて自己生体組織由来であり，細胞と細胞間，移植組織とレシピエント間の接着タンパクの発現は維持されており，生体適合性の高い組織体であることが種々の基礎研究から証明されている。

われわれはまず，ラット新生仔より単離した心筋細胞を，温度応答性培養皿を用いて培養し，細胞シートを作製した。シート状になった心筋細胞を 20℃にて剥し，これを2枚重ねて重層化し，障害心の心外膜側に移植した。重層化した心筋細胞シートは homogeneous な3次元構造をもち，connexin 43 の発現および心筋細胞シート間の電気的結合を有し，自己拍動能を示した。この心筋細胞シートをラット梗塞心の心臓表面に貼付したところ，心筋細胞シートは心臓表面に接着し，梗塞心の機能改善を認めた[5]。

われわれはさらに，ヒト臨床に応用可能な細胞源として，新生仔由来ではなく自己骨格筋由来の筋芽細胞を用いた筋芽細胞シートの作製と評価を行った。ラットを用いて，骨格筋由来筋芽細胞を単離し，筋芽細胞シートを作製し，ラット梗塞心[6]，拡張型心筋症ハムスター[7]に移植した。その結果，従来の注射針を用いた細胞移植法と比較して，組織・機能において有意な改善が起こることを報告した。さらに大動物心不全モデルとして，イヌ拡張型心筋症モデル[8]およびブタ慢性心筋梗塞モデル[9]を作製し，筋芽細胞シートを移植し，長期にわたる心機能改善効果を確認するとともに，本治療法の安全性を確認した。本研究にあたっては，死亡率が少なく重症の慢性期ブタ心筋梗塞モデルを開発・作製した[10]。また，細胞シート移植治療は左心不全のみならず，右心不全にも有効性があることが示唆された[11]と同時に，心不全治療における既存の外科術式である左室形成術と組み合わせることにより，左室の再拡大が抑制されることを小動物モデルによって証明した[12]。また筋芽細胞シートで治療した不全心には弾性の高い elastin が豊富に産生されており，これらの弾性繊維が心機能を改善させることが予測されたため，筋芽細胞に elastin を遺伝子導入し，シート化・移植したところ，同遺伝子導入細胞シートはより有効な心機能改善効果があることも示された[13]。

III．筋芽細胞シートの心不全に対する機能改善のメカニズム

上記の動物実験と並行して，われわれは筋芽細胞シートの心不全に対する心機能向上効果に関するメカニズムを解明すべく，基礎的研究を行った。元来，筋芽細胞は骨格筋が損傷した際に基底膜に存在する筋芽細胞が活性化され，細胞が増殖・分化し，最終的には欠損した骨格筋を補うことが知られている。筋芽細胞を心臓に移植した際，筋芽細胞は心筋新生仔由来の心筋細胞とは異なり，心筋特有の収縮タンパクを発現することはなく，また connexin 43 も発現しないため，電気的にレシピエント心と隔絶されて心臓内に存在し，レシピエント心と同期して拍動することはない。われわれは，筋芽細胞シートの効果のメカ

ニズムは，移植した細胞より遊離される様々なサイトカインによる作用であると考え，ラット慢性期心筋梗塞モデルに筋芽細胞シートを移植し，移植された心臓組織の growth factor の発現を網羅的に解析したところ，HGF, vascular endothelial growth factor（VEGF），stromal derived factor-1（SDF-1），insulin growth factor-1（IGF-1）の発現が特に向上していることを見出した[6]。このタンパクの発現は，移植される筋芽細胞シートの枚数に比例して向上することを確認している[14]。さらに，本タンパクがどこから産生されているか検討したところ，外来より移植された筋芽細胞よりこれらのタンパクが分泌されていることが判明した。また組織学的検討の結果，シート移植された心臓では，α-smooth muscle actin 陽性の細胞が多量に移植部位に存在し，同細胞は myosin heavy chain 陰性の細胞で，筋芽細胞の特徴を有していないことが判明している[9]。また，HGF，VEGF などの作用だけではなく，シートを移植した部位に residual stem cell と呼ばれる心筋幹細胞が多数集積していることが観察された[6]。同細胞は，心筋がダメージを受けた際に，損傷部位に集積し，分化して心筋細胞特有骨格タンパクを発現し，損失した心筋細胞補填に当たっていることが知られている。細胞シートは，このように内因性の心筋再生メカニズムを惹起していることが，心機能向上効果の一因と考えている（図❷）。

Ⅳ．細胞シート治療法の臨床研究および医師主導型治験への発展

1．人工心臓を装着した拡張型心筋症患者に対する筋芽細胞シート移植治療

これらの基礎実験をもとに，左室人工心臓を装着している拡張型心筋症患者に対する自己筋芽細胞シート移植の臨床研究について，本学倫理委員会・未来医療センターに承認を受け，2007年に臨床研究を開始した（図❸）。第1例目において，人工心臓や筋芽細胞シートによる集学的治療により，心機能の改善を認め，最終的には左室補助人工心臓からの離脱に成功し，元気に退院した[15]。本症例においては，人工心臓のもつ"bridge to recovery"効果と筋芽細胞シートのもつ

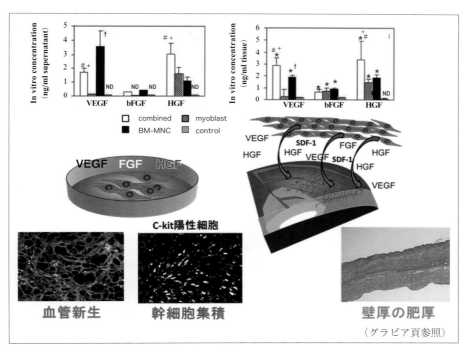

図❷ 予測される心筋組織修復のメカニズム

第4章 難病の治療法（各論） 7. 再生医療 iPS, ES

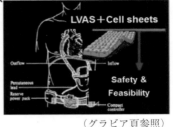

図❸ 左室補助人工心臓装着患者に対する筋芽細胞シートによる心筋再生治療

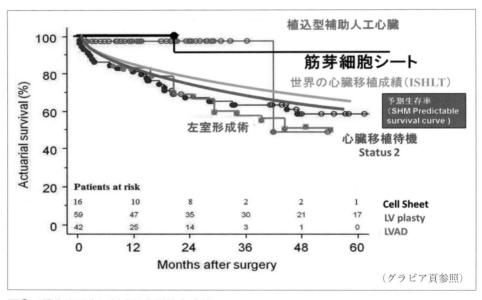

図❹ 重症心不全に対する各種治療成績

心筋賦活効果の両者の作用であると考えている。また，人工心臓を装着した3例の患者に筋芽細胞シートを移植したところ，うち2名において，左室収縮能の改善，左室のリバースリモデリングを認め，最終的にうち1名が人工心臓から離脱した。本治療法にて人工心臓から離脱した患者は2名であるが，離脱後6年を経過した時点で，心不全兆候を認めず，自宅にて療養しており，仕事に復帰している。離脱できなかった2症例は，最終的に心臓移植を行ったが，本治療を行った4症例の心筋組織を用いて血管密度を解析したところ，いずれの症例の血管密度も向上しており，非臨床研究で得た結果との相同性が認められた。

2. 人工心臓を装着していない拡張型心筋症患者,虚血性心筋症患者に対する筋芽細胞シート移植治療

われわれは,人工心臓を装着していない拡張型心筋症患者8名,虚血性心筋症患者8名に対して,自己筋芽細胞シートを移植し,本治療法の安全性・認容性を確認した。現在のところ,筋芽細胞シートに関連した重篤な有害事象を認めず,安全性を確認できている。また一部の患者において,左室収縮能の改善,臨床症状の改善が得られており,シートを移植した患者の予測生命予後は左室形成を受けた患者と比較して良好であった(図❹)。また本治療法は,多施設にて企業治験を7例行い,安全性が検証された[16]。今後,これらのデータを元に薬事申請が行われ,市販化されることが期待される。

3. 小児拡張型心筋症患者に対する筋芽細胞シート移植治療

成人の筋芽細胞シートの臨床応用に続いて,小児拡張型心筋症患者に対する筋芽細胞シートの臨床応用を開始しており,2014年に1例目の筋芽細胞シート移植を行い,現在経過観察中である。小児における心不全治療においては,現在,小児用の小型人工心臓は存在せず,心臓移植もドナー不足のためほとんど行われていないのが現状であり,本治療法により,症状の緩和,病状の進行を遅らせ,体を大きくして将来成人の人工心臓を装着し,最終的には成人期に心臓移植を行うことを目標としている。筋芽細胞シートの適応拡大のため,小児重症心不全患者に対する筋芽細胞シートの医師主導型治験を計画している。

参考文献

1) Memon IA, Sawa Y, et al : J Thorac Cardiovasc Surg 130, 646-653, 2005.
2) Fujita T, Sakaguchi T, et al : Surg Today 41, 1029-1036, 2011.
3) Miyagawa S, Matsumiya G, et al : Surg Today 39, 133-136, 2009.
4) Shimizu T, Yamato M, et al : Tissue Eng 7, 141-151, 2001.
5) Miyagawa S, Sawa Y, et al : Transplantation 80, 1586-1595, 2005.
6) Memon IA, Sawa Y, et al : J Thorac Cardiovasc Surg 130, 1333-1341, 2005.
7) Kondoh H, Sawa Y, et al : Cardiovasc Res 69, 466-475, 2006.
8) Hata H, Matsumiya G, et al : J Thorac Cardiovasc Surg 132, 918-924, 2006.
9) Miyagawa S, Saito A, et al : Transplantation 90, 364-372, 2010.
10) Shudo Y, Miyagawa S, et al : Transplantation 92, e34-35, 2011.
11) Hoashi T, Matsumiya G, et al : J Thorac Cardiovasc Surg 138, 460-467, 2009.
12) Saito S, Miyagawa S, et al : Transplantation 93, 1108-1115, 2012.
13) Uchinaka A, Kawaguchi N, et al : Mol Cell Biochem 368, 203-214, 2012.
14) Sekiya N, Matsumiya G, et al : J Thorac Cardiovasc Surg 138, 985-993, 2009.
15) Sawa Y, Miyagawa S, et al : Surg Today 42, 181-184, 2012.
16) Sawa Y, Yoshikawa Y, et al : Circ J 79, 991-999, 2015.

澤 芳樹

1980年	大阪大学医学部卒業 同医学部第一外科入局
1988年	ドイツ Max-Planck 研究所心臓生理学部門,心臓外科部門にフンボルト財団奨学生として留学
1998年	大阪大学医学部第一外科講師
2002年	同医学部臓器制御外科(第一外科)助教授
2006年	同大学院医学系研究科外科学講座心臓血管・呼吸器外科主任教授・科長(〜現在) 同医学部附属病院未来医療センターセンター長(〜2010年)
2010年	同臨床医工学融合研究教育センターセンター長(〜2015年)
2012年	京都大学 iPS 細胞研究所特任教授(併任)
2015年	大阪大学大学院医学系研究科医学部長(〜2017年3月)

専門は心臓血管外科であるが,心筋保護や人工臓器,心臓移植の基礎から臨床研究に至るまで,幅広い研究活動を行ってきた。最近では先端医療として,遺伝子治療,再生医療,ナノテクノロジーなどの研究にも積極的に取り組み,重症心不全に対する新しい治療体系の確立をめざしている。

第4章 難病の治療法（各論）

7．再生医療 iPS, ES
2）iPS細胞を用いた筋萎縮性側索硬化症の疾患モデル

仁木剛史・井上治久

　筋萎縮性側索硬化症（ALS）は，病理学的には運動神経細胞の変性によって生じる疾患である。臨床的には全身の筋肉が萎縮し，根本的治療法は存在しないため，人工呼吸器を使用しなければ発症後3～5年で呼吸不全に至る。そのため，発症メカニズムの解明に基づく根本的治療法の開発は急務である。しかしながら，発症メカニズムは未解明な部分が多く残されている。これらの課題を解決するため，幹細胞を用いたALSの疾患モデルが利用され，治療法の研究と開発が進展している。

はじめに

　筋萎縮性側索硬化症（amyotrophic lateral sclerosis：ALS）は，脳脊髄の運動神経細胞が特異的に変性し，筋肉が失われていく神経変性疾患である。本邦では2種類の治療薬が認可されているが，進行を遅らせるのみで根本的治療法はない[1]。発症の平均年齢は55歳程度で，100,000人につき1～2人で生じ，意識はほぼ正常に保たれるが，運動機能の喪失は速く，人工呼吸器を使用しなければ発症後3～5年で呼吸不全に陥り死に至る[2]。
　ALSの大部分は孤発性で，家族性のものは約10％である[3]。1993年に最初の家族性原因遺伝子（superoxide dismutase1：SOD1）が発見されて以来，様々な関連遺伝子が明らかとなっている。近年でも，病理学・遺伝学的解析の進展により多くの関連遺伝子が見出され，孤発性患者からも家族性原因遺伝子の変異が見つかっている[4]。さらに，幹細胞を用いた新しい疾患モデルの誕生を契機に，その成果と従来の知見が融合して発症機構

の解明が飛躍的に進歩を遂げ，新たな発症仮説も提唱されてきている[5]。本稿では多様な要因で引き起こされるALSのうち，代表的な遺伝子変異や孤発性のものを取り上げ，病態解明や治療法開発の研究で特に幹細胞技術を用いたものを紹介する。

I．ALSの治療法の開発に対する幹細胞技術の意義

　神経変性疾患であるALSでは，患者から脳脊髄の試料を採取できず，かつ死後脳ではすでに神経が脱落していることから，生きた神経細胞を用いた研究には課題があった。また，患者の変異遺伝子を導入したALSモデルマウスから多くの知見を得てきたが，根治薬の開発までたどり着いていない[6]。
　2006年に報告された人工多能性幹細胞（induced pluripotent stem cell：iPS細胞）は新たな疾患モデルとしてのツールとなる可能性があった[7]。iPS細胞は，マウスやヒトの体細胞に胚性幹細胞

---

key words

筋萎縮性側索硬化症，iPS細胞，疾患モデル，化合物スクリーニング

(embryonic stem cell：ES 細胞）で発現する転写因子の導入により作製され，ES 細胞と同様の自己複製能と分化多能性を兼ね備える[8]。2008 年には，最初のヒト iPS 細胞由来の運動神経細胞が作り出されている[9]。現在では，ALS 患者由来の iPS 細胞から運動神経細胞に分化させ解析する疾患モデルとして発展し，新しい治療法の開発のための化合物スクリーニングも行われている[10]。

II．家族性・孤発性症例の ALS のモデル

1．SOD1 変異による ALS

SOD1 遺伝子の変異は家族性 ALS の原因として最初に発見され[11]，家族性患者の約 20％に認められる。SOD1 は，活性酸素種であるスーパーオキシドを毒性の低い過酸化水素に変換する酵素であるが，ALS での変異はこの機能を喪失せず，新たに毒性が付加されることが示唆されている[12]。マウス ES 細胞に変異 SOD1 を導入した疾患モデルや患者由来 iPS 細胞の解析では，患者の病理やモデルマウスと類似したミトコンドリア機能障害，小胞体ストレスおよび SOD1 タンパク質封入体の蓄積，細胞体サイズの減少やニューロフィラメントの凝集などによる運動神経細胞の脆弱性が再現されている（図❶A）[13)-15)]。さらに低分子化合物のスクリーニングから GSK-3β 阻害薬ケンパウロンが神経保護作用を有するものとして単離されている[13]。また，遅延整流性カリウムチャネル活性の低下に起因する過剰な興奮が観察されることや，この表現型はカリウムチャネル Kv7.2/3 クラスアゴニストであるレチガビンで抑制され，細胞生存率を改善できることも示された[16]。また最近の研究では，患者 iPS 細胞から分化させた運動神経細胞にモルフォリノオリゴヌクレオチドで変異 SOD1 を減少させたところ，アポトーシスの減少，生存率を改善させることも示されている[17]。

2．TDP-43 変異による ALS

TAR DNA binding protein 43（TDP-43）は，HIV-1 のウイルス遺伝子発現を調節する TAR DNA 配列結合タンパク質として単離され[18]，後に家族性 ALS 患者から多くの点変異が見出されている[19]。TDP-43 は核に局在する RNA 結合タンパク質で，転写，RNA スプライシングおよび翻訳制御に関与しており，これらの変異の多くは RNA に対する機能に影響すると考えられている[20]。患者や動物モデルの脳や脊髄で変異 TDP-43 はユビキチン陽性の細胞質凝集体中で観察される（図❶B）[20)21)]。この細胞質での凝集は，TDP-43 に変異のない孤発性症例でも観察されている（図❶E）[22)23)]。

また，変異 TDP-43 患者 iPS 細胞を用いた研究から運動神経細胞の脆弱性，神経突起の短縮や不溶性 TDP-43 タンパク質の細胞質での蓄積・凝集が観察される[24)-26)]。さらに，軸索輸送の障害や亜ヒ酸やスタウロスポリンに対しての脆弱性，RNA プロセシング，スプライシングなどの RNA 代謝に関与する遺伝子の発現が増加することも見出されている[26)-28)]。われわれはヒストンアセチルトランスフェラーゼ阻害薬アナカルジン酸が，不溶性 TDP-43 の減少，神経突起長，RNA 代謝関連遺伝子の発現などの様々な表現型を改善することも示している[24]。

近年，fused in sarcoma（FUS）[29)30)] や heterogeneous nuclear ribonucleoprotein A1（hnRNP A1）[31)32)] などの RNA 結合タンパク質が ALS 原因遺伝子として同定され，TDP-43 と協調し，RNA プロセシング異常が発症機構となることが示唆されている。

3．C9orf72 による ALS

ALS 発症に関連する遺伝子変異はエクソン内だけではない。C9orf72 遺伝子の第 1 イントロンの 6 塩基（GGGGCC）の繰り返し配列は，健常者においては 2-23 程度の反復であるのに対し，欧米の家族性 ALS 患者の 20 ～ 80％，孤発性の 5 ～ 15％において，反復回数が 30 以上の異常伸長がみられる[33]。この遺伝子産物は G タンパク質としてオートファジーを調節するとされているが，詳細は明らかとなっていない[34]。また，イントロン内の反復配列の増加であることから，遺伝子産物のアミノ酸配列には変化がない。

この反復配列の異常伸長による発症には，① RNA foci と呼ばれる GGGGCC の反復を有する

第4章　難病の治療法（各論）　7．再生医療　iPS，ES

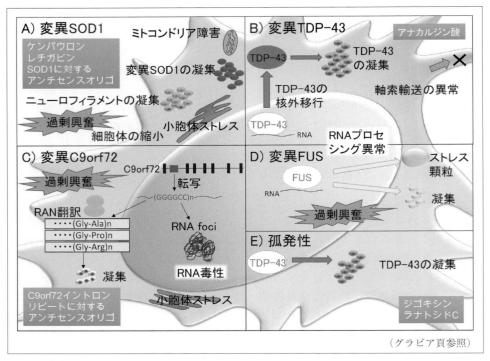

図❶　幹細胞を用いた研究から得られたALSの発症機構と治療薬シーズ

A. 変異SOD1による病態としてSOD1やニューロフィラメントの凝集，ミトコンドリア障害やERストレス，運動神経の過剰興奮が誘導にされている．レチガビン，ケンパウロン，SOD1に対するアンチセンスオリゴによる生存率の増加も報告されている．
B. 変異TDP-43はTDP-43の細胞質に蓄積，凝集が観察でき，RNAの代謝異常なども引き起こされている．これらはアナカルジン酸により改善される．
C. 変異C9orf72はイントロン1内で6塩基の繰り返し配列の延長であり，ここから転写されるRNAはRNA fociと呼ばれるRNAの凝集による毒性や，開始コドン非依存的な翻訳（RAN翻訳）により，グリシンを含むジペプチド繰り返しポリペプチドが産生される．また神経の過剰な興奮も報告されている．6塩基繰り返し配列に対するアンチセンスオリゴが治療薬の候補として示唆されている．
D. RNA結合タンパク質FUSの変異により，ストレス顆粒の形成などが引き起こされる．
E. 孤発性ALSに共通の病態としてTDP-43の凝集があり，ジゴキシンやラナトシドCにより抑制される．

RNAの蓄積・凝集による毒性，②GGGGCC反復配列からジペプチド（グリシン-アラニン，グリシン-プロリン，グリシン-アルギニン）の繰り返しが翻訳され，凝集体を形成し，毒性が出ること，③C9orf72遺伝子の発現抑制，の少なくとも3つのメカニズムによると考えられている[35]．これまでの研究から，RNAの凝集によるRNA毒性が発症機構の本体として最も支持されている．

RNA fociは，複数の研究グループから，iPS細胞から分化させた運動神経細胞において，核内で観察される（図❶C）[36)-38]．このRNA fociにはALSの原因遺伝子産物hnRNPA1，TDP-43やその結合タンパク質Pur-alfaなどのRNA結合タンパク質も含むことから，これらのRNAプロセシング因子を隔離することが発症に関わることが示唆されている[38]．さらに，これらのC9orf72神経細胞は，カルシウムチャネルとグルタミン酸受容体阻害により改善するグルタミン酸による興奮毒性を示した[36]．また，これらの患者iPS細胞由来の運動神経細胞は，オートファジーの阻害による

2）iPS細胞を用いた筋萎縮性側索硬化症の疾患モデル

生存率の低下や，カルシウムの恒常性やアポトーシス，小胞体ストレス，ミトコンドリアの膜電位の異常も示されている[36)-39)]。一方，ジペプチドのリピートからなるポリペプチドは，特定の長い反復配列をもつRNAから開始コドンに依存しない翻訳機構として知られるRAN（repeat-associated non-ATG-initiated translation）翻訳[用解1]により生合成される凝集が発症に関与することが示唆されている[40)]。

一方，C9orf72による毒性を軽減させる目的でアンチセンスオリゴヌクレオチドが開発され，RNA foci形成や運動神経細胞の変性を抑制したことから，治療に応用できることが期待されている[36)-38)41)42)]。

4. FUS変異によるALS

FUSはRNA結合タンパク質で，家族性ALSの4％，孤発性ALSの1％で変異が認められる[29)30)]。マウスES細胞を用いた研究から，変異体FUSが細胞質で凝集することや，その運動神経細胞は過剰興奮性を有することが報告されていた（図❶D）[16)43)]。

変異FUSを有する患者由来のiPS細胞を用いた研究からも同様の凝集やストレス顆粒が観察されている[44)45)]。興味深いことに，変異FUSはRNAを介して前述のPur-alfaと相互作用することも報告されている[46)]。

5. 孤発性ALS

iPS細胞の誕生により実現可能となったものの1つに孤発性疾患のモデル化があるが，いくつかの課題もある。孤発性症例の細胞と対照としての別人の細胞の比較は，表現型が疾患に関連するものではなく，単に異なる遺伝的背景の結果である可能性は否定できない。遺伝子変異の明らかな症例では，これらの問題は，原因となる遺伝子を修復した細胞を対照として用いることによって同じ遺伝的背景のものの比較が可能となる。孤発性疾患でも，遺伝子変異が明らかな場合は同様の方法を用いればよいが，未知の遺伝的要因による場合は不可能である。したがって，孤発症例をモデル化することは慎重に行い，表現型の検証のため多くの異なる患者の細胞を用いる必要があることも

考えられる。

孤発性ALS症例に由来するiPS細胞から分化させた運動神経細胞は，ドナーの死後組織の病理を再現したTDP-43の凝集が観察される（図❶E）[22)23)]。さらに化合物スクリーニングが行われ，ジゴキシンやラナトシドCなどの強心配糖体がTDP-43の凝集を抑制することが示されている[47)]。

6. 非細胞自律性の神経細胞死

変異SOD1によるALSの神経細胞死にアストロサイトなどの他の細胞の関与が示唆されている[48)-51)]。これについては，炎症およびアポトーシスを誘導する分泌性因子が関与していることや，さらにSOD1だけでなくC9orf72の変異，孤発性ALSでもアストロサイトとALSの関連も示唆されている[52)53)]。したがって，この非細胞自律性神経細胞死もALS治療の重要な標的であると考えられる。

以上のように，様々な変異・症例での発症病態の解明や治療薬シーズのスクリーニングが行われている。その中でALSを引き起こす異なる変異の中において，細胞内の凝集，神経突起の短縮，神経の過剰な興奮，様々な化合物による細胞ストレスにより感受性が高くなることなどの共通の表現型が明らかにされてきた。また，RNAを中心とした発症機構はこれまでにない新たな概念を含む重要なものであり，これらの共通の病態は治療薬の開発に貢献すると考えられている[5)]。

Ⅲ．再生医療

幹細胞技術では，移植に対する応用には2つの方法がある。1つは失われた運動神経細胞を補完する目的で運動神経細胞や神経幹細胞を移植するもの，もう1つは前述の運動神経細胞を保護する細胞を移植するものである。このような，特に神経細胞そのものを移植するのは移植技術そのものの困難さや移植細胞の厳密な調製法，安全性などにおいて解決すべき課題が多くあり，実際にヒトで実施するには多くの時間が必要となるだろう。

後者については，様々な研究がなされている。

このような治療法を成功させるためには，幹細胞の種類や移植部位，移植細胞数，投与回数などを検証する必要があり，多くの研究がなされている[54]。さらに，定着し恒久的に効果があることも期待される。現在では，自己複製能と中枢神経系の細胞すべてに分化できる能力，および in vitro での取り扱いやすさなどの理由から神経幹細胞や脂肪組織などから容易に得られ，神経栄養因子および免疫調節分子などの放出が期待される間葉系幹細胞がALSに効果があると考えられており，米国やその他の国で臨床試験が行われている[55]。

さらにわれわれは，非細胞自律性に神経が変性していることも示唆される変異SOD1をもつALSモデルマウスに健常者のiPS細胞から誘導したグリア系神経前駆細胞を移植したところ，生存期間の延長が確認された。移植細胞は主にアストロサイトに分化し，神経栄養因子を発現し，脊髄環境が改善され，神経を保護していることが示唆されている[56]。

おわりに

以上のように，様々な変異をもつ患者を用いた解析が進んでいる。その中で，これまで不可能であった孤発性患者の生きている運動神経細胞の解析も可能になり，iPS細胞の意義は大きい。さらに，治療薬の少ないALSに対してiPS細胞を用いた化合物スクリーニングが行われ，新しい治療法の開発が進展している。このようにして得られた治療薬シーズも，さらにALSの動物モデルに効果を有するのか，薬物の物性として臨床に用いられるものかなどの検証は必要である。また，ALSの全体に共通するメカニズムはおそらく存在するが，特定の遺伝子変異の患者細胞で得られた化合物が別の遺伝子変異の症例に効果を有するかも，確実に検証すべき点である。

それに加えて，ALSの研究の幹細胞の使用についても課題は多い。胎児由来のES細胞と同等の分化多能性を有するiPS細胞から分化させた様々な組織の細胞も比較的未熟な状態を保持していると考えられている[57]。幹細胞を用いたALSモデルには，ALSの発症は中年以降に多いため，細胞老化を潜在的な問題として考慮する必要があると考えられている[58]。ALS関連の幹細胞を用いた研究で，ストレス脆弱性が高い共通点などは老化様の修飾が欠如しているのかもしれない。さらに疾患の病態生理を再現するためには，異なる細胞種の相互作用が必要である可能性がある。したがって，より複雑な共培養系を発展させる必要もある。

一方，前述のレチガビン/エゾガビンはグラクソスミスクライン社よりてんかん治療薬としてアメリカ，ヨーロッパで市販されている薬物で，iPS細胞の研究から現在ALSへの応用をめざして第2相臨床試験を実施中であり，治療的効果が期待されている[59]。このように着実に成果が生まれつつあり，今後の新たなALS治療法の開発に期待がもたれる。

用語解説

1. **RAN翻訳**：RNAからタンパク質へ翻訳される際，通常は開始コドン（AUG）から始まるが，特定の塩基配列の長い繰り返し配列が存在するRNAを鋳型に開始コドン非依存的に翻訳されることが生じることがある。これはrepeat-associated non-ATG（RAN）翻訳と呼ばれ，ALSではC9orf72のイントロン1のGGGGCCのリピート配列が延長している患者が見つかっており，その反復配列由来のポリペプチドの蓄積が発症に重要な役割を果たしていると考えられている。

参考文献

1) Bucchia M, Ramirez A, et al : Clin Ther 37, 668-680, 2015.
2) Al-Chalabi A, Hardiman O : Nat Rev Neurol 9, 617-628, 2013.
3) Al-Chalabi A, Kwak S, et al : Biochim Biophys Acta 1762, 956-972, 2006.
4) Therrien M, Dion PA, et al : Curr Neurol Neurosci Rep 16, 59, 2016.
5) Lee S, Huang EJ : Brain Res 1656, 88-97, 2015.
6) Inoue H, Yamanaka S : Clin Pharmacol Ther 89, 655-661, 2011.
7) Takahashi K, Yamanaka S : Cell 26, 663-676, 2006.

8) Boulting GL, Kiskinis E, et al : Nat Biotechnol 29, 279-286, 2011.
9) Dimos JT, Rodolfa KT, et al : Science 321, 1218-1221, 2008.
10) Hedges EC, Mehler VJ, et al : Stem Cells Int 2016, 9279516, 2016.
11) Rosen DR, Siddique T, et al : Nature 362, 59-62, 1993.
12) Saccon RA, Bunton-Stasyshyn RKA, et al : Brain 136, 2342-2358, 2013.
13) Yang YM, Gupta SK, et al : Cell Stem Cell 12, 713-726, 2013.
14) Kiskinis E, Sandoe J, et al : Cell Stem Cell 14, 781-795, 2014.
15) Chen H, Qian K, et al : Cell Stem Cell 14, 796-809, 2014.
16) Wainger BJ, Kiskinis E, et al : Cell Rep 7, 1-11, 2014.
17) Nizzardo M, Simone C, et al : Sci Rep 16, 21301, 2016.
18) Ou SH, Wu F, et al : J Virol 69, 3584-3596, 1995.
19) Sreedharan J, Blair IP, et al : Science 319, 1668-1672, 2008.
20) Dormann D, Haass C : Trends Neurosci 34, 339-348, 2011.
21) Zhou H, Huang C, et al : PLoS Genet 6, e1000887, 2010.
22) Neumann M, Sampathu DM, et al : Science 314, 130-133, 2006.
23) Arai T, Hasegawa M, et al : Biochem Biophys Res Commun 351, 602-611, 2006.
24) Egawa N, Kitaoka S, et al : Sci Transl Med 4, 145ra104, 2012.
25) Bilican B, Serio A, et al : Proc Natl Acad Sci USA 109, 5803-5808, 2012.
26) Alami NH, Smith RB, et al : Neuron 81, 536-543, 2014.
27) Zhang Z, Almeida S, et al : PLoS One 8, e76055, 2013.
28) Ishihara T, Ariizumi Y, et al : Hum Mol Genet 22, 4136-4147, 2013.
29) Vance C, Rogelj B, et al : Science 323, 1208-1211, 2009.
30) Kwiatkowski TJ Jr, Bosco DA, et al : Science 323, 1205-1208, 2009.
31) Kim HJ, Kim NC, et al : Nature 495, 467-473, 2013.
32) Liu Q, Shu S, et al : Neurology 87, 1763-1769, 2016.
33) DeJesus-Hernandez M, Mackenzie IR, et al : Neuron 72, 245-256, 2011.
34) Taylor JP, Brown RH Jr, et al : Nature 539, 197-206, 2016.
35) Webster CP, Smith EF, et al : Small GTPases 21, 1-10, 2016.
36) Donnelly CJ, Zhang PW, et al : Neuron 80, 415-428, 2013.
37) Almeida S, Gascon E, et al : Acta Neuropathol 126, 385-399, 2013.
38) Sareen D, O'Rourke JG, et al : Sci Transl Med 5, 208ra149, 2013.
39) Dafinca R, Scaber J, et al : Stem Cells 34, 2063-2078, 2016.
40) Freibaum BD, Taylor JP : Front Mol Neurosci, 10:35, 2017.
41) Lagier-Tourenne C, Baughn M, et al : Proc Natl Acad Sci USA 110, E4530-4539, 2013.
42) Jiang J, Zhu Q, et al : Neuron 90, 535-550, 2016.
43) Watabe K, Akiyama K, et al : Neuropathology 34, 83-98, 2014.
44) Lenzi J, De Santis R, et al : Dis Model Mech 8, 755-766, 2015.
45) Ichiyanagi N, Fujimori K, et al : Stem Cell Reports 6, 496-510, 2016.
46) Di Salvio M, Piccinni V, et al : Cell Death Dis 22, e1943, 2015.
47) Burkhardt MF, Martinez FJ, et al : Mol Cell Neurosci 56, 355-364, 2013.
48) Yamanaka K, Chun SJ, et al : Nat Neurosci 11, 251-253, 2008.
49) Di Giorgio FP1, Boulting GL, et al : Cell Stem Cell 3, 637-648, 2008.
50) Marchetto MC, Muotri AR, et al : Cell Stem Cell 3, 649-657, 2008.
51) Lee J, Hyeon SJ, et al : Exp Neurobiol 25, 233-240, 2016.
52) Meyer K, Ferraiuolo L, et al : Proc Natl Acad Sci USA 111, 829-832, 2014.
53) Ince PG, Highley JR, et al : Acta Neuropathol 122, 657-671, 2011.
54) Lewis CM, Suzuki M : Stem Cell Res Ther 5, 32, 2014.
55) Czarzasta J, Habich A, et al : Int J Dev Neurosci 57, 46-55, 2017.
56) Kondo T, Funayama M, et al : Stem Cell Reports 3, 242-249, 2014.
57) Lapasset L, Milhavet O, et al : Genes Dev 25, 2248-2253, 2011.
58) Sances S, Bruijn LI, et al : Nat Neurosci 9, 542-553, 2016.
59) McNeish J, Gardner JP, et al : Cell Stem Cell 17, 8-10, 2015.

仁木剛史
1995年　神戸学院大学薬学部卒業
2000年　北海道大学薬学研究科博士課程修了
　　　　科学技術振興財団CREST研究員
2004年　新潟大学大学院医歯学総合研究科助教
2007年　北海道大学大学院薬学研究院特任助教
2009年　同大学院農学研究院准教授
2015年　京都大学iPS細胞研究所特定研究員

第4章　難病の治療法（各論）

7．再生医療　iPS, ES
3）ES 細胞による再生医療

阿久津英憲・土田奈々枝

わが国では，再生医療の実用化を促進する制度的枠組みが整い，医療のみならず再生医学や再生医療関連産業の更なる発展が期待されている。ヒト胚性幹細胞は，1998年に樹立が報告され，2010年には脊髄損傷患者に対して臨床試験（first in human trial）が開始された。これまで有効な治療法がなかった疾患にも効果が期待できる画期的な治療法となることが期待される。本稿では，ヒト胚性幹細胞の特性を理解するとともに，世界で進む再生医療の現状を概説する。

はじめに

胚性幹細胞（embryonic stem cells：ES 細胞）は発生初期の胚（胚盤胞）から樹立する分化多能性の幹細胞である。ヒト ES 細胞は1998年に樹立が報告され[1]，個体のあらゆる細胞に分化する能力（pluripotency：分化多能性）と，無限に細胞増殖を繰り返すことができる能力（self-renewal：自己複製能）をもつ幹細胞である。ヒト ES 細胞は正常な染色体核型で無限に増殖する細胞であり，均一な細胞特性で拡大培養が可能なため細胞製剤製造という観点から細胞品質のロット管理が容易である。このことは安定した再生医療を実現し発展させるためには極めて有用な点である。

有効な治療法がない疾患に対する画期的な治療法としてヒト ES 細胞を用いた再生医療が期待されてきた。2010年には，ES 細胞由来のオリゴデンドロサイト前駆細胞を亜急性期の胸部脊髄損傷患者に対して移植する臨床試験（first in human trial：FIH 試験）が開始された。分化多能性幹細胞（pluripotent stem cells）による再生医療が現実のものとなる時代がいよいよ来たのである。

I．わが国における再生医療の制度

わが国では，再生医療の実用化を促進する制度的枠組みの整備が進み，2つの重要な法律が2014年11月25日に施行された。「再生医療等の安全性の確保等に関する法律」（再生医療等安全性確保法）は，臨床研究や自由診療として実施されてきた再生医療・細胞治療（がん免疫療法も含む）が対象となる[2]。再生医療等安全性確保法は，ES 細胞や人工多能性幹細胞（induced pluripotent stem cells：iPS 細胞）のような新規的な多能性幹細胞から体性細胞まで含まれる。対象に対して与える影響（リスク）の程度に応じた3段階の提供基準，細胞培養加工施設の基準などを設け，安全な再生医療を迅速かつ円滑に社会へ提供するための法律である。一方，既存の治療法がないまたは既存の治療法より高い効果が実証されたものが対象となるケースとして薬事法下で進む再生医療がある。再生医療の実用化に対応できるように薬事法が一部改正となり，再生医療製品の特性を踏ま

key words

ES 細胞，再生医療，細胞移植

えた承認・許可制度が新設され，再生医療製品として新たに分類されることになった。その改正薬事法は，2014年11月25日に「医薬品，医療機器等の品質，有効性及び安全性の確保等に関する法律」(医薬品・医療機器等法)として施行された。再生医療製品の早期承認制度が導入され，それらをより早く市場へ出す仕組みができあがり，世界に先駆けた革新的な制度である[3]。

このようにわが国では，再生医療の実用化を制度上ダブルトラックで進めることが可能となっている。ヒトES細胞においては，再生医療を安定した医療として提供するために医薬品・医療機器等法の下で再生医療製品開発を進めることが想定される。

II．ヒトES細胞による再生医療への準備

再生医療は，細胞や組織などを用いて病気やけがで機能不全になった組織や臓器を再生あるいは機能を補助する医療である。有効な治療法がない難病に対する画期的な医療として注目を集めるだけではなく，再生医療技術は創薬などへの応用も期待されている。

細胞移植による再生医療の成功のためには，①ドナー組織(細胞)から大量の正常な目的細胞が獲得できることと，②病気の進行を止めるか症状の改善または治癒を達成し，その効果が持続するために，移植した細胞が生体内で維持され適切な機能を果たすことが求められる。ヒトES細胞は，均一な細胞特性をもつことから，細胞を基にした再生医療製造上効果的にバッチ処理がとれることと，最終的に再生医療製品としてロット管理が比較的とりやすいという開発上の利点がある。ヒトES細胞による再生医療では，②における特定の疾患に対する臨床応用の安全性と有効性を担保するための移植細胞を作り出す(製造)①の工程の構築が重要である(図❶)。ヒトES細胞は非常に高い増殖能をもつ細胞であり，均一な特性で拡大培養(スケールアップ)が可能なため，細胞製

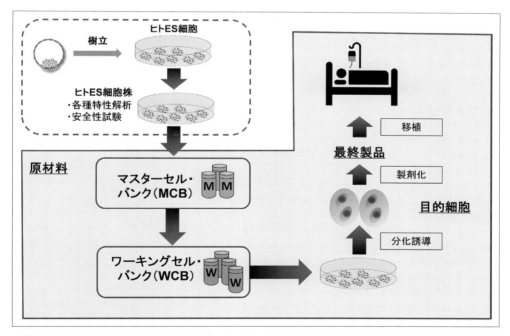

図❶　ヒトES細胞による細胞治療概略
ヒトES細胞樹立から移植までの概略的な流れである。マスターセルバンク化による種々の特性解析とマスター/ワーキングセルバンク構築のため拡大培養が必要である。さらに，目的となる分化細胞への分化誘導検証が行われる。実線の枠内でマスターセルバンク構築から最終製品製造までが薬事法下での管理となる。

造上細胞品質と安全性のバッチ管理が比較的容易である。ヒトES細胞を応用すれば，特定の細胞へ分化誘導することで治療に十分な量かつ品質が均一に担保された細胞を得ることが可能である。しかしこの前提として，分化誘導効率がよく治療の有効性が担保できる分化誘導体（最終細胞製品）の均一な品質が得られることが重要である。

Ⅲ．海外におけるヒトES細胞再生医療の現況

2010年に世界で初めて多能性幹細胞による再生医療としてヒトES細胞を用いた臨床試験が米国で始まった。ヒトES細胞から神経系の細胞であるオリゴデンドロサイト前駆細胞を分化誘導し，亜急性期の胸部脊髄損傷に対して移植する臨床試験である。現在までに，ヒトES細胞では網膜色素上皮細胞による若年性遺伝性黄斑ジストロフィー症（スタルガルト病）と萎縮型加齢黄斑変性症の網膜の難病2疾患に対する臨床試験が米国，英国と韓国で行われ，膵臓のβ細胞（インスリン分泌細胞）によるインスリン依存型糖尿病に対する臨床試験は米国とカナダで行われている（表❶）[4)5)]。ヒトES細胞再生医療製剤開発の現状を報告する。

脊髄損傷に対する再生医療は，米国のバイオベンチャー企業Geron社がヒトES細胞を原材料として分化誘導したオリゴデンドロサイト前駆細胞株を移植用の最終製品とした臨床試験が開始された。現在，この臨床試験はGeron社からAsterias Biotherapeutics社へ引き継がれている[6)]。このヒトES細胞再生医療製品（AST-OPC1）を用いた臨床試験（フェーズ1/2a；"SCi star study"）は，受傷後14日から30日内の亜急性期胸部脊髄損傷患者の損傷部位へ移植する治療であり，フェーズ1として安全性が確認され（ClinicalTrials.gov Identifier: #NCT02302157）[7)]，現在までに13症例に行われている[6)]。2011年には難治性眼疾患に対してヒトES細胞による新たな臨床試験が始まった。米国Advanced Cell Technology社（2014年よりOcata Therapeutics社へ名称変更，2016年にAstellas Pharma USが買収）は，ヒトES細胞由来網膜色素上皮細胞を若年性遺伝性黄斑ジストロフィー症（スタルガルト病：SMD）と萎縮型加齢黄斑変性症（DRY-

表❶　世界で進むヒトES細胞による再生医療

開発者（国）	対象疾患	細胞ソース	治験進行段階
Asterias Biotherapeutics（CA, USA）*1	spinal cord injury	human-ESC-derived oligodendrocyte precursor cells	phase Ⅰ/Ⅱ
Astellas Pharma US（IL, USA）*2	Stargardt's macular dystrophy	human-ESC-derived RPE	phase Ⅰ/Ⅱ
	macular degeneration	human-ESC-derived RPE	phase Ⅰ/Ⅱ
	myopic macular degeneration	human-ESC-derived RPE	phase Ⅰ/Ⅱ
ViaCyte（CA, USA）	typeⅠdiabetes mellitus	human-ESC-derived pancreatic endoderm cell	phase Ⅰ/Ⅱ
Chabiotech Co. Ltd.（S. Korea）	macular degeneration	human-ESC-derived RPE	phase Ⅰ/Ⅱ
Pfizer（UK）	macular degeneration	human-ESC-derived RPE	phase Ⅰ
Cell Cure Neurosciences Ltd.（Israel）	macular degeneration	human-ESC-derived RPE	phase Ⅰ/Ⅱ
Assistance Publique-Hopitaux de Paris（France）	heart failure	human-ESC-derived CD15+Isl-1+progenitor	phase Ⅰ
BIOTIME（CA, USA）*3	macular degeneration	human-ESC-derived RPE	phase Ⅰ/Ⅱ
International Stem Cell Corp.（Australia）	Parkinson's disease	human parthenogenetic-derived neural stem cells	phase Ⅰ/Ⅱ

*1：Asterias Biotherapeutics社は，Geron社の臨床試験を引き継いで試験を続けている。
*2：Astellas Pharma US社がOcata Therapeutics社を2016年に買収した。
*3：BIOTIME社による臨床試験はイスラエルで行われている。
RPE：retinal pigmented epithelial cell　網膜色素上皮細胞

AMD）の2疾患に対して2011年から臨床試験を実施している（SMD；ClinicalTrials.gov Identifier: #NCT01345006, DRY-AMD；ClinicalTrials.gov Identifier: #NCT01344993）[8,9]。ヒトES細胞から網膜色素上皮細胞を分化誘導し，移植に用いるヒトES細胞再生医療製品（MA09-hRPE）を作製する。MA09-hRPEによるSMDに対する臨床試験は英国と韓国でも行われている。現在までにMA09-hRPEによる臨床試験（フェーズ1/2）は，SMDとDRY-AMDの2疾患に対して計38症例（英国でのSMD 12症例を含む）が行われている。Ocata Therapeutics社によるヒトES細胞を用いた臨床試験の成果がLancet誌で報告された[10,11]。MA09-hRPE細胞の移植を受けたSMDとDRY-AMDそれぞれ9症例の計18症例に対する成果は，SMDの1例で重症の硝子体炎を起こし治療を中止した以外，移植手技と細胞自体の安全性に大きな問題はなく，さらに移植を受けた半数以上の患者視力で若干の改善が認められたと報告されている[11]。DRY-AMDに対しては，米国の企業BIOTIME社が異なる製品製造コンセプトでヒトES細胞由来網膜色素細胞を製品化（OpRegen）し，臨床試験を米国とイスラエルで3症例行っている[12]。

神経変性疾患であるパーキンソン病に対して，興味深い臨床試験がInternational Stem Cell社によりオーストラリアで行われている[13]。ヒト単為発生胚（卵子ゲノムのみの2倍体胚）からES細胞を樹立し（ヒト単位発生-ES細胞），神経幹細胞を分化誘導することで再生医療へ応用する。ヒト単位発生-ES細胞由来神経幹細胞によるパーキンソン病モデル動物での安全性と有効性を確認し[14,15]，2016年にパーキンソン病に対する細胞治療が行われ（ClinicalTrials.gov Identifier: #NCT02452723）[16,17]，現在までに3人への移植がなされた。他に，フランスでは心筋梗塞，韓国では網膜変性疾患に対するヒトES細胞再生医療が進められている（表❶）。

おわりに

ヒトiPS細胞やヒトES細胞のように新しい幹細胞技術を用いた臨床応用は，人体への影響について未知の部分もあるため，その安全性および倫理性の確保に対して十分な体制をとらなければならない。一方で，これまでに有効な治療法がなかった疾患にも効果が期待できる治療法となりうる。ヒトES細胞による再生医療は，これまで欧米，韓国，イスラエルやオーストラリアなどで進められているが，重篤な副作用は報告されておらず，安全性の確認から徐々に有効性の評価へと移ってきている。わが国でもヒトES細胞による再生医療を開発し行うための法令が整い，今後の発展が期待される。

参考文献

1) Thomson JA, et al : Science 282, 1145-1147, 1998.
2) 「再生医療等の安全性の確保等に関する法律」 http://law.e-gov.go.jp/announce/H25HO085.html
3) 「医薬品，医療機器等の品質，有効性及び安全性の確保等に関する法律」 http://www.mhlw.go.jp/stf/seisakunitsuite/bunya/0000045726.html
4) Trounson A, DeWitt ND : Nat Rev Mol Cell Biol 17, 194-200, 2016.
5) Trounson A, McDonald C : Cell Stem Cell 17, 11-22, 2015.
6) http://asteriasbiotherapeutics.com/index.php
7) https://clinicaltrials.gov/ct2/show/NCT02302157
8) https://clinicaltrials.gov/ct2/show/NCT01345006?term=NCT01345006&rank=1
9) https://clinicaltrials.gov/ct2/show/NCT01344993?term=rpe+advanced+cell+technology&rank=1
10) Schwartz SD, Hubschman JP, et al : Lancet 379, 713-720, 2012.
11) Schwartz SD, Regillo CD, et al : Lancet 385, 509-516, 2015.
12) http://www.biotimeinc.com/
13) http://internationalstemcell.com/
14) Gonzalez R, Garitaonandia I, et al : Cell Transplant 24, 681-690, 2015.
15) Gonzalez R, Garitaonandia I, et al : Cell Transplant 25, 1945-1966, 2016.
16) https://clinicaltrials.gov/show/NCT02452723
17) Garitaonandia I, Gonzalez R, et al : Sci Rep 6, 34478, 2016.

第4章 難病の治療法(各論) 7. 再生医療 iPS, ES

阿久津英憲
1995年 弘前大学医学部卒業
2002年 福島県立医科大学医学研究科課程修了
2005年 国立成育医療センター研究所生殖・細胞医療研究部生殖技術研究室室長
2014年 同生殖医療研究部 部長

第4章 難病の治療法（各論）

8．ゲノム編集
1）ゲノム編集

高田修治

ゲノム編集は生きている細胞内のゲノムを人工的に書き換える技術であるため，難病の原因となる変異を正常配列に戻す技術として期待されている．現在のところ，まだヒトの難病治療には使われていないが，モデル動物や細胞などにより，これらの治療に向けた研究開発が行われている．本稿では遺伝性高チロシン血症I型，網膜色素変性症，血友病A，デュシェンヌ型筋ジストロフィーを対象に，ゲノム編集により疾患モデル動物や症例由来iPS細胞などを用いて難病の原因となる変異を修復した例について紹介する．

はじめに

ゲノム編集は野生型配列に変異を導入する技術として開発されてきたが[1)-4)]，裏を返せば変異を野生型配列に戻す技術として利用できる．CRISPR (clustered regularly interspaced short palindromic repeats) / Cas9 (CRISPR associated protein 9) システムはヒト由来培養細胞やヒト由来iPS細胞 (induced pluripotent stem cell，人工多能性幹細胞) だけでなく，ヒト受精卵においても作用することが明らかとなっているため（3nの受精卵が使用された）[5)6)]，ヒトゲノム中の変異を正常配列に戻す，いわば「ゲノムの治療」に有効であると考えられる．実際に可能なアプローチとして，①造血幹細胞を取り出し，体外でゲノム編集後に戻す，②iPS化した細胞をゲノム編集後に分化させて移植する，③CRISPR/Cas9システムをウイルスベクターに組み込み，標的細胞や組織に直接作用させる，④受精卵に対してゲノム編集を行う，などが考えられる．ただし，安全性の確認や倫理の面などからも議論が必要であり，ゲノム編集による治療は現実にはまだ先のことである．本稿では，CRISPR/Cas9システムによるゲノム編集の難病治療への応用に向けたいくつかの研究について解説する．CRISPR/Cas9システムの原理については第3章8を参照されたい．

I．遺伝性高チロシン血症I型

遺伝性高チロシン血症I型はチロシン代謝に関与するフマリルアセト酢酸ヒドラーゼをコードする遺伝子 *FAH* に変異が入ることが原因で，有害な代謝産物が蓄積することにより症状を呈する遺伝性の難病である．動物モデルとして，ヒトの遺伝性高チロシン血症I型と同様に *Fah* のエクソン8とイントロン8の結合部のGがAに変異しているマウスが存在する．このモデルマウスでは *Fah* のスプライシング時にエクソン8がスキップし，不安定なFAHが肝臓で作られる結果，体重

---

key words

ゲノム編集，CRISPR/Cas9，受精卵，遺伝性高チロシン血症I型，網膜色素変性症，血友病A，デュシェンヌ型筋ジストロフィー

減少や肝障害などを呈する。この遺伝子の変異を野生型配列に変換するため，Anderson らはエクソン 8/イントロン 8 結合部に存在する変異周辺を認識する sgRNA と Cas9 をコードする発現プラスミドおよびドナー（199 塩基長の変異周辺の野生型配列の 1 本鎖 DNA）を成獣のモデルマウスに hydrodynamic tail vein injection（HTVi）法により導入した[7]（図❶）。HTVi 法はマウスの尾静脈からプラスミドベクターなどを高圧で注入する方法で，肝臓への遺伝子導入効率が高い。その結果，肝臓の一部の細胞で A の変異が野生型の G に書き換えられ，体重減少と肝障害の軽減が確認された。また，Anderson らはモデルマウスに脂質ナノ粒子により Cas9，アデノ随伴ウイルスにより sgRNA とドナー配列（変異周辺の野生型配列）を導入することにより，同様の治療効果を確認した[8]。これらの結果はゲノム編集によりヒトの遺伝性高チロシン血症 I 型を治療できる可能性を示している。

Ⅱ．網膜色素変性症

網膜色素変性症は病気の進行に伴って視力が低下し，失明にいたることもある疾患で，遺伝子の変異が原因と考えられている。ヒトの網膜色素変性症の原因遺伝子の 1 つとして *MERTK* 遺伝子が同定されており[9]，モデル動物としてヒト遺伝子のオルソログである *Mertk* 遺伝子のイントロン 1 とエクソン 2 の一部 1.9 kb を欠失した Royal College of Surgeons（RCS）ラットが存在する[10]。すなわち，このモデル動物ではエクソン 2 の活性がない。ゲノム編集技術では図❷に示した相同組換えによりゲノムの部位特異的に挿入（ノックイン）が可能であるため，1.9 kb の欠失配列を補完することができる。しかし，相同組換えは分裂細胞のもつ修復活性であるため，非分裂細胞の網膜では *Mertk* 遺伝子を修復することができない。そのため，Belmonte らは非分裂細胞でも修復活性のある非相同末端結合を利用して，ゲノムの標的箇所に任意の配列を挿入できる homology-independent targeted integration（HITI）法を開発することにより，RCS ラットの網膜で *Mertk* 遺

伝子のイントロン 1 にエクソン 2 を挿入した[11]。HITI 法ではゲノムの標的箇所を認識する sgRNA とドナーとなる配列（sgRNA で切断できる配列を逆向きに含む）を設計する。sgRNA，Cas9，ドナーを細胞に導入すると，ゲノムの標的箇所とドナーが切断される（図❸）。切断箇所が非相同末端結合で修復されるときにドナーが挿入される可能性がある。ただし，正向きだけでなく逆向きにも挿入される可能性があり，その場合は sgRNA の認識配列が復活し，sgRNA と Cas9 により再切断される。正向きに入った場合は修復された配列が sgRNA の認識配列とはならないため，

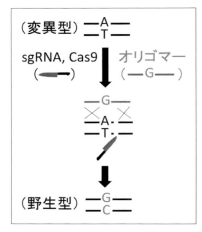

図❶ CRISPR/Cas9 システムによる遺伝性高チロシン血症 I 型の原因変異の修復

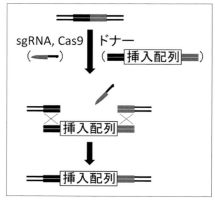

図❷ CRISPR/Cas9 システムによるノックイン法

sgRNA と Cas9 により切断されず，安定に保持される。Belmonte らはアデノ随伴ウイルスにより sgRNA と Cas9，ドナー配列を成獣 RCS ラットの眼の網膜下腔へ注入することにより，視覚障害を一部回復することに成功した[11]。本技術は，将来欠失が原因で発症する疾患に関して非分裂細胞である成人の神経や心臓，筋肉においてもゲノム編集により治療ができる可能性を示している。

Ⅲ．血友病 A

血友病 A は先天性の血液凝固因子欠乏症の 1 つで，X 染色体上に位置する血液凝固第Ⅷ因子をコードする遺伝子（F8 遺伝子）の変異が原因である。重症血友病 A の約半数の症例では F8 がイントロン 1 またはイントロン 22 で分断され，それぞれ 140 kb，600 kb の染色体逆位が生じることが原因変異となっている。Kim らは，治療のモデルとして，F8 の逆位を有する症例の尿中の上皮細胞から iPS 細胞を樹立し，2 つの sgRNA と Cas9 を iPS 細胞へ導入することにより逆位を修正した[12]（図❹）。修正した iPS 細胞を上皮細胞へと分化させると正常な F8 遺伝子産物が発現することを確認した。さらに，修正した iPS 細胞由来上皮細胞を F8 遺伝子が機能しない血友病 A モデルマウスの後肢へ移植し，尾の先を切断することにより出血させたところ，移植していないモデルマウスでは 1 時間ほどで死亡したが，移植したモデルマウスでは 2 日間生存したものもいた[12]。この実験では期間が 2 日間に設定されていたため，さらに長く生存できた可能性がある。この結果はゲノム中の逆位が原因となる疾患に対して，iPS 細胞を介することにより治療できる可能性を示している。最近では CRISPR/Cas9 システムにより 1 Mb 以上の逆位を誘導できることが確認されているため，他の疾患へも応用が可能であると考える[13]。

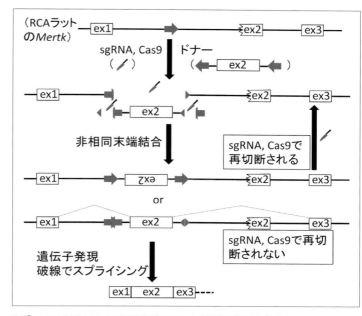

図❸ HITI 法による網膜色素変性症の原因変異の修復
ex はエクソン，グレーの矢印は sgRNA の認識配列を示す。

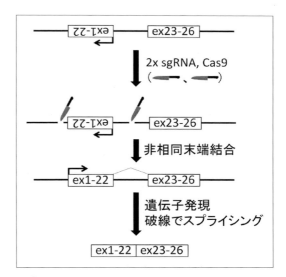

図❹ ゲノム編集による逆位の修復

Ⅳ．デュシェンヌ型筋ジストロフィー

筋ジストロフィーは進行性の筋力低下を主徴とする遺伝性疾患の総称である。デュシェンヌ型筋ジストロフィーは重症の筋ジストロフィーで，X 染色体上に位置する DMD（dystrophin, muscular dystrophy）遺伝子の変異が原因であり根治療法はない[14]。*DMD* はゲノム中で 2 Mb 超にわたってエクソンが存在し，オープンリーディングフレームだけでも 11 kb 超と大きく，遺伝子を外部から補充する遺伝子治療を応用することは難しい。デュシェンヌ型筋ジストロフィーの原因となっている変異は主に 3 つに分類できる。小さな変位，1 つか 2 つのエクソンの欠失，1 つかいくつかのエクソンの重複である[14]。これらの変異についてはゲノム編集で修復できる可能性がある。

1. ヒト iPS 細胞での *DMD* の修復

堀田らはヒト iPS 細胞での *DMD* の修復を試みた。そのため，まず *DMD* のエクソン 44 が欠失しているデュシェンヌ型筋ジストロフィー症例の線維芽細胞から iPS 細胞を樹立した[15]。この iPS 細胞はエクソン 44 が欠失しているため，エクソン 45 でフレームシフトとなっていた。この変異を修復することにより機能のある DMD タンパク質が作られるよう，次の 3 つの方法が試みられた。①エクソン 43 からエクソン 46 にスプライシングするとインフレームになるため，エクソン 45 のスプライシングアクセプターに変異を入れる。②エクソン 45 に indel を誘導してインフレームにする。③エクソン 45 の前にエクソン 44 を挿入する。①と②は TALEN または CRISPR/Cas9 システムを iPS 細胞に導入することにより実行された。③は図❷に示した相同組換えによる反応を利用し，①，②で使用した TALEN または CRISPR/Cas9 システムとドナー（イントロン 44 の 3'周辺配列，挿入配列としてエクソン 44，エクソン 45 を含む配列，図❷のドナーを参照）を同時に iPS 細胞に導入することにより実行された。その結果，①，②，③のいずれにおいても狙った変異が誘導され，フレームシフトが修復された。修復した iPS 細胞を骨格筋細胞へ分化させたところ，野生型とほぼ同じ大きさのタンパク質が確認された。iPS 細胞を利用することにより治療できる可能性を示している。

2. ゲノム編集によるデュシェンヌ型筋ジストロフィーマウスの治療

デュシェンヌ型筋ジストロフィーのモデルマウスとして，C57BL/10ScSn 系統マウスの突然変異によって生じた *mdx*（X chromosome-linked muscular dystrophy）マウスが存在する[16]。*mdx* マウスはヒト *DMD* のオルソログである *Dmd* 遺伝子のエクソン 23 の CAA（グルタミン）が TAA（ストップコドン）にナンセンス変異することによりデュシェンヌ型筋ジストロフィーの症状を呈する[17]。*Dmd* 産物はスプライシングによりエクソン 23 を欠いてもフレームシフトとならず，機能のあるタンパク質となることが報告されているため[18]，ゲノム編集により *mdx* マウスゲノムから *Dmd* のエクソン 23 を欠失させることにより治療できる可能性が考えられた[19)-21)]。そのため，Gersbach らや Wagers らはアデノ随伴ウイルスにより *Dmd* のエクソン 23 を挟むイントロン（イントロン 22 と 23）を認識する sgRNA と Cas9 を生後数日の *mdx* マウスに導入することにより，ナンセンス変異が存在するエクソン 23 を欠失させた[19)20)]（図❺）。また，Olson らはアデノ随伴ウイルスにより *Dmd* のエクソン 23 のナンセンス変異とイントロン 23 を認識する sgRNA と Cas9 を *mdx* マウスに導入することによりエク

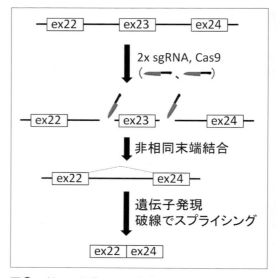

図❺ ゲノム編集による欠失の誘導

ソン 23 を欠失させた[21]．いずれの場合も筋肉の機能が改善されており，これらの結果はゲノム編集によりヒトのデュシェンヌ型筋ジストロフィーを治療できる可能性を示している．

3. デュシェンヌ型筋ジストロフィー原因変異の受精卵でのゲノム編集による修正

遺伝病の原因変異をゲノム編集により受精卵で正常配列に変換することができれば完全な根治療法となる．しかし，ゲノム編集により人工的に書き換えた配列は生殖細胞に寄与し，次世代へと受け継がれるため，ヒトの遺伝病に適用するには慎重かつ十分な倫理的考察が必要である．モデル動物においては，ゲノム編集により遺伝性の難病を根治できることが mdx マウスを用いた研究で示されている．Olson らはホモ変異の mdx マウスの受精卵に変異周辺を認識する sgRNA と Cas9 メッセンジャー RNA，ドナー（変異周辺の合成 1 本鎖オリゴ DNA で，変異部位は野生型になっている）を顕微注入することで Dmd に存在する変異の修復を試みた[22]．受精卵を偽妊娠マウスへ移植し，産仔の塩基配列を調べた結果，変異が野生型の塩基に修正された個体やナンセンス変異周辺がインフレームで微小欠損することにより変異が除かれた個体が得られた．これらの中には 1 細胞期の 2n で変異が修正されたと考えられる個体も存在したが，1 細胞期の 4n 以降でゲノム編集が起こったためモザイクになったと考えられる個体も存在した．筋肉の組織像の解析から，変異が修正されたアレルが 17％しか存在しないモザイク個体でも筋ジストロフィーが改善されていた[22]．この結果はゲノム編集による受精卵での難病治療の可能性を示している．

おわりに

CRISPR/Cas9 システムによるゲノム編集を難病治療へ応用するには，まだいくつも乗り越えなければならない問題点がある．いくつか挙げると，①オフターゲットが存在する可能性があり，治療標的とした配列（オンターゲット）ではない配列への変異導入が否定できず，安全性の面で改良が必要であること，②目的外の変異が誘導されることがあること（例として，塩基置換を誘導しても微小欠損なども起こることがある），③ゲノム編集の効率が 100％ではないため，すべての細胞に変異を誘導できるわけではないこと，④受精卵の場合はモザイクになることがあること，⑤受精卵の場合は将来生殖細胞に寄与する可能性が高いため，ゲノム編集により人工的に書き換えた配列が次世代へと受け継がれてしまうこと，などである．また，当然であるがヒトゲノム配列を人工的に書き換えるため，倫理に関しては慎重な議論が求められる．これらのことが克服されるにつれ，ゲノム編集が様々な難病治療へと応用されていくと考えられる．

参考文献

1) Kim YG, Cha J, et al : Proc Natl Acad Sci USA 93, 1156-1160, 1996.
2) Christian M, Cermak T, et al : Genetics 186, 757-761, 2010.
3) Cong L, Ran FA, et al : Science 339, 819-823, 2013.
4) Mali P, Yang L, et al : Science 339, 823-826, 2013.
5) Liang P, Xu Y, et al : Protein Cell 6, 363-372, 2015.
6) Kang X, He W, et al : J Assist Reprod Genet 33, 581-588, 2016.
7) Yin H, Xue W, et al : Nat Biotechnol 32, 551-553, 2014.
8) Yin H, Song CQ, et al : Nat Biotechnol 34, 328-333, 2016.
9) Thompson DA, McHenry CL, et al : Am J Hum Genet 70, 224-229, 2002.
10) D'Cruz PM, Yasumura D, et al : Hum Mol Genet 9, 645-651, 2000.
11) Suzuki K, Tsunekawa Y, et al : Nature 540, 144-149, 2016.
12) Park CY, Kim DH, et al : Cell Stem Cell 17, 213-220, 2015.
13) Boroviak K, Doe B, et al : Genesis 54, 78-85 2016.
14) Pichavant C, Aartsma-Rus A, et al : Mol Ther 19, 830-840, 2011.
15) Li HL, Fujimoto N, et al : Stem Cell Reports 4, 143-154, 2015.
16) Bulfield G, Siller WG, et al : Proc Natl Acad Sci USA 81, 1189-1192, 1984.
17) Sicinski P, Geng Y, et al : Science 244, 1578-1580, 1989.
18) Mann CJ, Honeyman K, et al : Proc Natl Acad Sci USA 98, 42-47, 2001.
19) Nelson CE, Hakim CH, et al : Science 351, 403-407, 2016.

20) Tabebordbar M, Zhu K, et al : Science 351, 407-411, 2016.
21) Long C, Amoasii L, et al : Science 351, 400-403, 2016.
22) Long C, McAnally JR, et al : Science 345, 1184-1188, 2014.

高田修治
1992 年	京都薬科大学薬学部卒業
1994 年	同大学院薬学研究科修士課程修了
1999 年	北海道大学大学院地球環境科学研究科博士課程修了，博士（地球環境科学） ケンブリッジ大学解剖学部門博士研究員
2002 年	クイーンズランド大学分子生命科学研究所博士研究員
2004 年	自治医科大学ゲノム機能研究部助手
2009 年	国立成育医療センター研究所成育社会医学研究部室長
2010 年	国立成育医療研究センター研究所システム発生・再生医学研究部室長
2011 年	同部長（～現在）
2013 年	東京医科歯科大学連携教授（～現在）

第4章 難病の治療法（各論）

8. ゲノム編集
2）疾患モデルマーモセット

佐藤賢哉・佐々木えりか

　難病の病因や病態の解析および新薬の開発を行うためには疾患モデル動物を用いた検討が不可欠である。マウスを主とした実験動物はこれまでに原因遺伝子の同定などに重要な役割を担ってきたが，病態を再現することが難しい場合も多く，ヒトに近縁な霊長類の疾患モデルの確立が望まれてきた。近年登場したゲノム編集はこれを可能とする新技術であるが，世代時間の長い霊長類ではファウンダー世代において表現型を示す動物を効率的に作製する必要がある。本稿ではわれわれが体系化したゲノム編集技術による免疫不全マーモセットの作製方法とその表現型解析について述べる。

はじめに

　非ヒト霊長類の実験動物は遺伝学的にヒトと近縁であることから，ヒトの疾患や生理学を理解するためのモデル動物として有用であり，前臨床モデル動物として注目されている。新世界ザルに属するコモンマーモセット（*Callithrix jacchus*：マーモセット）は，ブラジル北東部を原産とする小型の霊長類であり，ハンドリングが容易という利点だけではなく，繁殖面においても性成熟が早く（1〜1.5歳），一度の出産で多仔（2〜4匹）を獲得可能という点で有用性が高い。実験動物中央研究所（実中研）では30年以上の長きにわたり，クローズドコロニーとしてマーモセットを維持しており，トランスジェニックマーモセットや本稿で述べるゲノム編集個体の作製など，世界に先駆けた研究活動を進めている[1,2]。

I．ゲノム編集技術と霊長類における課題

　疾患などに関係する特定の遺伝子を改変するためには，標的とする遺伝子を破壊（ノックアウト）または人工的に遺伝子配列を置換（ノックイン）する必要がある。マウスやラットにおいては，胚性幹細胞（ES細胞）の中であらかじめ標的遺伝子を改変しておき，これを別の胚に移植することでキメラ動物を作製し，この次世代個体を得ることでノックアウト・ノックイン動物が得られる。しかし，それ以外の動物種では，キメラ動物を作製する能力のあるES細胞が現在も樹立されていないことから，特定遺伝子のノックアウト・ノックインは困難とされてきた。しかしながら，近年開発されたゲノム編集技術はこの状況を一変させた。ゲノム編集は生物種を問わず，受精卵を含むあらゆる細胞内で直接標的遺伝子を改変することが可能な技術であり，われわれが研究対象としている霊長類においても特定の遺伝子を操作す

---

key words

非ヒト霊長類，コモンマーモセット，ノックアウト，ノックイン，モザイク，X連鎖性重症免疫不全症

ることによる疾患モデル作製への道が開けたわけである。

このように，ゲノム編集技術は様々な生物を対象とした研究を強く後押しするものであるが，一方で，標的とする遺伝子が不均一に改変されるモザイクの報告がしばしば見られる。標的遺伝子がモザイク改変された場合は，大抵の場合，目的とする表現型は出現しない。実際のところ霊長類に関する報告としては，これまでに中国の研究グループからゲノム編集技術である clustered regularly interspaced short palindromic repeats/CRISPR-associated proteins 9（CRISPR/Cas9）システムや，transcription activator-like effector nuclease（TALEN）を用いた成功例が報告されているが，両者とも標的遺伝子改変に伴う表現型が認められておらず，この理由としてはモザイク改変が原因であると推測されている[3)4)]。マウスなど世代時間が短い動物種では戻し交配を行うことでモザイクを解消し，比較的短期間のうちに表現型を有する遺伝子改変個体を得ることができるが，霊長類など世代時間の長い動物種では交配に年単位の時間を要する。これにより，長い世代時間をもつ霊長類でのゲノム編集では，いかに効率的にファウンダー世代で表現型を示す個体を作るかという点が重要と言える。

II．ゲノム編集ツールの新規評価法の確立

われわれが実験に用いたゲノム編集ツールは，初期型の zinc-finger nuclease（ZFN）の「HiFi-ZFN」，ZFN 構造中の FokI が改良されゲノム改変活性が強化された「eHiFi-ZFN」，高活性型の TALEN である「Platinum TALEN」の3種類であった[5)-7)]。

まずわれわれは，ファウンダー世代で表現型を示す（すなわちモザイク改変のない）個体を効率よく作製することを目的として，ゲノム編集ツールの評価系を構築した。1つは，個体作製の候補となるゲノム編集ツール群から最も活性が高いものを培養細胞内（in vitro）でスクリーニングする評価系である。具体的には，マーモセットの線維芽細胞にゲノム編集ツールを導入し，一定時間反応させた後にゲノムを回収し，遺伝子改変を可視的に検出可能な Surveyor nuclease cleavage assay（CEL-1 アッセイ）を実施することで，遺伝子改変効率が最も高いものを選抜した（図❶A）。なお，この評価におけるポイントとしては，ゲノム編集ツールを導入した線維芽細胞を30℃で3日間維持したことが挙げられる。このように細胞の維持温度を低温とすることで，無傷な細胞の増殖を抑え，標的遺伝子が改変された細胞の検出感度を向上させることが可能である[8)]。

選抜されたゲノム編集ツールについては，次なる評価として，マーモセット胚内での遺伝子改変活性の評価を行った。胚注入に際しては，ゲノム編集ツールをコードするプラスミドから人工的に合成した mRNA を用いた。注入胚はまず胚発生への影響の確認およびその後の胚全体をサンプルとした CEL-1 アッセイを実施することで，どのような割合で遺伝子改変個体が得られるかを予測した。その後は最終的な検討として，表現型の出現の有無に重要であるモザイク改変の予測を行った。具体的には，注入胚を8細胞期まで発生させた後に割球を単離（割球分離）し，それぞれに対する CEL-1 アッセイを実施することで，同一胚内における遺伝子改変の均一性，すなわちモザイク改変の有無を予測した（図❶B）。

以上の検討により，個体作製に使用するゲノム編集ツールの遺伝子改変個体獲得率やモザイク改変の発生をあらかじめ予測することが可能となった。

III．免疫不全マーモセットの作製

われわれは，マーモセット胚を対象としたゲノム編集による interleukin 2 receptor common gamma chain（IL2RG）のノックアウトをめざした。IL2RG は X 連鎖性重症免疫不全症（X-SCID）の責任遺伝子であり，実験動物学的にはラットやブタにおいてゲノム編集による IL2RG ノックアウト（IL2RG-KO）動物の作製が報告されているが，霊長類ではこれまでに報告がなかった[9)10)]。この遺伝子を標的とする利点としては，遺伝子改変の成否（すなわち表現型の有無）を血液検査で

252

容易に確認することができ，また*IL2RG*はX染色体上の遺伝子であることから，雄性胚でのゲノム編集の成功率が高まるということが挙げられる。

われわれはまず，HiFi-ZFNを用いた実験を行った。マーモセット胚を用いた評価では，注入後に後期胚まで達したうちの33.3％（1/3）の胚において*IL2RG*の改変が認められ，さらに8細胞期胚の割球分離評価では37.5％（3/8）の割合で*IL2RG*が改変されることが確認された。これは，計算上3匹に1匹は遺伝子改変個体を獲得できるが，モザイクの可能性は否定できないという解釈になる。しかしながら，当時われわれはHiFi-ZFNが唯一保有するゲノム編集ツールで

あったことから，個体作製を実施した。この結果，12匹の産仔のうち1匹がIL2RG-KO個体として獲得された（表❶）。この個体は出生6日目で死亡したため，各種の検査および解析を実施した。剖検の結果では，X-SCIDに特有の胸腺の委縮は確認されなかった。全身の組織由来のゲノムを対象とした遺伝子解析では，事前のモザイク改変の予測とは異なり，すべての組織で21bpの欠損をもつ変異型*IL2RG*の存在が確認されたが，血球成分を豊富に含む組織では正常型*IL2RG*がわずかに検出された。マーモセットは複数仔を妊娠するとそれぞれの個体の胎盤が融合し，血液キメラとなる特有の妊娠形式をもつ。実際に，今回得られた*IL2RG*遺伝子改変個体は野生型個体と

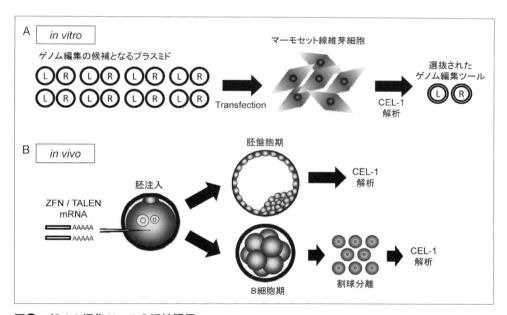

図❶ ゲノム編集ツールの活性評価
ゲノム編集ツールは，マーモセット線維芽細胞を用いた遺伝子改変活性の評価（A）により高活性のものを選択し，次いでマーモセット胚を用いた遺伝子改変効率とモザイク改変の予測（B）を行う。これにより表現型を有するノックアウト個体を最も高い効率で作製することが可能となる。

表❶ 個体作製の結果

ゲノム編集ツール	受精卵への注入数	仮親に移植した胚の数（％）	レシピエント個体数	妊娠個体数（％）	産仔数	免疫不全マーモセット数（％）
HiFi-ZFN	131	95（72.5）	46	10（21.7）	♂11, ♀1	♂1（8.3）
eHiFi-ZFN	58	42（72.4）	38	5（13.2）	♂2, ♀3	♂1, ♀3（80.0）
Platinum TALEN	61	42（68.9）	29	4（13.8）	♂4	♂4（100）

の同腹仔として得られたことから，われわれはこの血液キメラが原因で，胸腺の所見などの表現型を変化させた可能性があると考察した．これにより，以降の実験においては1匹の仮親に1つのゲノム編集ツール注入胚を移植する方針で実験を行った．

その後，eHiFi-ZFN および Platinum TALEN が新たに開発され，これらのゲノム編集ツールを用いた実験を行った．マーモセット胚を用いた評価では，eHiFi-ZFN および Platinum TALEN 注入胚のうち後期胚まで達したそれぞれの胚で40％（2/5），78％（7/9）の *IL2RG* の改変が確認され，さらに8細胞期胚の割球分離評価では，いずれもすべての割球でほぼ均一に *IL2RG* が改変されることが確認された．これにより，これらのゲノム編集ツールを用いることで，モザイク改変のない IL2RG-KO 個体を高効率で作製することが可能であると判断し個体作製を実施した．この結果，eHiFi-ZFN を用いた実験群では5匹の産仔のうち4匹，Platinum TALEN を用いた実験群では4匹の産仔のすべてが IL2RG-KO 個体となり，事前の検討結果とほぼ一致する結果が得られた（表❶）．

Ⅳ．表現型の解析

1．幼若期の表現型

IL2RG-KO 個体は免疫不全という表現型を示すことから，母体の産道での微生物汚染を避けるために，すべての仔を仮親の出産予定日直前に帝王切開することで獲得した．帝王切開の際には胎盤から臍帯血を採取し，これを FACS 解析することで表現型の解析を行った．eHiFi-ZFN で作製されたヘテロ接合体以外の IL2RG-KO 個体では，T 細胞，NK 細胞の著減が認められたが，B 細胞は野生型と同程度の割合で存在していた（図❷）．また，飼育初期に死亡した個体を対象とした剖検では，胸腺の委縮が確認された．なお，これらの血液成分の動態および胸腺の所見は，ヒト X-SCID 患者の特徴と非常に類似していた[11]．

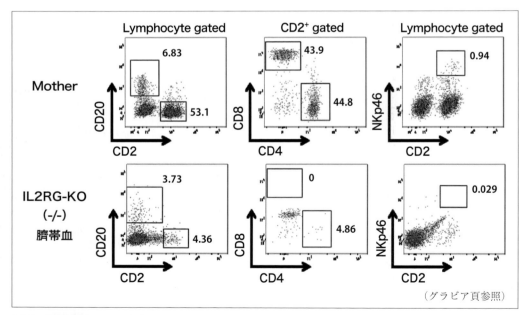

図❷　臍帯血の FACS 解析
得られた産仔の臍帯血の FACS 解析．上段は仮親の末梢血，下段は IL2RG-KO 個体の臍帯血の解析結果．IL2RG-KO では，B 細胞は正常な割合で存在するが，T 細胞と NK 細胞は著減していることが示された．
CD20 陽性：B 細胞，CD2, 4, 8 陽性：T 細胞，NKp46 陽性：NK 細胞

2. 若年期から成体期の表現型

eHiFi-ZFN および Platinum TALEN によって獲得された IL2RG-KO 個体のうち3匹は半年以上の長期飼育に成功した。このうち定期的な採血が可能な体格となった2匹については，末梢血を対象とした解析を経時的に実施した。成体期における末梢血の FACS 解析の結果，NK 細胞は臍帯血での解析結果と同様に著減したままであったが，T 細胞は増殖し B 細胞は減少するということが確認された（図❸ A）。われわれはまず，後天的に出現した T 細胞が，胎盤を介して母体から流入して増殖した可能性を疑い，母仔間での親子鑑定を実施した。しかし，互いが固有にもつ遺伝子中の反復配列（マイクロサテライト）は一致せず，この可能性は否定された。次にわれわれは，この T 細胞が完全に仔自身に由来するものであるかを評価するために細胞機能解析を実施した。評価の対象としたのは *IL2RG* が関与する T 細胞表面のサイトカイン受容体である。正常な機能をもつサイトカイン受容体は interleukin（IL）による刺激を受けて，細胞内シグナルである STAT5 をリン酸化する。このため，われわれは細胞刺激因子である IL-7 を選択して T 細胞を刺激し，STAT5 のリン酸化を調べた。その結果，IL2RG-KO 個体由来の T 細胞では STAT5 のリン酸化が認められなかったことから，成体期に出現

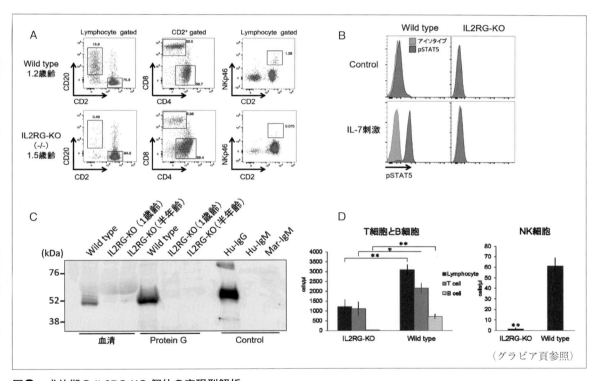

図❸ 成体期の IL2RG-KO 個体の表現型解析

A. マーモセット成体の末梢血の FACS 解析。3ヵ月齢以降の IL2RG-KO 個体では，B 細胞の著減と T 細胞の増加が認められた。
B. 細胞内シグナル解析。IL2RG-KO 由来のリンパ球では IL-7 の刺激による STAT5 のリン酸化が認められず，正常な機能をもたないことが示された。
C. ウエスタンブロッティングによる血清 IgG の解析。IL2RG-KO 由来の血清では，Protein G による IgG の濃縮処理を行っても検出感度以下となることが示された。Hu-IgG：精製ヒト IgG 0.05μg，Hu-IgM：精製ヒト IgM 0.05μg，Mar-IgM：マーモセット血清からアルブミンと IgG を除去したサンプル。
D. 細胞絶対数の測定結果。IL2RG-KO 個体では野生型に比べてリンパ球総数が半数以下となることが示された。
 *$p<0.05$, **$p<0.01$.

したT細胞は変異型の*IL2RG*に由来するものであると推定された（図❸B）。また，T細胞の出現時期について若齢個体の採血を行って調査した結果，少なくとも生後3ヵ月の時点で出現することが確認された。B細胞の解析については抗体産生能に焦点を当て，イムノグロブリン（Ig）量をウエスタンブロッティングで測定することで評価を行った。この結果，成体期のIL2RG-KO個体ではIgGが検出感度以下となることが確認された（図❸C）。さらなる検討として末梢血中の血液細胞数の算定を行った結果，IL2RG-KO個体は野生型に比べて，リンパ球の総数が50％以上減少していることが確認された（図❸D）。

V．難病研究への貢献

作製に成功したIL2RG-KO個体では，幼若期のリンパ球の存在比がヒトX-SCID患者と類似しており，加齢に伴うT細胞の出現についても一部のヒトX-SCID患者において報告があることから，同遺伝子の機能不全を原因とする免疫不全疾患研究に寄与するモデルになると考えられる[11)-14)]。また，多くのX-SCID患者では幼齢期に死亡または骨髄移植による根本的治療が施されることから，病態の解明をめざす研究においては，今回作製に成功した免疫不全マーモセットが特に有用と考えられる。なお免疫不全という特性に注目すると，再生医療分野で重要となる安全性試験において異種細胞移植モデルとして貢献する可能性も挙げられるが，現在のモデルでは後天的に出現するT細胞が拒絶反応の主因になると考えられる。このため現在われわれは，免疫不全マーモセットをさらに価値のあるモデルとするために，新たな免疫不全関連遺伝子のノックアウトに向けた研究を始めている。

おわりに

ゲノム編集を含む遺伝子改変技術においては，ファウンダー世代で目的とする個体を獲得することにより使用個体数を削減することが可能であり，動物福祉への貢献が可能である。現在のゲノム編集技術は，本稿で述べたような標的遺伝子のノックアウトに関して多くの成果が得られているが，標的遺伝子を目的の遺伝子配列へ確実に変更するノックイン技術については，遺伝子改変効率やその精度を上げるための技術開発がまだ必要と思われる。

霊長類におけるゲノム編集の実施は，時としてヒト胚におけるゲノム編集の是非への議論に発展することもある。われわれの目的は疾患モデル動物を創り出し，生体に対する新たな医療法の開発をめざすものであり，ヒト胚でのゲノム編集にみられるような病気を発症しない生体を生み出すためのゲノム編集とは全く異なるものである。また生物進化学的な観点から，今後のゲノム編集は遺伝子の多様性についてもバランスを考慮しながら進めていく必要があると思われる。この点からも，ヒト胚へのゲノム編集の臨床応用に関しては，今後の十分な議論と技術開発が必要と考える。

参考文献

1) Sasaki E, et al : Nature 459, 523-527, 2009.
2) Sato K, et al : Cell Stem Cell 19, 127-138, 2016.
3) Niu Y, et al : Cell 156, 836-843, 2014.
4) Liu Z, et al : Neurosci Bull 30, 381-386, 2014.
5) Doyon Y, et al : Nat Methods 8, 74-79, 2011.
6) Sakuma T, et al : Genes Cells 18, 315-326, 2013.
7) Sakuma T, et al : Sci Rep 3, 3379, 2013.
8) Doyon Y, et al : Nat Methods 7, 459-460, 2010.
9) Mashimo T, et al : PLoS One 5, e8870, 2010.
10) Suzuki S, et al : Cell Stem Cell 10, 753-758, 2012.
11) Noguchi M, et al : Cell 73, 147-157, 1993.
12) de Saint-Basile G, et al : J Clin Invest 89, 861-866, 1992.
13) DiSanto JP, et al : Proc Natl Acad Sci USA 91, 9466-9470, 1994.
14) Gray PE, et al : Int J Immunogenet 42, 11-14, 2015.

佐藤賢哉
2003 年　杏林大学保健学部臨床検査技術学科卒業
2005 年　東京医科歯科大学大学院保健衛生学研究科博士前期課程修了（保健学修士）
2009 年　大阪バイオサイエンス研究所第 3 研究部研究員
2010 年　東京医科歯科大学大学院保健衛生学研究科博士後期課程修了（保健学博士）
2011 年　公益財団法人実験動物中央研究所応用発生学研究センター研究員
2014 年　同マーモセット研究部応用発生学研究センター研究員

第4章 難病の治療法（各論）

9．トピック
1）炎症性腸疾患の治療総論

水野慎大・金井隆典

　炎症性腸疾患は患者数が急速に増加している一方で，治療選択肢も拡大しつつある．しかし，いまだに根本治療が確立していないことに加えて，治療抵抗例や治療に伴う副作用で治療に難渋する症例も多く，さらなる研究開発の推進が求められている．近年，腸内細菌学や再生医療の技術開発が進み，従来の免疫統御療法とは異なるアプローチによって炎症性腸疾患の病態の本質に迫った治療が開発されることが期待されている．

はじめに

　炎症性腸疾患は欧米だけでなく本邦でも急速に患者数が増加している．「希少疾患」とは言えないほどの患者数に到達しつつあるが，いまだに根本的な病因が解明されず，根治が望めない「難病」という側面ももつ．残念ながら治療に反応しない患者や治療の副作用に苦しむ患者も多く，現行治療には多くの限界がある．しかし，遺伝子学的解析技術の急速な発展に伴って，炎症性腸疾患の病態の新たな側面が明かされつつある．本稿では，炎症性腸疾患の現行治療に加え，今後期待される治療法についても概説する．

I．炎症性腸疾患の概要

　狭義の炎症性腸疾患（IBD）は，潰瘍性大腸炎（UC）とクローン病（CD）に大別される．UCは直腸から連続性・びまん性に大腸粘膜の炎症をきたす疾患で，CDは口腔から直腸まで全消化管粘膜に全層性の炎症を生じる疾患である．本邦の患者数は両疾患ともに急増しており，UCで16万人，CDで4万人を超えている．20～40歳代の社会的活動性の高い時期に発症のピークを迎えるため，就学・就労・妊娠に大きな影響を与えて患者の生活の質を低下させ，社会的な損失を招く．いずれも再燃と寛解を繰り返す慢性炎症性疾患だが，根本的な病因は明らかになっていない．従来は，遺伝的素因と環境因子が腸管免疫の乱れを生み出し，腸管炎症をもたらすと考えられ，免疫統御療法がIBD治療の主軸を担ってきた．しかし，IBDの病態に腸内細菌が果たす役割の大きさが明らかになり，腸内細菌を中心に据えた概念に変わりつつある（図❶）．ゲノムワイド関連解析・メタゲノミクスなどの技術革新と並行して疾患感受性遺伝子が探索され，160以上の遺伝子多型がIBD疾患感受性遺伝子として報告された．興味深いことに，獲得免疫・自然免疫・オートファジー・粘膜防御など，腸内細菌と関わる生理的機能を多くの疾患感受性遺伝子が保持しており，これらが腸内細菌叢の変化につながっている．

---

key words　　IBD，UC，CD，腸内細菌，免疫統御療法，寛解導入療法，寛解維持

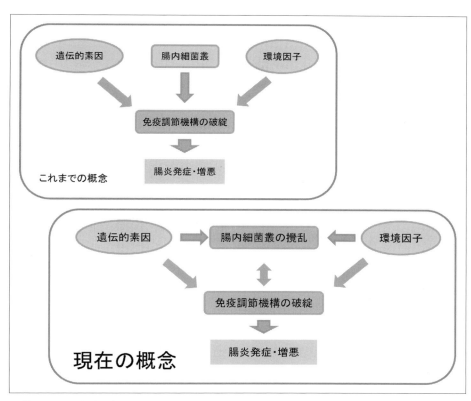

図❶　IBDの病態の概念

Ⅱ．現在の標準治療

1．治療目標

　IBDの治療戦略はUCとCDで異なる。図❷に示したようにUCは5-ASA製剤をアンカードラッグと位置づけ，効果不十分な症例では免疫抑制療法などにステップアップしていくことが推奨されているが，CDでは比較的活動性の高い症例では早期に生物学的製剤を中心とした免疫抑制療法を導入すること（トップダウン）が推奨されている。

　UC治療の目標は寛解維持だが，臨床的に寛解状態でも内視鏡的に活動性が残存していると再燃しやすいことが明らかになっている。海外のガイドラインでは，臨床症状の改善だけでなく，内視鏡的にも活動性がない「粘膜治癒」を達成した状態を「寛解」と定義している[1]。粘膜治癒の定義については，内視鏡的所見のみか，病理学的所見も含めるか，など議論が続いている。

　CD治療の目標は，臨床的な寛解維持が第一目標となる。CD発症後10年以内の手術率は71％，術後の再手術率も5年で33％と報告されており[2]，手術の反復による腸管の変形や栄養吸収障害などの腸管機能障害を防ぐことが重要な長期目標とされている。

　いずれも根本治療がない現状では，寛解状態を維持することが目標とされ，炎症を抑制する寛解導入療法と，炎症が起きないようにする寛解維持療法に大別されて治療戦略が組まれている。

2．基本治療：5-ASA製剤・ステロイド製剤・血球成分除去療法

　本邦におけるIBD治療は厚生労働省の研究班が作成した治療指針に基づいて行われる。基本となる治療薬は5-アミノサリチル酸（5-ASA）製剤で，メサラジンとサラゾスルファピリジンに大別される。前者には，ペンタサ®，アサコー

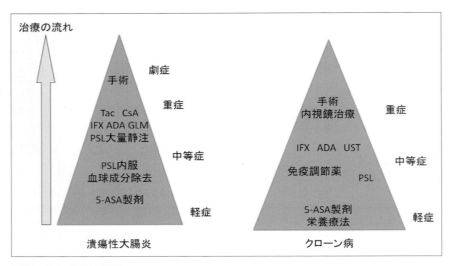

図❷ IBDの治療戦略

ル®，リアルダ®が含まれ，後者はサラゾピリン®を指す。ペンタサ®は上部小腸から溶出を始める一方，アサコール®・リアルダ®は原則として pH > 7 の環境でなければ溶出しない。サラゾピリン®は有効成分の 5-ASA とスルファピリジンがアゾ結合した薬剤で，腸内細菌によってアゾ結合が切断されることにより，大腸を中心として 5-ASA の薬効が発揮される。これらの特性を考慮して，患者の病変範囲に最も効率的に薬剤が広がるように，内服薬・注腸剤・坐剤という剤型を使い分ける。強力な免疫抑制療法が登場している現在でも，免疫抑制に伴う副作用の懸念がない一方で高い寛解維持効果を示す重要な治療薬である。寛解維持療法の他，軽症～中等症の寛解導入療法として用いられる。しかし，CD の小腸病変に対する治療効果は限定的で，術後の寛解維持への有効性は報告されているが[3]，UC に対する治療効果を凌駕するものではない。

ステロイド製剤は中等症～重症の UC の寛解導入療法を中心に用いられている。中等症～重症の CD の寛解導入療法にも用いられるが，生物学的製剤の登場で CD 治療における位置づけは変化しつつある。易感染性・耐糖能異常・不眠・骨粗鬆症・消化性潰瘍などの副作用が問題になり，寛解維持効果もないため，長期間の投与や頻回な反復

投与は避けるべきである。全身性副作用が少ないブデソニドが開発され，UC 治療に用いられる注腸製剤は 2016 年 10 月に本邦でも製造販売承認申請が行われた。軽症～中等症の CD に対する寛解導入療法で使用される経口ブデソニド製剤（ゼンタコート®）は本邦でも使用可能である。

免疫抑制療法による副作用が懸念されるステロイド依存性 UC や大腸病変を有する CD などの難治例に対する寛解導入療法として，血球成分除去療法も重要である。現在は，本法の寛解維持効果を検証することを目的としたランダム化比較試験（RCT）の CAPTAIN study が進行中である。この結果をもとに，免疫抑制療法とは一線を画す本治療法の適応拡大が期待されている。

3. 生物学的製剤と免疫調節薬

本邦では抗 TNF-α 抗体製剤のレミケード®（インフリキシマブ：IFX）とヒュミラ®（アダリムマブ：ADA）が承認されており，5-ASA 製剤やステロイド，栄養療法などで十分な治療効果が得られない UC・CD 患者に対する寛解導入・維持効果が認められている[4)-6)]。IFX はマウス由来のアミノ酸配列を含有する融合タンパク質で，ADA は完全ヒト型のタンパク質であるため，前者のほうが投与時のアナフィラキシー症状を生じやすい。また，IFX は点滴投与であるため病院

滞在時間が長くなるデメリットがあるが，アドヒアランスの確実な管理が可能で，体重に応じた投与量調整もできるメリットがある。ADAは自己注射製剤であるため投与日時を患者自身で調整できるが，体重に応じた投与量調整は認められていない。患者のライフスタイルに合わせて2剤を使い分けることが重要になる。

両剤とも抗薬物抗体の出現などにより治療効果が減弱する症例が問題となっており，抗体産生を防ぐ目的で免疫調節薬（アザチオプリン・6-メルカプトプリン）が併用される。UC患者に対してIFX単独治療群と免疫調節薬併用群の比較を行ったところ，4〜6ヵ月後の寛解率は併用群で有意に高かった[7]。これまでADAに免疫調節薬を併用することの有用性は示されていない。ステロイド依存例でステロイド離脱をめざす場合も免疫調節薬は併用される。白血球減少や脱毛などの副作用が知られており，NUDT15遺伝子ホモ変異を有する患者はこれらの副作用が必発であり，投与禁忌である。

これらは，結核・B型肝炎などの感染症に加えて，悪性リンパ腫発症リスクを増すという報告がある。アザチオプリン投与患者の悪性リンパ腫の発症リスク4/10000人年に対し，IFX投与患者は6.1/10000人年だったというメタ解析結果もある[8]。

2014年バイオ後続品（バイオシミラー）としてインフリキシマブBS「NK」®が承認された。バイオシミラーは先行バイオ医薬品と品質面で高い類似性が確認されているが，含有するタンパク質の糖鎖構造などに若干の差異が存在する。さらに，関節リウマチに対する試験結果を外挿してUC・CDに対する適応が追加されたため，先行バイオ医薬品のような臨床試験を経ていない。医療費コストの削減という観点からは重要な製剤だが，投与時反応などのリスクを含む薬剤では先行薬で経験していない反応を生じる可能性があり，注意が必要とされる。

さらに，2017年3月にUCに対してシンポニー®（ゴリムマブ：GLM），CDに対してステラーラ®（ウステキヌマブ：UST）が承認追加された。GLMはIFX・ADAに次ぐ抗TNF-α抗体製剤であり，ADA同様に完全ヒト型製剤として海外の第Ⅲ相臨床試験[9][10]で有効性が示され，本邦でもUCに対する寛解導入・維持に対して保険承認を得た。USTは抗IL-12/23p40抗体製剤という新たな作用機序の皮下注射および点滴投与の製剤で，乾癬の適応から対象疾患が拡大された。これらの使用経験や，既存薬との使い分けを含めた位置づけは，本邦では今後の症例蓄積を元にした検討が待たれる。

4. タクロリムス

タクロリムス（プログラフ®：Tac）は2009年に本邦でステロイド抵抗性もしくは依存性の難治性UCに対する寛解導入療法の選択肢に加わった。緒方らの報告[11][12]をもとに，投与開始2週間は高トラフ（10〜15ng/mL）で加療し，その後低トラフ（5〜10ng/mL）に調整して3ヵ月間で投与中止する。長期投与の成績を前向きに検討した報告はなく，寛解維持に対する有用性・安全性についてはエビデンスの集積が必要である。現在はTacで寛解導入後，免疫調節薬や5-ASA製剤で寛解維持を図っている。現在，難治性UC寛解導入療法におけるIFXとTacの前向き比較試験（ACTIVE study）が本邦で進行中であり，両剤の使い分けの指針が得られることが期待される。

5. その他の現行治療：栄養療法・抗菌薬治療・外科治療

成分栄養剤を用いた栄養療法は，脂肪を減らしてアミノ酸を摂取することで免疫の活性化や腸管刺激を避けつつ，十分なカロリー摂取が可能となる。小腸病変を有するCDに対する寛解導入・維持療法として用いられ，UCに対する有効性は確立していない。目立った副作用はない一方，風味の問題から欧米での受容性は低い。また，肛門病変を有するCDや回腸嚢炎を生じたUCでは，抗菌薬投与の有効性が確認されている。

さらに，狭窄病変を有するCDに対して，内視鏡的バルーン拡張術や，腹腔内膿瘍や難治性痔瘻に対するドレナージ術も選択される。腸管穿孔・大量出血・中毒性巨大結腸症を合併したUCや，内科治療抵抗性・がん合併のUCでは大腸全摘術

を検討する．CD で外科的治療が選択される最大の理由は狭窄病変の合併であり，腸管切除を避けるためにも病勢のコントロールが重視される．

III．代替医療

IBD は病因不明の慢性疾患であるため，代替医療に関心をもつ患者は多く，30～50％の患者が使用しているという報告もある．中には有効性が示唆される治療法もあるが，臨床現場で確実な証拠が確認されている方法はない．

著者らのグループは，生薬の1つである青黛（せいたい；indigo naturalis）に注目し，活動期 UC に対する有効性を確認する臨床試験を行い，71％の患者で症状改善効果が認められたことを報告した[13]．その後，多施設共同 RCT を開始したが，青黛を含有する漢方薬を長期間服用していた患者（臨床試験登録患者以外）に肺動脈性高血圧症の発症が報告されたため，われわれは安全性の観点から 2017 年初めに本 RCT を中止した．現在，本 RCT の結果解析や実態調査の結果を明らかにするとともに，因果関係解明のための基礎医学的な検討を進めている．教訓として，たとえ食品であっても医学的効果や安全性を検討する場合には，臨床試験に逸脱する使用には慎重に対応することが望まれる．現段階で実態は不明だが，肺動脈性高血圧症例は高用量・長期使用例で出現している可能性が疑われている．

他にも，これまでの報告でウコン・大麻・ヨモギ・鍼灸などが UC 患者の症状改善に寄与したとする報告もあるが，いずれも少数例の報告や非盲検での検討であり，解釈には注意を要する．

IV．開発中の治療法

抗 TNF-α 抗体製剤以外の生物学的製剤として，白血球ホーミング阻害剤の第 III 相臨床試験が本邦で進められている．接着分子に作用して白血球の接着・遊走を阻害する薬剤で，腸管粘膜への特異性が高い抗 $\alpha_4\beta_7$ インテグリン抗体 vedolizumab が米国と欧州で UC・CD に対して認可されている[14]．本邦で開発された α_4 インテグリン阻害剤である AJM300 は低分子アンタゴニストの経口製剤で，第 II 相試験で UC に対する寛解導入効果が確認された[15]．このほか，β_7 インテグリン・MAdCAM-1・Janus kinase などを標的とした薬剤開発が進められている[16-18]．さらに，心血管系に作用する生理活性物質として発見されたアドレノメデュリンに腸管粘膜修復作用があることが明らかになり，活動期 UC 患者に本剤を投与する第 II 相試験が本邦で進められている．

このように，本邦発で開発が進められている薬剤も含めて，多くの薬剤が開発段階にある．10年後には現在の IBD 治療戦略は大きく変貌している可能性があるため，注視していく必要がある．

V．挑戦的な治療法

幹細胞移植の治療への応用に関心が集まり，腸管上皮細胞から作製したオルガノイドを炎症部に移植する治療法が試みられている．間葉系幹細胞（mesenchymal stem cell：MSC）移植の臨床試験も現在進行中で，MSC による T 細胞の細胞障害抑制や制御性 T 細胞の増殖促進，NK 細胞の分化・増殖抑制などにより，活動期 IBD に対する有効性が期待されている．メタ解析では，骨髄由来の幹細胞を全身投与する方法により約 4 割の IBD 患者で寛解が得られたとしている[19]．

IBD の病態と腸内細菌叢の関わりが明らかになってきたため，腸内細菌叢の改善による IBD 治療の可能性について検討が進められている．これまでのプロバイオティクスを用いた臨床試験では，VSL#3 が UC や回腸嚢炎の寛解導入療法に有効とされているが，メタ解析では UC の寛解導入療法におけるプロバイオティクスの有効性は乏しいと結論づけられている[20]．その原因として，全消化管に存在する細菌総数に比べてプロバイオティクスとして投与される菌量が圧倒的に少ないことや，生体内の原状回復機構によって投与された菌の長期的な生着が難しいことなどが考えられる．これを劇的に改善する試みとして糞便微生物移植（fecal microbiota transplantation：FMT）が開発されている．本法は，再発性クロストリジウムディフィシル感染症に対する治療成績がバンコマイシンなどの既存治療より優れていたと報

告[21]されて以降，IBD患者では低下した腸内細菌叢の多様性を回復する試みとして注目されている．

UCに対する治療効果は，2015年にMoayyediは7週間後の寛解率がFMT群で有意に高かった（FMT vs プラセボ：24％ vs 5％）と報告した一方[22]，Rossenは12週間後の寛解率で有意差を認めなかった（FMT vs プラセボ：30％ vs 20％）と報告し[23]，見解が分かれている．また，最新のRCTでは，注腸によるFMTを8週にわたって40回反復することで，FMT群で有意に治療への反応率が高かった（FMT vs プラセボ：27％ vs 8％）と報告されている[24]．

本邦では，著者らのグループと滋賀医科大学のグループが，治療効果が限定的であることを報告し[25,26]，順天堂大学のグループは抗菌薬を併用したFMTによって一部の症例で治療効果がみられたことを報告している[27]．海外を含めて研究ごとにプロトコールが異なり，現状でIBDに対するFMTの有効性を判断することは時期尚早だが，これまでのところは期待されたほどの有効性は示されていない．

おわりに

腸管免疫に焦点を当ててIBDの病態解明をめざした研究は進んできた．それを受けて，抗TNF-α抗体製剤を含む多様な免疫統御療法が開発され，新規薬剤の開発は現在も進められている．近年，急速に発展した腸内細菌学や再生医療によって新たな治療展開が広がってきた．これらの研究開発によって，腸管免疫・腸内細菌・腸管上皮を舞台にしたダイナミックなIBD発症・増悪の機序が解明され，患者ごとの病態の特性に応じた治療選択が行われるようになることが期待されている．

参考文献

1) Dignass A, Eliakim R, et al : J Crohns Colitis 6, 965-990, 2012.
2) Bernell O, Lapidus A, et al : Ann Surg 231, 38-45, 2000.
3) Ford AC, Khan KJ, et al : Am J Gastroenterol 106, 413-420, 2011.
4) Rutgeerts P, Sandborn WJ, et al : N Engl J Med 353, 2462-2476, 2005.
5) Reinisch W, Sandborn WJ, et al : Gut 60, 780-787, 2011.
6) Sandborn WJ, van Assche G, et al : Gastroenterology 142, 257-265, 2012.
7) Christophorou D, Funakoshi N, et al : Aliment Pharmacol Ther 41, 603-612, 2015.
8) Siegel CA, Marden SM, et al : Clin Gastroenterol Hepatol 7, 874-881, 2009.
9) Sandborn WJ, Feagan BG, et al : Gastroenterology 146, 85-95, 2014.
10) Sandborn WJ, Feagan BG, et al : Gastroenterology 146, 96-109, 2014.
11) Ogata H, Matsui T, et al : Gut 55, 1255-1262, 2006.
12) Ogata H, Kato J, et al : Inflamm Bowel Dis 18, 803-808, 2012.
13) Sugimoto S, Naganuma M, et al : Digestion 93, 193-201, 2016.
14) Feagan BG, Rutgeerts P, et al : N Engl J Med 369, 699-710, 2013.
15) Yoshimura N, Watanabe M, et al : Gastroenterology 149, 1775-1783, 2015.
16) Vermeire S, O'Byrne S, et al : Lancet 384, 309-318, 2014.
17) Vermeire S, Ghosh S, et al : Gut 60, 1068-1075, 2011.
18) Sandborn WJ, Ghosh S, et al : N Engl J Med 367, 616-624, 2012.
19) Dave M, Mehta K, et al : Inflamm Bowel Dis 21, 2696-2707, 2015.
20) Shen J, Zuo ZX, et al : Inflamm Bowel Dis 20, 21-35, 2014.
21) van Nood D, Vrieze A, et al : N Engl J Med 368, 407-415, 2013.
22) Moayyedi P, Surette MG, et al : Gastroenterology 149, 102-109, 2015.
23) Rossen NG, Fuentes S, et al : Gastroenterology 149, 110-118, 2015.
24) Paramsothy S, Kamm MA, et al : Lancet 389, 1218-1228, 2017.
25) Mizuno S, Nanki K, et al : Intest Res 15, 68-74, 2017.
26) Nishida A, Imaeda H, et al : J Gastroenterol 52, 476-482, 2017.
27) Ishikawa D, Sasaki T, et al : Inflamm Bowel Dis 23, 116-125, 2017.

水野慎大
2006年　慶應義塾大学医学部卒業
2010年　同大学院医学研究科博士課程入学
2014年　同修了
2015年　慶應義塾大学医学部内科学（消化器）助教

トランスレーショナルリサーチを支援する

好評発売中

遺伝子医学MOOK・22号（ムック）

最新疾患モデルと病態解明, 創薬応用研究, 細胞医薬創製研究の最前線

最新疾患モデル動物, ヒト化マウス, モデル細胞, ES・iPS細胞を利用した病態解明から創薬まで

編集：戸口田淳也（京都大学iPS細胞研究所増殖分化機構研究部門教授
　　　　　　　　　京都大学再生医科学研究所組織再生応用分野教授）
　　　　池谷　真（京都大学iPS細胞研究所増殖分化機構研究部門准教授）

定価：本体 5,333円＋税、B5判、276頁

- ●序文
- ●第1章　創薬に向けた新規遺伝子改変動物
  1. ヒト化肝臓をもつキメラマウスを用いた創薬研究
  2. ジンクフィンガーヌクレアーゼ（ZFN）による重症免疫不全（SCID）ラットの作製と創薬応用研究への試み
  3. トランスジェニックマーモセットの開発とiPS細胞治療薬前臨床モデル確立への試み
- ●第2章　各種病態モデルと創薬研究
  1. 神経疾患
     1) ES細胞からの機能的な脳下垂体組織の形成：医学応用への展望
     2) Demyelinationラット：脱髄の最新疾患モデル
     3) 脳虚血モデルマウスを用いた創薬応用研究
     4) 神経変性疾患におけるiPS細胞研究の現状と展望 - アルツハイマー病iPS細胞の樹立と解析 -
     5) 球脊髄性筋萎縮症（SBMA）モデルマウスを用いた抗アンドロゲン療法の開発
     6) パーキンソン病治療に向けた多能性幹細胞由来ドパミン神経細胞移植による前臨床研究
     7) iPS細胞作製技術を利用した神経疾患病因機構の解明と創薬開発への取り組み
  2. 視聴覚疾患
     1) ゼブラフィッシュを用いた視細胞死の分子メカニズムの解明および創薬応用研究
     2) 高眼圧モデルマウスを用いた緑内障研究と創薬応用
     3) 多能性幹細胞を用いた網膜疾患の細胞移植治療
     4) ヒト難聴のモデルマウスから見出されたアクチン構造様式制御と創薬研究
  3. 循環器疾患
     1) 多能性幹細胞を用いた心臓疾患治療薬の開発
     2) iPS細胞を用いた遺伝性心疾患の分子病態の解明と創薬研究
     3) iPS細胞を用いた腎疾患治療薬の開発研究
     4) NF-κB活性化を中心とした脳動脈瘤形成の分子機序の解明と創薬研究
  4. 代謝性疾患
     1) アルファアレスチンファミリー欠損マウスの解析から判明したエネルギー代謝調節機構と肥満・糖尿病の新たな治療法開発
     2) iPS細胞を用いた糖尿病に対する再生医療開発に向けた取り組み
     3) レドックス異常を回復する化合物レドックスモジュレーターの探索：Redoxfluorの創薬への利用
  5. 筋原性疾患
     1) グルココルチコイド筋萎縮モデルラットを用いたグルココルチコイド副作用の克服に向けた取り組み
     2) 筋ジストロフィー犬とエクソンスキップ治療の最前線
     3) 縁取り空胞を伴う遠位型ミオパチーに対するシアル酸補充療法
  6. 骨軟骨疾患
     1) 軟骨無形成症モデルマウスを用いたCNP投与療法の開発
     2) 難治性骨軟骨疾患罹患者由来iPS細胞を用いた病態再現と治療薬開発の試み
     3) 大腿骨頭壊死動物モデルを用いた細胞増殖因子治療の取り組みと臨床応用研究
  7. 皮膚・炎症性疾患
     1) アトピー性皮膚炎に見出されたフィラグリン遺伝子の変異を有するflaky tailマウスを用いた新規アトピー性皮膚炎モデルの可能性 -
     2) 生体内骨髄間葉系幹/前駆細胞動員因子を利用した体内再生誘導医薬開発の展望
     3) AP-1B欠損マウスの解析から判明した炎症性腸疾患の新たなメカニズムと創薬応用研究
  8. 血液疾患
     1) 血友病モデル犬を用いた創薬／臨床応用研究
     2) ヒト疾患化マウスを用いた白血病創薬応用研究
     3) 臨床応用に向けたヒト多能性幹細胞由来血小板造血研究
  9. 腫瘍性疾患
     1) 胃がん発生の分子機序解明と創薬研究を目的としたマウスモデルの開発
     2) ホルモン療法耐性前立腺がんモデルマウスを用いた前立腺がんの増殖亢進の分子メカニズムの解明および創薬応用研究
     3) 前立腺がんおよび乳がんの骨浸潤モデル：骨微小環境における腫瘍間質相互作用の分子メカニズムの解明と骨転移治療薬の開発への応用
     4) がん幹細胞に着目した悪性脳腫瘍形成の分子機構解明 - よりよい創薬標的を求めて -
     5) PICT1による核小体ストレス経路を介したp53と腫瘍進展制御 - 腫瘍予後マーカーや今後の創薬応用に向けて -

発行／直接のご注文は

株式会社 メディカルドゥ

〒550-0004
大阪市西区靱本町1-6-6　大阪華東ビル5F
TEL.06-6441-2231　FAX.06-6441-3227
E-mail　home@medicaldo.co.jp
URL　http://www.medicaldo.co.jp

第5章

難病研究今後の展開

第5章　難病研究今後の展開

1．次々世代のゲノム解析

岩間一浩・松本直通

　次世代シークエンサーがゲノム医学に与えた影響は大きく，網羅的に遺伝子解析を行うことで核家族の孤発例に対してもアプローチが可能となった．全エクソーム解析は，原因不明の遺伝性疾患の責任遺伝子探索手法の第一選択技術となっているが，その検出力は全体では約30％と言われており，未診断症例に対しては近年登場した第3世代シークエンサーに期待が寄せられている．本稿では，現行の次世代シークエンス技術について概説する．

はじめに

　2005年に登場した次世代シークエンサー（第2世代シークエンサー）は，ゲノム医学に極めて大きなインパクトを与えた．それまで疾患の遺伝的原因探索を目的としたゲノム解析の対象は，遺伝子断裂を起こすような珍しい染色体構造異常をもつ症例や，複数の患者検体が集積する大家系症例などが中心であった．近年，高出力のシークエンサーを用いた網羅的な遺伝子解析が可能になり疾患ゲノム解析の適応は拡大し，家族集積のない孤発例も直接の対象となった[1]．特に，全ゲノム領域の約1～2％とわずかな領域にもかかわらず，メンデル遺伝病の約85％の原因を説明できるタンパク質コード領域の異常に焦点を当てた「全エクソーム解析（whole-exome sequencing：WES）[用解1]」は，解析効率の面で非常に優れ，現在では原因不明の遺伝性疾患の遺伝的原因解明の第一選択技術となっている[2]．

　WESを軸とした全国規模のプロジェクトとして，2011年から難病の網羅的遺伝子解析拠点研究，2015年から未診断疾患イニシアチブ（Initiative on Rare and Undiagnosed Disease：IRUD），2016年からは臨床情報を含めた統合データベースを構築する臨床ゲノム情報統合データベース整備事業が始まった．WESを用いた病原性変異の検出力は疾患によって幅があるが，全体では30％程度であり，それなりの有効性が実証されているものの，現状では多くの未診断症例が残っている[3]．近年登場した第3世代シークエンサー[用解2]は，こうした現状を打破する可能性を秘めており，今後の有効性が期待されている．

　本稿では，現行のシークエンサーの主力であるIlluminaシークエンサー（HiSeq）をはじめとして，第3世代シークエンサーの旗手であるPacific Bioscience（PacBio）シークエンサー（RSⅡ/Sequel）とOxford Nanopore Technologies（ONT）シークエンサー（MinION/PromethION）について紹介する．

Ⅰ．第2世代シークエンサー（ショートリード）

1．Illuminaシークエンサー（Hiseq/NovaSeq）

　Illuminaプラットフォームでは，ランダムに断

---

key words

第3世代シークエンサー，10x Genomics，single-molecule real-time（SMRT）sequencing，zero-mode waveguides（ZMWs），ナノポアシークエンサー，結合リードシークエンス法

片化したゲノムライブラリーの両端にアダプターをライゲーションした後，アダプター配列に相補的なオリゴヌクレオチドが無数に貼り付けられたフローセルの上で，ブリッジPCRを行い，フラグメントをモノクローナルなクラスターに増幅する。シークエンスは，蛍光を含む可逆的ターミネーターを用いた一塩基合成反応（sequence by synthesis：SBS）によって，一塩基合成と検出を並行して行うことで，高速でシークエンスデータを得ることができる[4]。蛍光シグナルの減衰や化学反応の不具合によるクラスターの劣化があるため，リード長の限界は150〜250 bp程度であるが，シークエンス精度の高さから，現行のシークエンサーの世界的な市場シェアではIllumina社が約70％を占めていると言われている[5]。

2015年にIlluminaは，あらかじめフローセル上に数10億個のナノウェル構造を整列化し，クラスターが形成される位置を固定化する「整列化フローセル」をシークエンサーに導入し，従来のフローセルで生じていたクラスターの重なりを解消し，決まった位置にシグナルが検出されるようにすることで，より高速な画像解析を可能とし，クラスターの高密度化，データ出力向上に成功した。この技術を導入したHiSeq Xシリーズによって，1000ドルゲノムは達成され，その出力は1年間に18000人の全ゲノムを30×カバレッジでシークエンスできるほどである。また，HiSeq3000/4000にも整列化フローセル技術は導入されており，HiSeq4000では1ランで1.5 Tb（テラベース）のデータ出力を得ることができる。

2017年にIlluminaが発表したNovaSeqは，クラスター合成の自動化とカートリッジ型試薬を採用することで，セットアップの簡便化を実現するとともに，HiSeq Xの約2倍のデータ出力が可能と言われている。これにより，ゲノム解析はさらに高速化し，臨床応用は進むと予想される。

2. 10x Genomics 社による結合リードシークエンス（Linked-read sequencing）

ショートリードのデータであっても，エクソームヒト隠れマルコフモデル（eXome-Hidden Markov Model：XHMM）[6]やNordプログラム[7]などを用いることで，200 kb程度の大きさのコピー数バリアント（copy number variations：CNVs）の検出は可能であるが，その検出力には限界があり，ハプロタイプの決定も困難である。このようなショートリードの弱点を補う方法として，10x Genomics社の提供する結合リードシークエンス法（10x GemCode Technology）がある。

これは，ショートリードデータをバーコード情報を用いて結合することで，ハプロタイプ決定や de novo アセンブリなどに利用する方法である。微細な流体回路を用いて，ゲノムDNA 1 ng（約300ゲノム分）を，酵素試薬，バーコードとともに10万以上の液滴分画に分配する[8]。それぞれの液滴内でDNA断片化とバーコード付加を行い，オイルを除去してテンプレートを合わせた後に，Illuminaの標準的なショートリードプロトコールでシークエンスする（図❶）。キャプチャー試薬を用いればWESも可能である。同じバーコード配列を有するフラグメントは，元のゲノム上では近傍に位置し，同じハプロタイプブロックに属していた可能性が高いことを利用して，ショートリードデータを結合させて，ハプロタイプ決定や de novo アセンブリに応用することができる[9]。この手法を用いて，均衡型の染色体構造異常を検出できたという報告もある[10]。シークエンス原理はIlluminaプラットフォームであり，シークエンス精度はPCR効率に依存するため，GC含率の高い領域の精度は低くなる。

II. 第3世代シークエンサー（ロングリード，1分子シークエンサー）

テンプレートDNAフラグメントをモノクローナルに増幅してシグナル強度を高める第2世代と異なり，最近では1分子DNAを直接テンプレートとしてシークエンスする技術〔single-molecule real-time（SMRT）sequencing〕を用いた第3世代シークエンサーに期待が高まっている。原理的には20 kbにも及ぶロングリードシークエンスが可能であり，de novo アセンブリ，CNVや構造異常の検出，リピート病への利用などが考えられている。

第 5 章 難病研究今後の展開

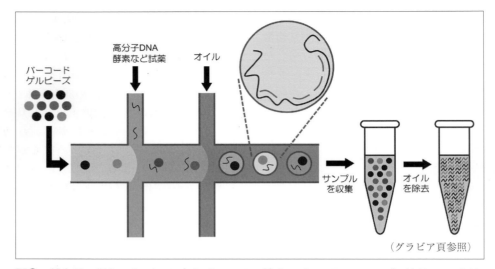

図❶ 結合リードシークエンス（10x Genomics 社 GemCode Technology）（文献 9 より改変）
液滴分画の作成プロセスで用いられる微細な流体回路には，2 段階の交差接合部（double-cross junction）がある。1 つ目の接合部では，バーコード配列（14bp，75 万種類）を含むゲルビーズ 1 つと，高分子量の DNA 1 分子が，酵素を含むマスターミックスと混合される。2 つ目の接合部では，これらの混合液がオイルに封入されて 10 万個以上の液滴分画が作成される。それぞれの液滴内で DNA の断片化とバーコード付加が行われる。オイルを除去してテンプレートを合わせてから，Illumina の標準的なプロトコルでシークエンスを行う。

1. PacBio シークエンサー（RSⅡ/Sequel）

　PacBio プラットフォームで用いられる SMRT セルと呼ばれる基盤内には，RSⅡでは 15 万ウェル，Sequel では 100 万ウェルの zero-mode waveguides（ZMWs）と呼ばれる光の波長よりも小さな極小ウェルが敷き詰められている。ヘアピン型アダプターを用いて環状構造としたテンプレート DNA に，ポリメラーゼを付加し（SMRTbell 複合体），マグビーズを結合させる。マグビーズは，SMRT セル上を転がりながら，SMRTbell 複合体を ZMW に落とす。ポリメラーゼは ZMW の内側壁のアルミニウム層には固着せず，底面のガラス層に固着するため，底に届くような長めのテンプレートのみ ZMW 内に留まり，SMRTbell を鋳型とした DNA 合成反応が行われる（図❷）[11]。この環状の DNA 合成反応は，ポリメラーゼが 2 周目以降では前の周で合成された鎖を剥がしながら進行するため，同じテンプレートのセンス鎖，アンチセンス鎖を複数回シークエンスする。1 リードだけではシークエンス精度は 86 %程度であるが，エラーは配列に依存せず，ランダムに起こるので，重ねてシークエンスすることで精度の向上が期待できる。リード長は，P6 ポリメラーゼ，C4 ケミストリーを用いた RSⅡのデータで，平均リード長 10 kb，最大リード長 40 kb のシークエンスが可能となっている[12]。PCR 増幅のプロセスを介さないため，GC 含有量の影響を受けづらいという長所もある。

　PacBio システムを用いたシークエンスは，ヒトゲノムにおいて，*de novo* アセンブリ[13]，リピートや分節重複（segmental duplication）領域の配列決定に応用されている。近傍に相同配列がありシークエンスが困難な領域の解析にも有効で，CYP2D6 の解析に用いた例も報告されている[14]。RNA-Seq では，cDNA の全長を連続する 1 つのリードで解読できるため，未知のアイソフォームの決定にも用いることができる。

2. Oxford Nanopore Technologies シークエンサー（MinION/PromethION）

　Oxford Nanopore Technologies 社のシークエン

サーは，世界で初めて実用化されたナノポアシークエンサーであり，膜タンパク質輸送モーターを用いた内径 3.6〜6.0 nm の微小なポア（孔）にテンプレート DNA 分子を通過させ，発生するイオン電流を検出して塩基配列を決定する。

2015年より発売された MinION は，シークエンサー本体が USB メモリほどのサイズしかないシングルユースデバイスで，内部に 512 個のナノポアを含んでいる（図❸）[15]。ライブラリー調整は非常に簡便であり，2D シークエンシングプロトコルでは，サンプル DNA を任意のサイズのフラグメントにした後，片側にヘアピン型アダプター，反対側には通常のアダプターを付加する。シークエンスは，リードアダプターに結合している酵素によって，テンプレートがナノポア開口部に誘導されることで開始する。片側の鎖の配列を読んだ後，ヘアピンアダプターを介して相補鎖の配列も読むことでシークエンス精度が向上する[16]。発売当初はシークエンス精度の低さが目立ったが，フローセルのバージョンアップに伴って精度は劇的に向上してきており，バージョン R7.3 の精度は 86％，エラーの内容は，9.7％のミスマッチ，4.2％の挿入，4.4％の欠失と報告されている[17]。

MinION 2D プロトコルで，6.5 kb 程度に断片化した DNA フラグメントを用いると，約 2 万リードで 115 Mb 程度のデータが得られる[18]。MinION のデータ出力量は多くはないが，2016 年に公表された PromethION は，内部に 3000 個のナノポアセンサーアレイを含むフローセルを，最大 48 枚までセット可能な高スループットモデル（144,000 個のナノポアを含む）であり，理論的には最大 12 Tb のデータ出力が可能と言われており，そ

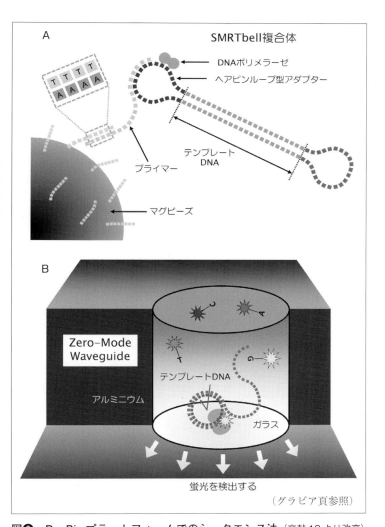

図❷　PacBio プラットフォームでのシークエンス法 (文献 12 より改変)

テンプレート DNA の両側にはヘアピン型アダプターとポリメラーゼが付加されており，アダプターにシークエンスプライマーがハイブリダイズして，SMRTbell 複合体を構成している。さらにプライマーのポリ A 配列が，マグビーズのポリ T 配列にハイブリダイズしている（A）。マグビーズは，SMRT セル上を転がりながら，SMRTbell 複合体を zero-mode waveguide（ZMW）に落とすが，ポリメラーゼは ZMW の内側壁のアルミニウム層には固着せず，底面のガラス層に固着するため，底に届くような長めのテンプレートのみ ZMW 内に留まる。シークエンスは，環状のテンプレート DNA を鋳型として，蛍光標識 dNTP を用いた DNA 合成を行い，ウェルの底からレーザー光を照射した際に，放出される蛍光イメージを検出する（B）。環状 DNA 合成の 2 周目以降は，前の周で合成された鎖をポリメラーゼが剥がしながら進行し，同じテンプレート配列を複数回読むため，シークエンス精度が向上する。

第5章　難病研究今後の展開

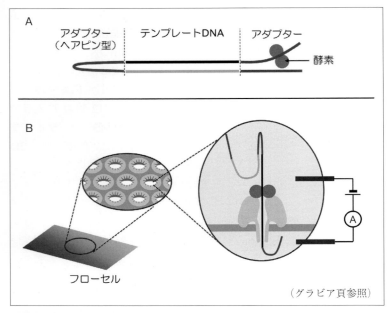

図❸　MinIONでのシークエンス法（2Dプロトコール）
（文献15, 16より改変）

A. 2Dプロトコールでは，テンプレートの片側にヘアピン型アダプター，反対側には通常のアダプターが付加されており，片側のテンプレート配列が読まれた後，ヘアピン型アダプターを介して，相補鎖の配列も読むことでシークエンス精度が向上する。1Dプロトコールは，両端ともに通常のアダプターであり，片側のみのシークエンスである。

B. MinIONのフローセルには，非電導性膜に512個のナノポアが埋め込まれており，両端に電圧をかけると，ポアを通過するイオン電流が発生する。マイナス側のリザーバーにテンプレートを入れると，リードアダプターに結合している酵素によって，テンプレートはナノポア開口部に誘導される。各塩基がナノポアを通過するときのイオン電流の変化から塩基情報を取得する。

の性能は大いに期待できる。

おわりに

シークエンス技術の驚異的な進歩により，短時間で，安価に，莫大な出力のシークエンスデータを手に入れられるようになった。また，多数の企業が次世代シークエンサーを用いたシークエンス受託事業を始めており，シークエンサー所有の有無に関係なく，多くの施設でシークエンスデータの入手が可能となっている。今後は，第3世代シークエンサーの台頭により，さらに簡単に，高出力，高精度のデータが得られるようになると考えられる。

一方で，得られたバリアント情報の解釈については，病的意義の不確かなバリアント（variants of uncertain significance：VUS）の取り扱いの問題をはじめ，その解決に向けた様々な整備が必要である。American College of Medical Genetics and Genomics（ACMG）が提言したバリアントの病原性評価ガイドラインなど[19]，本邦においてもバリアント評価基準の確立と，データを正しく評価できる遺伝医学の専門家の育成が重要である。また病的なバリアントの評価には，正常集団におけるバリアントの頻度情報が重要であり，Human Genetic Variation Database（HGVD）[20]，Exome Aggregation Consortium（ExAC）や，東北メディカルメガバンク（ToMMo）などによって大規模なデータベースが整備されつつある。また，病原性（あるいは良性）のバリアントを蓄積したデータベースとして，National Center for Biotechnology Information（NCBI）によるClinVarや，本邦でも前述の臨床ゲノム情報統合データベース事業が始まっている。今後このようなデータベースが充実していくことで，ゲノム診断の確実性が向上し，precision medicineの実現に向けた取り組みが可能となるであろう。

用語解説

1. **全エクソーム解析（whole-exome sequencing：WES）**：均一なカバレッジ（塩基配列の読み取り深度）になるように最適化されたプローブを用いて，ハイブリダイゼーション法などにより遺伝子のタンパク質コード領域を網羅的に集約した後に，次世代シークエンサーで解読する方法。タンパク質コード領域は，全ゲノム領域の約1〜2％の領域であるが，メンデル遺伝病の約85％の原因を含んでいると言われている。

2. **第3世代シークエンサー**：DNA 1分子を直接テンプレートとしてシークエンスする技術を用いたシークエンサーであり，ロングリードのシークエンスが可能である。現在（2017年1月），Pacific Bioscience社のRSⅡやSequel，Oxford Nanopore Technologies社のMinIONなどが発売されている。

参考文献

1) Ng SB, Turner EH, et al : Nature 461, 272-276, 2009.
2) Bamshad MJ, Ng SB, et al : Nat Rev Genet 12, 745-755, 2011.
3) Yang Y, Muzny DM, et al : N Engl J Med 369, 1502-1511, 2013.
4) Metzker ML : Nat Rev Genet 11, 31-46, 2010.
5) Bahassi el M, Stambrook PJ : Mutagenesis 29, 303-310, 2014.
6) Fromer M, Moran JL, et al : Am J Hum Genet 91, 597-607, 2012.
7) Nord AS, Lee M, et al : BMC Genomics 12, 184, 2011.
8) Abate AR, Chen CH, et al : Lab Chip 9, 2628-2631, 2009.
9) Zheng GX, Lau BT, et al : Nat Biotechnol 34, 303-311, 2016.
10) Eslami Rasekh M, Chiatante G, et al : BMC Genomics 18, 65, 2017.
11) Eid J, Fehr A, et al : Science 323, 133-138, 2009.
12) Rhoads A, Au KF : Genomics Proteomics Bioinformatics 13, 278-289, 2015.
13) Shi L, Guo Y, et al : Nat Commun 7, 12065, 2016.
14) Buermans HP, Vossen RH, et al : Hum Mutat 38, 310-316, 2017.
15) Lu H, Giordano F, et al : Genomics Proteomics Bioinformatics 14, 265-279, 2016.
16) Jain M, Fiddes IT, et al : Nat Methods 12, 351-356, 2015.
17) Norris AL, Workman RE, et al : Cancer Biol Ther 17, 246-253, 2016.
18) Ip CL, Loose M, et al : F1000Res 4, 1075, 2015.
19) Richards S, Aziz N, et al : Genet Med 17, 405-424, 2015.
20) Higasa K, Miyake N, et al : J Hum Genet 61, 547-553, 2016.

参考ホームページ

・HGVD
http://www.hgvd.genome.med.kyoto-u.ac.jp/

・ExAC
http://exac.broadinstitute.org/

・ToMMo
https://ijgvd.megabank.tohoku.ac.jp/

岩間一浩

2010年	横浜市立大学医学部医学科卒業 同附属病院臨床研修医
2012年	同発生成育小児医療学教室（小児科学）入局
2015年	同大学院医学研究科博士課程遺伝学教室

全エクソーム解析による先天性疾患・遺伝性疾患の原因解明を進めている。

第5章　難病研究今後の展開

2．データシェアリングによる研究促進

小崎健次郎

　希少遺伝性疾患の患者に，より良質な医療を提供するためにデータシェアリングが必須である。詳細なデータを共有しようとするほど，個人情報に対するより慎重な配慮が必要となる。全ゲノム・エクソームデータは個人識別符号に当たる。データ共有のレベルは，制限共有・制限公開・非制限公開に分類される。米国では10万を超える病的バリアントが集積され，非制限公開されている。日本人特有の病的バリアントデータベースの確立が急務である。未診断疾患の研究では，症状を標準的な術語（HPO）で表現したうえで，類似症例を探し出す。

はじめに

　厚生労働省の難病の行政上の定義は，発病の機構が明らかでなく，治療方法が確立していない，希少な疾病であって，長期の療養を必要とするものという4要件をすべて満たすものとされている。ここで単一遺伝子病については，既に疾患原因が同定されていても，「発病の機構が明らかでない」という要件を満たすと判断されている。上記の4要件を満たして「難病」と考えられる疾患のうち，患者数が本邦において一定の人数（人口の0.1％程度以下）に達しないこと，客観的な診断基準（またはそれに準ずるもの）が確立していること，という要件の両方を満たすものを，患者の置かれている状況からみて良質かつ適切な医療の確保を図る必要性が高い疾患として厚生科学審議会の意見を聴いて厚生労働大臣が指定している。指定難病は現在，330疾患が指定されている。これらの330疾患については，医療費助成の対象となっている。医療費助成の際に，「臨床調査個人票」の提出が求められている。「臨床調査個人票」は，研究目的利用に係る承認を受けた者は研究利用が可能であり，体制整備が進められている。

1．希少遺伝性疾患

　この330疾患のうち，半数程度は単一遺伝子病である。厚生労働省の指定する難病以外にも，単一遺伝子病は多数存在する。欧米においては，希少難病の多くは遺伝性疾患であると認識され，希少疾患の8割程度が遺伝性疾患であるとの報告もある。以下は，議論を単一遺伝子病に限って進める。Johns Hopkins Universityによって維持されている遺伝性疾患のカタログであるOMIM（Online Mendelian Inheritance in Man）によれば2017年7月現在，5020の遺伝性疾患が記載されている。このような疾患数の多さに比較して，各疾患の頻度が低いことから，個別の医師や個別の医療センターが十分な症例数の診療経験を積むことは困難であり，より良質な医療を提供するためにデータシェアリングが必須である。

---

key words

難病，指定難病，個人情報保護法，データシェアリング，病的バリアント，HPO，未診断疾患，IRUD，臨床ゲノム情報統合データベース整備事業

I. 改正個人情報保護法とデータシェアリング

診断名について，症状の詳細が付加される場合もある．現在，遺伝性疾患のうち内科的な治療介入が可能な疾患は100種前後だが，今後も治療可能な疾患は増えてゆくと期待される．特に治療可能な疾患については，確定診断例の治療反応性についてのデータベースの確立が待たれる．詳細なデータを共有しようとするほど，個人情報に対するより慎重な配慮が必要となる．昨年，厚生労働省，文科省，経産省の3省では，医学系研究の倫理指針の見直しが行われた．これは個人情報保護の改正に伴うものであった．平成28（2016）年11月〔平成29（2017）年3月一部改正〕個人情報保護委員会による個人情報の保護に関する法律についてのガイドライン（通則編）によれば，DNA情報と個人識別符号の関係は下記のように定義されている．「(1)細胞から採取されたデオキシリボ核酸（別名DNA）を構成する塩基の配列ゲノムデータ（細胞から採取されたデオキシリボ核酸（別名DNA）を構成する塩基の配列を文字列で表記したもの）のうち，全核ゲノムシークエンスデータ，全エクソームシークエンスデータ，全ゲノム一塩基多型（single nucleotide polymorphism：SNP）データ，互いに独立な40箇所以上のSNPから構成されるシークエンスデータ，9座位以上の4塩基単位の繰り返し配列（short tandem repeat：STR）などの遺伝型情報により本人を認証することができるようにしたもの」である．この定義からすると，全核ゲノムシークエンスデータ，全エクソームシークエンスデータは個人識別符号に当たる．同意説明の取得に際して，配慮すべき事項である．一方，最もシンプルなデータシェアリングは，疾患原因の遺伝子名 - 当該遺伝子の病的バリアント - 診断名という3つ組みであろう．1個から2個の病的バリアント情報は上記のクライテリアに照らすと，「互いに独立な40箇所以上のSNP」より小規模であり，個人識別符号には当たらないとの考え方がありうる．

II. ゲノム医療実現のためのデータシェアリングポリシー

医療分野の公的研究費の支援を統括している日本医療研究開発機構（以下AMED）では，ゲノム情報を活用することが国民の健康増進と疾患の克服に重要であるとして，研究者間でのデータの共有を推進することを明示し，研究資金を受ける研究者に対して，原則としてデータの共有を義務づける方針を「ゲノム医療実現のためのデータシェアリングポリシー」として平成28（2016）年4月に発表した[1]．研究参加者（患者など）の権利を保護し，データ・情報を提供した研究者の権利も保護する方針を示している．

データ共有のレベルは，①制限共有データ，②制限公開データ，③非制限公開データに分類される．①については，特定の研究者のコミュニティの中でのデータ共有であり，これまでの研究者間のデータの扱いと基本的には同じ考え方である．一方で，研究代表者の退職や異動などによる将来的な生データの散逸を防止するため，生データを含めて，公的な保存スペースに保存することが求められている．②については，データを一般公開はしないが，データ提供者と直接に共同研究の関係にないデータ利用希望研究者が申し出たときに，第三者の委員会組織が，データ利用申請の妥当性や利用希望者の研究者としての適格性などを確認したうえでデータを提供する．③については，アクセスに制限なく誰でも利用することが可能なデータとして公開する．それぞれのデータの提示方法について，事前に研究参加者（患者など）から適切な同意を得るものとする．

III. 臨床ゲノム情報統合データベース整備事業

ゲノム情報と疾患特異性や臨床特性などの関連について日本人を対象とした検証を行い，臨床および研究に活用することができる臨床情報と遺伝情報を統合的に扱うデータベースを整備するとともに，その研究基盤を利活用した先端研究開発を一体的に推進するという目的で，平成28（2016）

年度より臨床ゲノム情報統合データベース整備事業が開始されている。難病・がん・感染症・認知症などの疾患分野において，検体の収集およびゲノム解析，加えて臨床情報を含めた情報の統合・解析，臨床現場への還元（本事業におけるクリニカルシークエンス）が進められている。

詳細なデータを上記のゲノム医療実現のためのデータシェアリングポリシーにおける「制限共有」ないし「制限公開」することで，研究の推進が図られている。得られた成果のうち，疾患原因の遺伝子名 - 当該遺伝子の病的バリアント - 診断名という3つ組みについては，データシェアリングポリシーにおける「非制限公開」として，病的バリアントデータベースが公開される計画である（下記）。

Ⅳ. 病的バリアントデータベースの必要性

次世代シークエンサーを用いてエクソーム解析を行うと，ヒトの標準塩基配列と患者の塩基配列の差，すなわちバリアントが多数見出される。バリアントが病的意義をもつとは限らない。多数のバリアントの中から患者の臨床症状を説明しうるバリアント（変異）を選び出さなければならない。公的な病的バリアントデータベースの構築・運用が求められる。

米国では10万を超える病的バリアントが集積され，ClinVarデータベースとして世界に向けて非制限公開されている。また，英国からはHGMDデータベースが有償で公開されている。ただし，これらの海外データベースに含まれる日本人特有の病的バリアントデータは限られている。また，正常日本人のバリアントの頻度に基づいて，海外で行われたバリアントの評価結果を再評価する必要もある。

一般論として，バリアントは以下の5つの範疇に分類できる。

1) 疾患を起こすことがわかっており，過去にそのように報告もされている

病的バリアントデータベースとしては，英文論文として報告された病的バリアントを悉皆的に収集しているHGMDデータベースが有名である。ただし古い文献では出版当時に，アレル頻度に関する情報が不十分であり，現在となっては単に頻度の低い正常多型を「病的バリアント」と報告していることがあり，注意を要する。米国を中心にコミュニティの努力で集積されているClinVarが有用である。大学などの研究機関ばかりでなく，臨床検査会社などからもデータが提供されている。10万以上の病的バリアントが集積されている。ClinVarに収載されている日本人のデータは極めて限られている。特に常染色体劣性遺伝病では，病的アレルの分布の人種差が大きい。したがって，日本人の次世代シークエンサーの臨床応用が急速に進んでいることから，日本人の病的バリアントに関するデータが増加すると期待される。日本人の病的バリアントを蓄積する公的な事業も進行中である（臨床ゲノム情報統合データベース事業）。

2) 正常人バリアントデータベースに登録されている

正常人バリアントデータベースとしては京都大学のHGVD，東北メディカルメガバンクの2KJPNが有用である。また余り知られていないが，台湾の正常人データベースも有用である。ただし，正常人バリアントデータベースに登録されていてもアレル頻度が低い（＜1％程度未満）場合には，劣性遺伝病の原因となる病的バリアントである可能性は残る。世界のいずれかの民族集団においてminor allele frequency（MAF）の最大値が0.03を超えるバリアントは疾患原因である可能性が低い。

3) 報告はされていないが，疾患を起こすと予想される

truncating mutations（ナンセンス変異，フレームシフト変異，スプライシングのドナー部位およびアクセプター部位の変異）は，病的アレルである可能性が高い。特に，一般人にtruncating mutationが存在しない遺伝子（いわゆるloss-of-function intolerant genes）においてtruncating mutationが見出された場合には疾患原因である可能性が高い。

4）報告されておらず，疾患を起こすか推論することもできない

　稀な非同義アミノ酸置換（ミスセンス変異）などがこの範疇に含まれる。非同義アミノ酸置換の病的意義の評価には各種の予測プログラム（PolyPhen，SIFT など）が有用であるが，コンピュータによる病原性スコアを鵜呑みにしてはならない。MAF が低いミスセンス変異の大部分は「病原性あり」と判定されるからである。ミスセンス変異のあるアミノ酸残基が既知の翻訳後修飾部位（リン酸化・ユビキチン化部位など）であるかどうかは参考になる。スプライシングのドナー部位（gt）やアクセプター部位（ag）以外の部位の変異がスプライシングに及ぼす影響についての予測は困難であるが，事前に計算をされたデータベース（dbscSNV）が参考になる。また一般にサイレント変異は病的意義が低いと考えられているが，塩基置換が数十種類の脊椎動物で保存された塩基（synonymous constraint elements）に起きているときは，変異が機能的な意義を有する可能性を想定すべきである。またインフレーム（3 の倍数）のアミノ酸の欠失や挿入についても考慮を要する。

5）報告はされていないが，おそらく疾患を起こすことはない

　特に 2），4），5）については，その意義を正しく伝えないと，患者家族は無用な心配をすることになるので，注意深く説明する。検査結果報告書に塩基配列の変化が記載されているにもかかわらず，その病的意義について記載がない場合には，上記の 1）〜 5）のいずれに当たるのか，検査実施担当者に直接に確認することも検討する。1）〜 5）の判定を補助するクライテリアとして ACMG 基準が知られている。ACMG 基準を支援するソフトウエアとして Intervar が公表されており，ウェブサイトを介して利用可能である（wIntervar）。

　病的バリアントの可能性が想定されるバリアントの評価の際は，常染色体劣性遺伝病，常染色体優性遺伝病，X 染色体連鎖性遺伝病を念頭にバリアントの評価を行う。両親・家族のデータを併せて評価することが有用である。常染色体優性遺伝病の場合には 1 アレルの病的バリアントの存在により発症するが，常染色体劣性遺伝病では 2 アレルの病的バリアントの存在が必要である。すなわちアレルレベルでの病的意義があっても，患者個体レベルでの疾患発症の原因であるとは限らない。また技術的な限界から，1 アレルのみしか検出できないこともありうる。

V．診断症例の比較・診断のためのデータシェアリング

　既に疾患として確立され，疾患原因遺伝子が同定されている疾患の研究については，各バリアントのデータを蓄積することが望まれる。疾患としてまだ確立していない，いわゆる未診断疾患の場合には症例間の表現型の比較が必須である。国内外で診断がつかない患者（未診断疾患患者）に関するデータシェアリングが進められている。国内では，IRUD 研究グループでは IRUD-Exchange データベースが使用されている。海外とのデータシェアリングに際しては，PhenomeCentral や MatchMaker Exchange などの枠組みが使用されている。

　これらのデータベースにおいて標準的な臨床症状の表記法として Human Phenotype Ontology（HPO）が使用されている。HPO では，ヒトの疾患において認められうる症状名や異常な表現型に関する術語を網羅的に標準化し，症状名と症状名の関係を数学的に記述している[2]。HPO はオントロジー体系の一種である。オントロジーとは，知識体系を構成する術語と術語の間の意味的な関係を記述した知識体系である。術語は標準化されており，標準化された術語の間の意味的な関係についても定義が行われる。HPO は術語として症状名を取り扱っており，表現型の異常（例えば心房中隔欠損）を標準的な術語を用いて記載する。遺伝性疾患について，約 11,000 の症状名を提供している。上記に加えて約 4000 の比較的頻度の高い疾患に対しても，標準的な症状名を提供している。ここで HPO が取り扱うのは，症状であって病名でないことに注意されたい。一般に病

名は症状名の組み合わせによって決定されるが，HPOが扱うのは個別の症状名である。

おわりに

希少疾患研究の促進のためには，症例情報の蓄積が極めて重要である。genotypeのレベル，phenotypeのレベルの両方における情報の蓄積と共有が必要である。データの利活用に際しては，個人情報保護の観点が重要である。患者にデータシェアリングの意義を説明し，理解を得ることが重要である。特に病的バリアントのデータベースが未整備であるわが国の現況は，10万単位のバリアントが公開され日々活用されている欧米諸国と比較して，憂うべき状況であり，学会・研究者などのコミュニティを挙げての対応が望まれる。

参考文献

1) http://www.amed.go.jp/program/list/04/
2) http://human-phenotype-ontology.github.io/

小崎健次郎
1989年　慶應義塾大学医学部卒業
　　　　同小児科学教室入局
1993年　米国カリフォルニア大学サンディエゴ校小児科・遺伝
1997年　米国ベーラー医科大学分子生物学
1999年　慶應義塾大学医学部成長発達講座講師
2003年　同小児科助教授
2011年　同臨床遺伝学センター教授

索引

キーワード INDEX

数字
- 10x Genomics ... 267
- 16S リボソーム RNA 遺伝子 ... 49

英語

A
- AADC 欠損症 ... 148
- AAV ベクター ... 91
- ALK 融合遺伝子 ... 182
- ALS ... 161
- ALS ラット ... 163

B
- BIM 遺伝子多型 ... 184
- BRCA1 ... 203
- BRCA2 ... 203

C
- CAR-T cell ... 91
- CD ... 258
- chromosome conformation capture 法（3C 法）... 46
- CpG オリゴ ... 105
- CRISPR ... 173
- CRISPR/Cas ... 136
- CRISPR/Cas9 ... 66, 94, 245
- cross-reactive immunological material ... 158

D
- differentially methylated regions（DMRs）... 43
- DMD ... 168
- DNA 一本鎖切断 ... 203
- DNA 損傷修復機能 ... 202
- DNA 二本鎖切断 ... 203
- DNA メチル化 ... 43
- dysbiosis ... 54

E
- EGFR 遺伝子変異 ... 182
- EGFR チロシンキナーゼ阻害薬 ... 182
- EGFR 変異肺がん ... 183
- ENU（N-ethyl-N-nitrosourea）... 70
- ES 細胞 ... 130, 240

F
- FUS ... 161

G
- GAL4-UAS システム ... 66
- gatekeeper 変異 ... 183
- GWAS ... 62

H
- HGF ... 163
- HPO ... 275

I
- IBD ... 258
- imprinted-specific DMR（iDMR）... 43
- iPS 細胞 ... 72, 130, 162, 234
- IRUD ... 275

K
- KRAS 遺伝子変異 ... 185

M
- MEK 阻害薬 ... 186
- miRMA ... 107
- morpholino oligo ... 66

N
- NADPH oxidase ... 142
- niraparib ... 207
- NMR ... 58

O
- olaparib ... 207

P
- PARP ... 202
- PARP 阻害薬 ... 202
- pharmacological chaperones ... 118
- proteostasis regulators ... 120

R
- RET 融合遺伝子 ... 185

S
- single-molecule real-time（SMRT）sequencing ... 267
- siRNA ... 103
- SOD1 ... 161
- survival motor neuron（*SMN*）遺伝子 ... 194

T
- TALEN ... 93, 135

U
- UC ... 258

W
- whole-body screening ... 70
- whole-organism screening ... 70

X
- X 連鎖性重症免疫不全症 ... 252

Z
- zero-mode waveguides（ZMWs）... 268
- ZFIN ... 67
- ZFN ... 93, 135

日本語

あ
- アデノ随伴ウイルス（AAV）ベクター ... 148
- アノテーション ... 40
- アミロイド ... 78
- アレクチニブ ... 185
- アンチセンス ... 103, 169
- アンチセンス核酸医薬品（ASO）... 194
- アンチセンス治療 ... 176

い
- 医師主導治験 ... 194
- 移植片対宿主病 ... 123
- 移植片対白血病効果 ... 127
- 遺伝カウンセリング ... 219
- 遺伝子改変 ... 137
- 遺伝子改変自己造血幹細胞移植 ... 217
- 遺伝子関連疾患 ... 36
- 遺伝子制御 ... 42
- 遺伝子多型 ... 57
- 遺伝子治療 ... 139, 143, 148
- 遺伝性高チロシン血症Ⅰ型 ... 245
- 遺伝性乳がん・卵巣がん ... 205
- 医薬品，医療機器等の品質，有効性及び安全性の確保等に関する法律（医薬品医療機器等法）... 131

え
- エクソン 51 スキップ ... 171
- エクソン 53 スキップ ... 170
- エピゲノム ... 42

お
- オミックス解析 ... 63
- オリゴヌクレオチド ... 103

か
- 核酸医薬 ... 103
- 核酸医薬品 ... 172
- 獲得耐性 ... 182
- 化合物スクリーニング ... 235
- 加水分解酵素 ... 210

キーワード INDEX

家族性アミロイドポリニューロパチー ……… 78
活性酸素 ……… 142
カテコールアミン ……… 148
肝移植 ……… 222
寛解維持 ……… 259
寛解導入療法 ……… 259
眼球偏位発作
　（oculogyric crisis：OGC）……… 149
環境要因 ……… 79
肝細胞移植 ……… 225
関節リウマチ ……… 189
感染症 ……… 85

●き
筋萎縮性側索硬化症 ……… 234
筋芽細胞シート ……… 228

●く
グローバル企業治験 ……… 194

●け
ケースマッチング ……… 33
血液脳関門 ……… 99, 211
結合リードシークエンス法 ……… 267
血清アミロイドP成分 ……… 81
血友病A ……… 247
ゲノム ……… 135
ゲノム医療 ……… 32
ゲノム解析 ……… 36
ゲノム編集 ……… 73, 90, 173, 245
ケモカイン ……… 191

●こ
合成致死 ……… 202
酵素補充療法 ……… 99, 154
ゴーシェ病 ……… 155
極長鎖脂肪酸 ……… 217
極長鎖飽和脂肪酸 ……… 220
個人情報保護法 ……… 273
骨髄間隙 ……… 143
骨髄破壊的前処置 ……… 126
骨髄非破壊的前処置 ……… 126, 216
コヒーシン ……… 46
コホート調査 ……… 57
コモンマーモセット ……… 251

●さ
再生医療 ……… 130, 240
再生医療等製品 ……… 130
再生医療等の安全性の確保等に
　関する法律（安全性確保法）……… 131
サイトカイン ……… 189, 228
細胞移植 ……… 241

細胞内シグナル ……… 189
先駆け審査 ……… 172
サル ……… 83
酸化還元 ……… 80

●し
ジストニア ……… 149
ジストログリカン異常症 ……… 175
ジストロフィン ……… 168
次世代シークエンサー
　（次世代シーケンサー）……… 36, 46, 49
疾患修飾遺伝子 ……… 73
疾患修飾療法 ……… 110
疾患特異的iPS細胞 ……… 111
疾患モデル ……… 111, 235
実験動物 ……… 83
質量分析 ……… 58
指定難病 ……… 272
絞り込み ……… 39
シャペロン ……… 210
重症心不全 ……… 228
受精卵 ……… 245
腫瘍溶解ウイルス ……… 91
常在菌 ……… 49
神経疾患 ……… 86
神経変性疾患 ……… 110, 210
人工ヌクレアーゼ ……… 135
新生児スクリーニング ……… 159
新生児マススクリーニング ……… 219
診断体制 ……… 37

●せ
生物学的製剤 ……… 191
脊髄性筋萎縮症（SMA）……… 194
脊髄損傷 ……… 164
セロトニン ……… 148
全エクソーム解析 ……… 39
染色体高次構造 ……… 46

●そ
造血幹細胞移植 ……… 143, 216
増殖優位性 ……… 143
相同組換え修復 ……… 137, 203
挿入変異 ……… 145
創薬 ……… 111

●た
第3世代シークエンサー ……… 267
代謝異常症 ……… 223
多因子疾患 ……… 76
多施設治験 ……… 233
脱アセチル化（HDAC）抑制剤 ……… 194
脱髄 ……… 220
多能性幹細胞 ……… 111, 130

多発性硬化症 ……… 86
タンパク質恒常性制御因子 ……… 120

●ち
腸内細菌 ……… 258
腸内細菌叢 ……… 80
治療法 ……… 210

●て
定位脳手術 ……… 150
低分子医薬品（SM）……… 196
低分子化合物 ……… 189, 210
データシェアリング ……… 33, 40, 273
デコイ ……… 106
デュシェンヌ型筋ジストロフィー
　 ……… 168, 247

●と
東北メディカル・メガバンク機構 ……… 57
ドパミン ……… 148
ドライバー遺伝子異常 ……… 182
ドラッグスクリーニング ……… 113
トランスサイレチン ……… 78
トランスポゾンTol2システム ……… 66
トランスレーショナルリサーチ ……… 228

●な
ナノポアシークエンサー ……… 269
難病 ……… 272

●に
日本人多層オミックス参照パネル
　 ……… 57

●の
脳血液関門 ……… 159
ノックアウト ……… 251
ノックイン ……… 251

●は
パーキンソン病 ……… 86
バイオマーカー ……… 111
白血病 ……… 145
発症前診断 ……… 219
バリアント ……… 36
バルプロ酸ナトリウム（VPA）……… 194

●ひ
微小残存腫瘍 ……… 123
ヒストンコード ……… 45
ヒストン修飾 ……… 44
ヒストン脱アセチル化酵素阻害薬
　 ……… 184
微生物 ……… 49

279

▶▶キーワードINDEX

非相同末端結合 137
ヒト化マウス 81
非ヒト霊長類 251
病型診断法 216
病態解析 110
病態再現 74
病態モデル 83
病的バリアント 274

●ふ
ファブリー病 155
フィルタリング 39
副腎白質ジストロフィー 216
福山型筋ジストロフィー 175
分子標的薬 110, 189

●ほ
芳香族Lアミノ酸脱炭酸酵素
　（aromatic L-amino acid
　　decarboxylase：AADC) 148
ホスホロチオエート 104
ポンペ病 156

●ま
マーモセット 83
マイクロバイオーム 49
慢性肉芽腫症 142

●み
未診断疾患 32, 275
ミスセンス変異 211

●む
ムコ多糖症 155

●め
メタゲノム 49
メタボローム 58
免疫統御療法 258

●も
網膜色素変性症 246
モザイク 252
モデル動物 84
モルフォリノ核酸 104

●や
薬理学的シャペロン 118

●ゆ
優性遺伝病 78

●ら
ライソゾーム病 98, 154

●り
リソソーム 210
リビトールリン酸 178
臨床ゲノム情報統合データベース
　整備事業 273
臨床試験 164

●れ
霊長類 83
レチノール結合タンパク 81
レンチウイルスベクター 91

トランスレーショナルリサーチを支援する　※1, 7, 8号は在庫がございません

遺伝子医学 MOOK
Gene & Medicine

9号
ますます広がる 分子イメージング技術
生物医学研究から創薬, 先端医療までを支える
分子イメージング技術・DDSとの技術融合

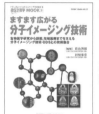

編　集：佐治英郎
　　　　（京都大学大学院薬学研究科教授）
　　　　田畑泰彦
　　　　（京都大学再生医科学研究所教授）
定　価：本体 5,333円＋税
型・頁：B5判、328頁

6号
シグナル伝達病を知る
- その分子機序解明から新たな治療戦略まで -

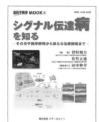

編　集：菅村和夫
　　　　（東北大学大学院医学系研究科教授）
　　　　佐竹正延
　　　　（東北大学加齢医学研究所教授）
編集協力：田中伸幸
　　　　（宮城県立がんセンター研究所部長）
定　価：本体 5,000円＋税
型・頁：B5判、328頁

5号
先端生物医学研究・医療のための遺伝子導入テクノロジー
ウイルスを用いない遺伝子導入法の材料, 技術, 方法論の新たな展開

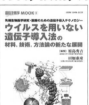

編　集：原島秀吉
　　　　（北海道大学大学院薬学研究科教授）
　　　　田畑泰彦
　　　　（京都大学再生医科学研究所教授）
定　価：本体 5,000円＋税
型・頁：B5判、268頁

4号
RNAと創薬

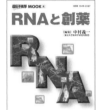

編　集：中村義一
　　　　（東京大学医科学研究所教授）
定　価：本体 5,000円＋税
型・頁：B5判、236頁

3号
糖鎖と病気

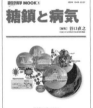

編　集：谷口直之
　　　　（大阪大学大学院医学系研究科教授）
定　価：本体 5,000円＋税
型・頁：B5判、300頁

2号
疾患プロテオミクスの最前線
- プロテオミクスで病気を治せるか -

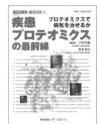

編　集：戸田年総
　　　　（東京都老人総合研究所グループリーダー）
　　　　荒木令江
　　　　（熊本大学大学院医学薬学研究部）
定　価：本体 5,714円＋税
型・頁：B5判、404頁

お求めは医学書販売店、大学生協もしくは弊社購読係まで

発行／直接のご注文は

株式会社 メディカルドゥ

〒550-0004
大阪市西区靱本町 1-6-6　大阪華東ビル 5F
TEL.06-6441-2231　FAX.06-6441-3227
E-mail　home@medicaldo.co.jp
URL　http://www.medicaldo.co.jp

トランスレーショナルリサーチを支援する

遺伝子医学 MOOK
Gene & Medicine

15号
最新RNAと疾患
今，注目のリボソームから
疾患・創薬応用研究までRNAマシナリーに迫る

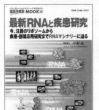

編 集：中村義一
　　　　（東京大学医科学研究所教授）
定 価：本体 5,143円＋税
型・頁：B5判、220頁

14号
次世代創薬テクノロジー
実践：インシリコ創薬の最前線

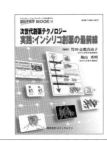

編 集：竹田-志鷹真由子
　　　　（北里大学薬学部准教授）
　　　　梅山秀明
　　　　（北里大学薬学部教授）
定 価：本体 5,143円＋税
型・頁：B5判、228頁

13号
患者までとどいている 再生誘導治療
バイオマテリアル，生体シグナル因子，細胞
を利用した患者のための再生医療の実際

編 集：田畑泰彦
　　　　（京都大学再生医科学研究所教授）
定 価：本体 5,333円＋税
型・頁：B5判、316頁

12号
創薬研究者必見！
最新トランスポーター研究2009

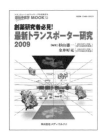

編 集：杉山雄一
　　　　（東京大学大学院薬学系研究科教授）
　　　　金井好克
　　　　（大阪大学大学院医学系研究科教授）
定 価：本体 5,333円＋税
型・頁：B5判、276頁

11号
臨床糖鎖バイオマーカーの開発
－糖鎖機能の解明とその応用

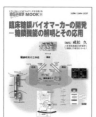

編 集：成松　久
　　　　（産業技術総合研究所
　　　　糖鎖医工学研究センター長）
定 価：本体 5,333円＋税
型・頁：B5判、316頁

10号
DNAチップ/マイクロアレイ臨床応用の実際
－基礎，最新技術，臨床・創薬研究応用への実際から
今後の展開・問題点まで－

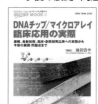

編 集：油谷浩幸
　　　　（東京大学先端科学技術研究センター教授）
定 価：本体 5,810円＋税
型・頁：B5判、408頁

お求めは医学書販売店、大学生協もしくは弊社購読係まで

発行／直接のご注文は

株式会社 メディカルドゥ

〒550-0004
大阪市西区靱本町 1-6-6　大阪華東ビル 5F
TEL.06-6441-2231　FAX.06-6441-3227
E-mail　home@medicaldo.co.jp
URL　http://www.medicaldo.co.jp

トランスレーショナルリサーチを支援する

遺伝子医学 MOOK
Gene & Medicine

21号
最新ペプチド合成技術と
その創薬研究への応用

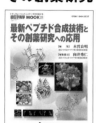

編　集：木曽良明
　　　　（長浜バイオ大学客員教授）
編集協力：向井秀仁
　　　　（長浜バイオ大学准教授）
定　価：本体 5,333円＋税
型・頁：B5判、316頁

20号
ナノバイオ技術と
最新創薬応用研究

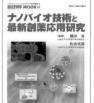

編　集：橋田　充
　　　　（京都大学大学院薬学研究科教授）
　　　　佐治英郎
　　　　（京都大学大学院薬学研究科教授）
定　価：本体 5,143円＋税
型・頁：B5判、228頁

19号
トランスポートソーム
生体膜輸送機構の全体像に迫る
基礎,臨床,創薬応用研究の最新成果

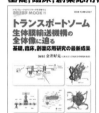

編　集：金井好克
　　　　（大阪大学大学院医学系研究科教授）
定　価：本体 5,333円＋税
型・頁：B5判、280頁

18号
創薬研究への
分子イメージング応用

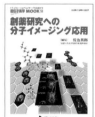

編　集：佐治英郎
　　　　（京都大学大学院薬学研究科教授）
定　価：本体 5,143円＋税
型・頁：B5判、228頁

17号
事例に学ぶ。
実践、臨床応用研究の進め方

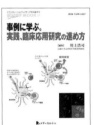

編　集：川上浩司
　　　　（京都大学大学院医学研究科教授）
定　価：本体 5,143円＋税
型・頁：B5判、212頁

16号
メタボロミクス：その解析技術
と臨床・創薬応用研究の最前線

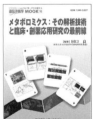

編　集：田口　良
　　　　（東京大学大学院医学系研究科特任教授）
定　価：本体 5,238円＋税
型・頁：B5判、252頁

お求めは医学書販売店、大学生協もしくは弊社購読係まで

発行／直接のご注文は

 株式会社 メディカルドゥ

〒550-0004
大阪市西区靱本町 1-6-6　大阪華東ビル 5F
TEL.06-6441-2231　FAX.06-6441-3227
E-mail　home@medicaldo.co.jp
URL　http://www.medicaldo.co.jp

トランスレーショナルリサーチを支援する　※23号は在庫がございません

遺伝子医学 MOOK
Gene & Medicine

28号
ますます臨床利用が進む遺伝子検査
- その現状と今後の展開そして課題 -

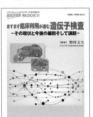

編　集：野村文夫
　　　　（千葉大学医学部附属病院
　　　　マススペクトロメトリー検査診断学
　　　　寄付研究部門客員教授）
定　価：本体 5,350円＋税
型・頁：B5判、268頁

27号
iPS細胞を用いた難病研究
- 臨床病態解明と創薬に向けた研究の最新知見

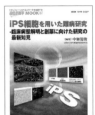

編　集：中畑龍俊
　　　　（京都大学iPS細胞研究所副所長，
　　　　臨床応用研究部門特定拠点教授）
定　価：本体 5,200円＋税
型・頁：B5判、228頁

26号
脳内環境 -
維持機構と破綻がもたらす疾患研究

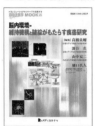

編　集：高橋良輔
　　　　（京都大学大学院医学研究科教授）
　　　　漆谷　真
　　　　（京都大学大学院医学研究科准教授）
　　　　山中宏二
　　　　（名古屋大学環境医学研究所教授）
　　　　樋口真人
　　　　（放射線医学総合研究所分子イメージング
　　　　研究センターチームリーダー）
定　価：本体 5,200円＋税
型・頁：B5判、228頁

25号
エピジェネティクスと病気

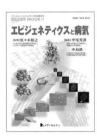

監　修：佐々木裕之
　　　　（九州大学生体防御医学研究所教授）
編　集：中尾光善
　　　　（熊本大学発生医学研究所教授）
　　　　中島欽一
　　　　（九州大学大学院医学研究院教授）
定　価：本体 5,333円＋税
型・頁：B5判、288頁

24号
最新生理活性脂質研究
- 実験手法, 基礎的知識とその応用 -

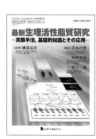

監　修：横溝岳彦
　　　　（順天堂大学大学院医学研究科教授）
編　集：青木淳賢
　　　　（東北大学大学院薬学研究科教授）
　　　　杉本幸彦
　　　　（熊本大学大学院生命科学研究部教授）
　　　　村上　誠
　　　　（東京都医学総合研究所プロジェクトリーダー）
定　価：本体 5,333円＋税
型・頁：B5判、312頁

22号
最新疾患モデルと病態解明, 創薬応用研究,
細胞医薬創製研究の最前線
最新疾患モデル動物,ヒト化マウス,モデル細胞,ES・iPS細胞を利用した病態解明から創薬まで

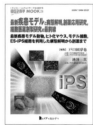

編　集：戸口田淳也
　　　　（京都大学iPS細胞研究所教授
　　　　京都大学再生医科学研究所教授）
　　　　池谷　真
　　　　（京都大学iPS細胞研究所准教授）
定　価：本体 5,333円＋税
型・頁：B5判、276頁

お求めは医学書販売店、大学生協もしくは弊社購読係まで

発行／直接のご注文は

 株式会社 メディカルドゥ

〒550-0004
大阪市西区靭本町 1-6-6　大阪華東ビル 5F
TEL.06-6441-2231　FAX.06-6441-3227
E-mail　home@medicaldo.co.jp
URL　http://www.medicaldo.co.jp

トランスレーショナルリサーチを支援する

遺伝子医学 MOOK
Gene & Medicine

31号 がん免疫療法
- What's now and what's next? -

監 修：珠玖　洋（三重大学大学院医学系研究科教授／三重大学複合的がん免疫療法リサーチセンター長）

編 集：池田裕明（長崎大学大学院医歯薬学総合研究科教授）
　　　　影山愼一（三重大学大学院医学系研究科教授）
　　　　西川博嘉（国立がん研究センター先端医療開発センター免疫TR分野長／名古屋大学大学院医学系研究科教授）

定 価：本体 5,350 円＋税
型・頁：B5判、292頁

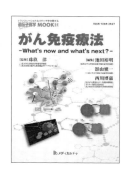

30号 今, 着実に実り始めた遺伝子治療
- 最新研究と今後の展開

編 集：金田安史（大阪大学大学院医学系研究科教授／日本遺伝子細胞治療学会理事長）

定 価：本体 5,350 円＋税
型・頁：B5判、308頁

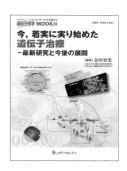

29号 オミックスで加速する
がんバイオマーカー研究の最新動向
リスク評価, 早期診断, 治療効果・予後予測を可能にする
新しいバイオマーカー

監 修：今井浩三（東京大学医科学研究所・前病院長）

編 集：山田哲司（国立がん研究センター研究所主任分野長）
　　　　金井弥栄（慶應義塾大学医学部教授／国立がん研究センター研究所分野長）

定 価：本体 5,350 円＋税
型・頁：B5判、284頁

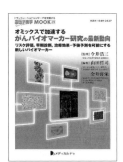

お求めは医学書販売店、大学生協もしくは弊社購読係まで

発行／直接のご注文は

株式会社 メディカルドゥ

〒550-0004　大阪市西区靱本町 1-6-6　大阪華東ビル 5F
TEL.06-6441-2231　FAX.06-6441-3227
E-mail　home@medicaldo.co.jp
URL　http://www.medicaldo.co.jp

編集者プロフィール

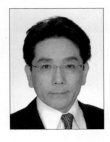

松原洋一（まつばら　よういち）
国立成育医療研究センター研究所長
東北大学名誉教授

<経歴>
1979 年	東北大学医学部卒業
	神奈川県立こども医療センタージュニアレジデント
1981 年	東北大学医学部附属病院小児科医員
1982 年	ニューヨーク州立発達障害基礎研究所研究員
1984 年	エール大学医学部人類遺伝学部門研究員
1988 年	東北大学医学部病態代謝学講座助手
1989 年	同助教授
2000 年	東北大学大学院医学系研究科遺伝病学分野教授
2013 年	国立成育医療研究センター研究所長
	東北大学名誉教授，東北大学客員教授

<専門分野>
遺伝性疾患の遺伝子解析と病態解明

<主な学会活動>
日本人類遺伝学会（理事長）
日本遺伝子診療学会（理事）
日本先天代謝異常学会（監事，評議員）
日本マス・スクリーニング学会（監事）
日本遺伝カウンセリング学会（評議員）
日本遺伝子細胞治療学会（評議員）
国際人類遺伝学会連合（IFHGS）（President, 2008-2012）
東アジア人類遺伝学会連合（EAUHGS）（Liaison Officer, 2004-2008）

遺伝子医学MOOK 32
難病研究 up-to-date
臨床病態解析と新たな診断・治療法開発をめざして

定　価：本体 5,350 円＋税
2017 年 12 月 31 日　第 1 版第 1 刷発行

編　集　松原洋一
発行人　大上　均
発行所　株式会社 メディカル ドゥ

〒550-0004　大阪市西区靱本町 1-6-6 大阪華東ビル
TEL. 06-6441-2231 / FAX. 06-6441-3227
E-mail：home@medicaldo.co.jp
URL：http://www.medicaldo.co.jp
振替口座　00990-2-104175
印　刷　モリモト印刷株式会社
©MEDICAL DO CO., LTD. 2017　Printed in Japan

・本書の複製権・上映権・譲渡権・公衆送信権（送信可能化権を含む）は株式会社メディカル ドゥが保有します。
・JCOPY ＜（社）出版者著作権管理機構 委託出版物＞
本書の無断複写は著作権法上での例外を除き禁じられています。複写される場合は，そのつど事前に，（社）出版者著作権管理機構（電話 03-3513-6969，FAX 03-3513-6979，e-mail: info@jcopy.or.jp）の許諾を得てください。

ISBN978-4-944157-62-4